Schattauer

WISSEN & LEBEN

herausgegeben von Wulf Bertram

Wulf Bertram, Dipl.-Psych. Dr. med, geb. in Soest/Westfalen, Studium der Psychologie, Medizin und Soziologie in Hamburg. Zunächst Klinischer Psychologe im Universitätskrankenhaus Hamburg Eppendorf, nach Staatsexamen und Promotion in Medizin Assistenzarzt in einem Sozialpsychiatrischen Dienst in der Provinz Arezzo/Toskana, danach psychiatrische Ausbildung in Kaufbeuren/Allgäu. 1986 wechselte er als Lektor für medizinische Lehrbücher ins Verlagswesen und wurde 1988 wissenschaftlicher Leiter des Schattauer Verlags, 1992 dessen verlegerischer Geschäftsführer. Aus seiner Überzeugung heraus, dass Lernen Spaß machen muss und solides Wissen auch unterhaltsam vermittelt werden kann, konzipierte er 2009 die Taschenbuchreihe »Wissen & Leben«, in der mittlerweile mehr als 50 Bände erschienen sind. Bertram hat eine Ausbildung in Gesprächs- und Verhaltenstherapie sowie in Psychodynamischer Psychotherapie und arbeitet als Psychotherapeut in eigener Praxis.

Für seine »wissenschaftlich fundierte Verlagstätigkeit«, mit der er im Sinne des Stiftungsgedankens einen Beitrag zu einer humaneren Medizin geleistet hat, in der der Mensch in seiner Ganzheitlichkeit im Mittelpunkt steht, wurde Bertram 2018 der renommierte Schweizer Wissenschaftspreis der Margrit-Egnér-Stiftung verliehen.

Ingo Schymanski

Die Sprache der Seele

Psychische, somatische und soziale Signale als Schlüssel zu Gesundheit und Wohlbefinden

Schattauer

Besonderer Hinweis:
Die Medizin unterliegt einem fortwährenden Entwicklungsprozess, sodass alle Angaben, insbesondere zu diagnostischen und therapeutischen Verfahren, immer nur dem Wissensstand zum Zeitpunkt der Drucklegung des Buches entsprechen können. Hinsichtlich der angegebenen Empfehlungen zur Therapie und der Auswahl sowie Dosierung von Medikamenten wurde die größtmögliche Sorgfalt beachtet. Gleichwohl werden die Benutzer aufgefordert, die Beipackzettel und Fachinformationen der Hersteller zur Kontrolle heranzuziehen und im Zweifelsfall einen Spezialisten zu konsultieren. Fragliche Unstimmigkeiten sollten bitte im allgemeinen Interesse dem Verlag mitgeteilt werden. Der Benutzer selbst bleibt verantwortlich für jede diagnostische oder therapeutische Applikation, Medikation und Dosierung.
In diesem Buch sind eingetragene Warenzeichen (geschützte Warennamen) nicht besonders kenntlich gemacht. Es kann also aus dem Fehlen eines entsprechenden Hinweises nicht geschlossen werden, dass es sich um einen freien Warennamen handelt.

MIX
Papier | Fördert gute Waldnutzung
FSC® C083411
www.fsc.org

Schattauer
www.schattauer.de
J. G. Cotta'sche Buchhandlung Nachfolger GmbH
Rotebühlstr. 77, 70178 Stuttgart
Fragen zur Produktsicherheit: produktsicherheit@klett-cotta.de

Cover: Bettina Herrmann, Stuttgart
unter Verwendung einer Abbildung von © Seishinskaja/iStock
Gesetzt von Eberl & Koesel Studio, Kempten
Gedruckt und gebunden von Friedrich Pustet GmbH & Co. KG, Regensburg
Lektorat: Karla Seedorf
Projektmanagement: Dr. Nadja Urbani
ISBN 978-3-608-40187-5
E-Book ISBN 978-3-608-12335-7
PDF-E-Book ISBN 978-3-608-20680-7

1. Nachdruck, 2025

Bibliografische Information der Deutschen Nationalbibliothek
Die Deutsche Nationalbibliothek verzeichnet diese Publikation in der Deutschen Nationalbibliografie; detaillierte bibliografische Daten sind im Internet über http://dnb.d-nb.de abrufbar.

Vorwort

»Wir finden nichts. Ihre Beschwerden sind psychisch bedingt!« Mit dieser Auskunft werden täglich Hunderte und Tausende Patienten abgespeist, mal mehr, mal weniger einfühlsam. Alle Untersuchungen blieben ohne wegweisenden Befund, keine Therapie brachte die Schmerzen, den Schwindel, die quälenden Ohrgeräusche dauerhaft zum Verschwinden.

Gelenkbeschwerden, Muskelschmerz, Verspannungen, Rückenschmerz, Nervenschmerzen, Nervosität, Erschöpfung, Herzklopfen, Schlaflosigkeit, Schweißausbrüche, Gewichtsveränderung, Depression: all das ohne Ursache? Völlig gesund und trotzdem ständig krank?

Die »Karriere« der meisten Patienten ähnelt sich. Irgendwann begannen die Beschwerden, und seit dem ersten Besuch beim Hausarzt vor drei oder mehr Jahren wurden unzählige Experten konsultiert, später auch Heilpraktiker, Homöopathen oder sogar Wunderheiler. Allen Therapien war gemein, dass sie mit viel Hoffnung begonnen wurden, alle endeten damit, dass sie keine bleibende Besserung bewirkten. Keine Diagnose, keine Behandlung, nicht einmal chirurgische Operationen brachten die versprochene Gesundung. Am Ende sitzt der klassische Patient wieder beim Hausarzt, der mit ehrlichem Bedauern die Schultern hebt und sagt: »Tut mir leid. Es ist alles psychisch!«

Und so wendet sich der Patient, den niemand heilen kann, an die vermeintlich letzte Instanz: Wenn alles »psychisch« bedingt ist – wer soll helfen, wenn nicht der Psychiater, die Psychotherapeutin, der Seelenarzt?

Die Erfahrung zeigt: Psychotherapie kann helfen. Nicht schnell, nicht einfach und auch nicht immer. Aber viele Patienten mit sogenannten »psychosomatischen Beschwerden« lernen im Lauf der Jahre, mit ihren Symptomen umzugehen, mit den Beschwerden irgendwie zu leben. Der Schritt, wegen der körperlichen Beschwerden einen Fachmann oder eine Fachfrau für die Seele zurate zu ziehen, stellt für viele Patienten eine große Hürde dar. Jeder kennt aus der näheren oder weiteren Bekanntschaft Menschen, die durch die Psychotherapie erst richtig in Schwierigkeiten zu geraten schienen. Das wirkt auf viele abschreckend. Eine oft mehrjährige Therapie kann ebenso wie die langfristige Einnahme von Medikamenten den erhofften und ersehnten Erfolg nicht garantieren: ein gesundes, glückliches Leben, unbeschwert und frei von ständigen Beschwerden. Was also tun?

An all jene Menschen, die nach einer Lösung für ihre meist seit Jahren bestehenden seelisch bedingten körperlichen oder sozialen Probleme suchen, richtet sich dieses Buch.

Es ersetzt weder die Beratung beim Hausarzt noch die tiefergehenden Untersuchungen durch Fachärzte – aber es ergänzt die heutige »moderne Medizin« um jene Aspekte, für die sie in den vielen Jahrzehnten ihrer zunehmenden Technisierung völlig blind geworden ist.

Im vorliegenden Buch geht es mir in erster Linie um einen *neuen* Umgang mit »psychosomatischen« Beschwerden: Fast alle üblichen Methoden – gleich, ob schulmedizinisch oder alternativ – betrachten die Symptome als *Krankheit* und damit als *Gegner*.

Dieses Buch hingegen verfolgt eine gegenteilige Philosophie: Psychische, psychosomatische und psychosoziale Beschwerden haben einen *Sinn*. Werden sie mit Medikamenten unterdrückt, tauchen sie mit Gewissheit an anderer Stelle wieder auf. Richtig verstanden, dienen Symptome jeglicher Art als Chance zur Entwicklung der Persönlichkeit und damit als Wegweiser zu nachhaltigem Wohlbefinden. Im Verlauf der Lektüre wird erörtert, auf welche Weise Erlebnisse (meist in Kindheit und Jugend) unseren gesamten Lebensweg beeinflussen und über unser körperliches, seelisches und soziales Wohlbefinden entscheiden. Selbstverständlich werden auch Strategien vermittelt, frühere prägende Erlebnisse zu verstehen und zu überwinden.

Außerdem liegt mir daran, die faszinierenden aktuellen Erkenntnisse der Hirnforschung zu vermitteln. Diese machen verständlich, warum wir Menschen nach immer mehr streben – und warum dieses ständige Mehr uns nicht glücklicher macht, sondern im Gegenteil oft krank an Körper, Seele und auch im sozialen Miteinander.

Die gemeinsame Betrachtung all dieser Aspekte soll den Leser zu der Erkenntnis inspirieren, dass es keinen objektiven Maßstab für Lebensglück oder ein erfolgreiches Leben gibt. Das Optimum, das wir erreichen können, zeigt sich in der Übereinstimmung unseres Lebens mit unseren tatsächlichen Bedürfnissen. Und hier kann ein Weniger in bestimmten Bereichen durchaus ein Mehr an körperlichem Wohlbefinden, seelischer Ausgeglichenheit und Harmonie in unserem sozialen Umfeld bewirken – letztlich also ein entspannteres, schöneres Leben bei nachhaltig besserer Gesundheit.

Ihre Symptome als Freunde und Wegweiser zu begreifen, wird Ihnen helfen, sich eine neue Welt der Wahrnehmung zu erschließen. Wenn es Ihnen gelingt, Ihrem neuen Verständnis eine tatsächliche Veränderung Ihres Verhaltens folgen zu lassen, werden Ihre Beschwerden verschwinden.

Und sollten sich Ihre »alten Bekannten« – die Rückenschmerzen, die Ohrgeräusche, der Schwindel und so viele Symptome mehr – doch unverhofft wieder bei Ihnen melden, werden Sie sie dankbar empfangen. Weil Sie einen »sechsten Sinn« entwickelt haben, der Ihnen sagt, dass es wieder eine wichtige Lektion zu lernen gibt. Sie werden neugierig sein, zuhören und das in diesem Buch vermittelte Wissen dazu nutzen, Ihrem inneren, wahren Selbst näherzukommen. Um das Leben zu leben, das Ihnen und Ihren ganz persönlichen Bedürfnissen entspricht.

Ich wünsche Ihnen viel Freude und viel Erfolg bei der Lektüre dieses Buches!

Selbsttest

Oft ist man so in seinem Alltag gefangen und darauf bedacht, den Anforderungen von Familie und Arbeit gerecht zu werden, dass man gar nicht auf die Idee kommt, sich grundlegende Fragen zum eigenen Befinden zu stellen. Nehmen Sie sich bewusst ein paar Minuten Zeit für Ihr persönliches »Stress- und Wohlfühl-Barometer« auf den nächsten beiden Seiten.

Stress-Barometer	Ja	Nein
Zeigt Ihre Zunge deutliche Abdrücke der Zähne?		
Ist Ihre Nackenmuskulatur verspannt?		
Schmerzt es in der Magengegend, wenn Sie Ihren Oberbauch unterhalb des Brustbeins kräftig mit Mittel- und Ringfinger beklopfen?		
Leiden Sie häufig an Sodbrennen, saurem Aufstoßen oder schlechtem Geschmack im Mund?		
Leiden Sie häufig an körperlichen Beschwerden wie Kopfschmerz, Rückenschmerz, Magenschmerz, Verdauungsstörungen?		
Haben Sie einmal monatlich oder häufiger einen Infekt oder eine Erkältung, Durchfall, Frösteln, Fieber, Bauchschmerzen oder Appetitverlust?		
Leiden Sie an chronischen oder immer wiederkehrenden Hauterscheinungen wie Rötung, Ausschlag oder Ähnlichem?		
Verspüren Sie häufig scheinbar grundlos Herzklopfen, Hitzewellen oder Schwindel?		
Rauchen Sie?		

Stress-Barometer	Ja	Nein
Befürchten Sie, eventuell an einer schweren, nicht erkannten Krankheit zu leiden?		
Fühlen Sie sich manchmal so, als ob Sie gar nicht wirklich anwesend wären, beinahe wie eine leere Hülle?		
Leiden Sie an chronischem Zeitmangel?		
Trinken Sie beinahe täglich Alkohol?		
Schlafen Sie zwar schnell ein, wachen aber nachts öfter auf?		
Haben Sie häufig Schuldgefühle?		
Sind Sie tagsüber oft schlapp und müde?		
Leiden Sie an körperlichen Beschwerden, für die kein Arzt eine Ursache findet?		
SUMME		

Tab. 1-1: Stress-Barometer.

Wohlfühl-Barometer	Ja	Nein
Fühlen Sie sich im Allgemeinen wohl in Ihrem Körper?		
Blicken Sie optimistisch in die Zukunft?		
Haben Sie Pläne und freuen sich auf die Umsetzung?		
Ist Ihre Stimmung gut?		
Haben Sie Zeit für Unternehmungen mit der Familie und/oder Freunden?		
Treiben Sie regelmäßig Sport?		
Haben Sie ein Hobby oder verfolgen langjährige Interessen?		

Wohlfühl-Barometer	Ja	Nein
Können Sie entspannt die Zeit genießen und sich hinsetzen, ohne dass Ihnen langweilig wird?		
Fühlen Sie sich morgens erholt und leistungsfähig?		
Vergessen Sie selten oder nie Verabredungen?		
Ernähren Sie sich gesund und ballaststoffreich?		
Kommen Sie dazu, regelmäßig und ungestört zu essen?		
Halten Sie Ihr Normalgewicht?		
Sind Sie Nichtraucher/-in?		
Trinken Sie selten oder nie Alkohol?		
Sind Sie mit Ihrer Arbeit im Allgemeinen zufrieden und kommen mit Vorgesetzten und Kollegen gut aus?		
Bereitet Ihnen der Alltag überwiegend Freude?		
Wenn Ihr/-e Partner/-in oder Bekannte zu spät zu einer Verabredung kommen, werden Sie nicht unzufrieden, sondern freuen sich über die gewonnene Zeit?		
Können Sie überall sein, wie Sie sind, authentisch?		
SUMME		

Tab. 1-2: Wohlfühl-Barometer.

Haben Sie viele Wohlfühlpunkte sammeln können? Oder gibt es doch mehr Stresspunkte, als Sie geglaubt hätten? Das Ergebnis entspricht keinem validierten Test. Es soll Ihnen lediglich einen Anhaltspunkt dafür liefern, wie gesund Sie leben und ob es hinsichtlich Ihrer seelischen, körperlichen und sozialen Situation Optimierungsmöglichkeiten gibt.

Um Ihnen eine Orientierung zu ermöglichen: Eine nicht repräsentative Mini-Umfrage unter unseren Praxisangestellten ergab sowohl im Stress- wie auch im Wohlfühl-Barometer durchschnittlich ungefähr je 3 Punkte im jeweiligen Negativbereich. Das legt nahe, dass auch bei uns noch Stressabbau- und Wohlfühlpotenzial zu mobilisieren ist. Kein Wunder bei den immer hektischeren Arbeitsbedingungen!

Machen Sie sich bitte auch keine Sorgen, wenn Ihr Stress-Barometer hoch ausschlägt. In diesem Buch möchte ich Ihnen vermitteln, dass seelisch und sozial bedingte Symptome *keine Krankheit* sind, sondern der Ausdruck eines *Gesundwerden-Wollens*. Eine hohe Anzahl von Kreuzen bei der Ja-Spalte zeigt allerdings, dass Sie viel Potenzial besitzen, mit weniger Anstrengung angenehmer, gesünder und nachhaltiger zu leben.

Inhalt

1 Die körperlich-seelisch-soziale Einheit des Menschen

Gesundheit ist mehr als das Fehlen von Krankheit

Was ist Gesundheit?

Bereits 1946 hat die Weltgesundheitsorganisation (WHO) Gesundheit definiert als »einen Zustand des vollständigen körperlichen, geistigen und sozialen Wohlergehens und nicht nur das Fehlen von Krankheit oder Gebrechen«.

Mit dieser Aussage formuliert die WHO einen hohen Anspruch. Dieses Maß wollen wir bei der Arbeit mit diesem Buch stets im Auge behalten. Gesund zu sein, bedeutet nicht, dass wir den Himmel auf Erden schaffen oder empfinden müssten. Vorübergehende körperliche oder seelische Beschwerden sind normal und gehören zu einem gesunden Leben. Schmerz ist ein notwendiges Warnsignal, Trauer ein sinnvolles Gefühl, und selbst wenn wir uns in unserer sozialen Rolle manchmal unwohl fühlen, gehört das zum Menschsein dazu.

Krankheitswert gewinnen Schwankungen im Befinden erst, wenn Beschwerden über längere Zeit immer wieder oder auch dauerhaft auftreten und der Grundzustand des eigenen Lebens eben nicht als positiv empfunden wird. Der Anspruch des *Wohlbefindens* gilt für den körperlichen, den seelischen und – wie die WHO weise formulierte – auch den sozialen Bereich.

Die Dynamik von Körper, Seele und sozialer Interaktion

Was sind »psychosomatische Krankheiten«?

Psyche bedeutet »Seele« und *soma* bedeutet »Körper«. Als psychosomatische Beschwerden werden körperliche Beschwerden bezeichnet, die ihren Ursprung in der Seele eines Menschen haben (griechisch *psychē, Atem, Hauch,* sinnbildlich für *»Lebendigkeit«*). Im weiteren Sinn können auch gesundheitsschädliche Verhaltensweisen wie Rauchen, Essstörungen, Bewegungsmangel u.a. zu den psychosomatischen Krankheitsbildern gerechnet werden.

Auch die bloße Überzeugung, krank zu sein (Hypochondrie), kann für sich bereits Krankheitswert besitzen. Und alle diese Beschwerden bedeuten keineswegs, dass Menschen mit körperlich unerklärlichen Beschwerden seelisch krank sein müssen. Im Gegenteil: Wirklich seelisch kranke Menschen wie Menschen mit Schizophrenie leiden eher seltener an körperlichen Beschwerden. Und: Meiner jahrelangen Erfahrung mit psychosomatischen Krankheitsbildern nach möchte ich sogar behaupten, dass sich gerade in psychosomatischen Leiden *Gesundheit* ausdrückt. Es erscheint paradox: *Der Patient leidet, weil sich Gesundheit Raum verschaffen will.*

Dennoch fühlen sich viele Patienten mit psychosomatischen Beschwerden schwer beeinträchtigt. Nach der strengen WHO-Definition sind sie ja auch krank, selbst wenn kein Apparat und keine Laboruntersuchung eine organische Krankheit nachweisen kann. Trotzdem bieten psychosomatische Beschwerden oftmals eine wunderbare Gelegenheit zum Einstieg in ein neues, körperlich und seelisch gesünderes Leben – wenn wir die Beschwerden richtig deuten und uns nicht auf die bloße Bekämpfung von Symptomen versteifen.

Der Begriff Psychosomatik bleibt jedoch an sich problematisch. Er suggeriert eine Unterteilung des Menschen in Körper und Seele. Dabei lassen sich Körper und Seele genauso gut als Einheit begreifen, als ein eng verwobenes Ganzes. Wer sich länger mit der Psychosomatik beschäftigt, gewinnt den sicheren Eindruck, dass sich seelische und körperliche Probleme überhaupt nicht voneinander getrennt betrachten und behandeln lassen – auch wenn das in der heutigen Medizin größtenteils immer noch den Standard darstellt. Warum dies so ist, werden Sie im Laufe des Buches erfahren.

Noch eine Tatsache macht den Begriff Psychosomatik fragwürdig: Wir sind nicht bloß Körper und Seele, wir sind immer auch Teil eines sozialen Netzwerks. Bei genauer Betrachtung zeigt sich, dass seelische Konflikte nicht nur Auswirkungen auf den Körper haben, sondern genauso das soziale Leben beeinflussen. In dieser Hinsicht greift eine reine »Psychosomatik« zu kurz. Besser ist der Begriff »Psycho-sozio-somatik«, also die Lehre von den Zusammenhängen zwischen Seele, sozialen Beziehungen und körperlichem Befinden. Sie erinnern sich an die WHO-Definition von Gesundheit, die sich genau auf diese drei Begriffe bezieht?

Die Psychosoziosomatik ist nicht identisch mit dem Begriff »bio-psycho-sozial«, der u. a. auf einen der Begründer der psychosomatischen Medizin, Thure von Uexküll, zurückgeht. »Bio« bezieht sich darin eher auf die genetischen Grundvoraussetzungen des Menschen, während »somato« die akuten und chronischen Reaktionen des Körpers auf psychische und soziale Einflüsse bezeichnet. Dies soll die Bedeutung der biologischen Grundlagen wie Genetik, Umwelteinflüsse, Ernährung u. a. nicht ausschließen: Da sich dieses Buch aber hauptsächlich auf das durch Lernprozesse Beeinflussbare in Körper, Seele und sozialer Interaktion bezieht, werden die Begriffe »psycho-somato-sozial« bzw. »Psychosoziosomatik« verwendet.

Die isolierte Betrachtung oder auch die Aussparung der einzelnen Bestandteile dieses Dreigestirns verzichtet ohne Not auf wesentliche diagnostische Ansätze zum Verständnis und zur Behandlung vorhandener Beschwerden.

> Die Psychosoziosomatik betrachtet gleichzeitig seelische, soziale und körperliche Vorgänge. Jeder Bestandteil besitzt seine eigene innere Dynamik und interagiert eng mit seinen beiden jeweiligen Nachbarn. Wegen der Untrennbarkeit der Bestandteile bezeichnet man diesen Ansatz als »ganzheitlich«.

Ein rein körperlich arbeitender Arzt wird nie alle Beschwerden eines Menschen verstehen und effektiv therapieren können. Ebenso wird ein Therapeut, der alle Krankheiten für seelisch bedingt hält, in vielen Fällen auf gefährliche Weise wesentliche Krankheitsfaktoren übersehen. Und auch ein Therapeut, der die sozialen Interaktionen von Menschen allein für bedeutsam hält, z. B. ein »Systemtherapeut«, wird mit seinem Ansatz an vielen Krankheits- und Beschwerdebildern scheitern.

Trotz der genannten Einschränkungen wird in diesem Buch auch der Begriff Psychosomatik anstelle von Psychosoziosomatik verwendet. Es versteht sich von selbst, dass »psychosomatisch« auch »psycho-sozio-somatisch« bedeutet oder »psychosomato-sozial«. Gemeint ist immer gleichrangig die seelisch-sozial-körperliche Einheit des Menschen.

Unentdeckte Mechanismen des Stressempfindens

Gibt es überhaupt psychosomatische Krankheiten?

Über diese Frage wurde lange gestritten. Mittlerweile weichen die Fronten langsam auf. Selbst konservative Schulmediziner leugnen immer seltener den Einfluss des psychosozialen Befindens auf den somatischen Krankheitsverlauf, wie auch extreme Vertreter der Psychosomatik zunehmend erkennen, dass sich nicht für jede Erkrankung ein seelischer Auslöser identifizieren lässt bzw. nicht für jede Erkrankung eine psychosoziale Störung der Auslöser sein muss.

Ich persönlich bin der Ansicht, dass es weder *rein* körperliche noch *rein* psychische noch *rein* soziale Krankheitserscheinungen gibt. Bei jeder körperlichen Erkrankung haben psychosoziale Faktoren erheblichen Einfluss, genauso wie sich somatosoziale Probleme auf die Seele auswirken und damit wieder auf den Körper. In jedem Fall hängt der Beschwerdeverlauf im primären, offensichtlichen Bereich stets auch von den beiden anderen Bereichen ab. Die in der heutigen Medizin leider immer noch übliche getrennte Betrachtung psychischer, sozialer und somatischer Symptome zielt daher häufig an den eigentlichen Krankheitsursachen vorbei. Jeder Patient sollte – wie jeder Therapeut – in jedem der drei Bereiche Wohlbefinden anstreben. Wer einmal die Einheit von Körper, Seele und sozialem Umfeld erkannt hat, wird diese Bereiche nie wieder voneinander trennen wollen.

In den letzten Jahren wurde die HPA-Achse (die Funktionseinheit Hypothalamus-Hypophyse-Nebennierenrinde) als Vermittler zwischen Stressempfinden und körperlicher Antwort entdeckt. Psychischer, sozialer oder auch körperlicher Stress (z.B. Verletzungen) führen über diese Achse zur Freisetzung von Stresshormonen, die im Körper schädliche Wirkungen entfalten können. Mit großer Wahrscheinlichkeit existieren neben der HPA-Achse weitere, noch unbekannte Mechanismen, die den Verlauf von Krankheiten beeinflussen.

Wir sollten uns vor monokausalen Krankheitserklärungen hüten, nur weil für sie keine biochemische oder physikalische Ursache bekannt ist.

Ein Beispiel: Jahrzehntelang wurde über den Einfluss der Psyche bei Patienten mit Magengeschwüren spekuliert. Seit 1979 ein Bakterium (Helicobacter pylori) als Auslöser identifiziert wurde, spricht kein Mensch mehr vom »Neid, der den Charakter eines Ulkuspatienten präge«, kaum jemand erwähnt mehr die angeblich ausgeprägten Nasolabialfalten (die Gesichtsfalte zwischen Oberlippe und Nasenflügel), die seinem Gesicht ein charakteristisches Aussehen verliehen.

Heute erfolgt die Therapie des Magengeschwürs durch eine einwöchige Behandlung mit Säureblockern und Antibiotika, anschließend bleiben die meisten Patienten bezüglich ihres Magens beschwerdefrei.

Trotzdem: Auch wenn sich in diesem Fall eine offenbar bakterielle Ursache als Auslöser für eine früher als »psychosomatisch« eingestufte Erkrankung finden ließ, so bleibt immer noch die Frage, warum nur ca. 20 % der mit dem Magenbakterium Helicobacter pylori infizierten Menschen tatsächlich ein Magengeschwür entwickeln.

Warum nistet sich das Bakterium nicht in jedem Magen ein? Warum entwickeln sich bei ansonsten beschwerdefreien Bakterienträgern gerade in psychosozialen Stresssituationen Magenbeschwerden und Magengeschwüre? Sind hier vielleicht doch psychische Faktoren ausschlaggebend?

Dieses Beispiel lehrt, dass wir offen bleiben sollten für eine ganzheitliche Betrachtungsweise. Zur ganzheitlichen Betrachtung gehört die Suche nach den Wegbereitern von Krankheiten unbedingt dazu.

Im Grunde sind diese Wegbereiter, also »falsches« Verhalten wie schlechte Ernährung, Bewegungsmangel und der übermäßige Gebrauch von Genussmitteln, bereits als Zeichen psycho-somato-sozialen Drucks zu bewerten: Wer ausgeglichen ist, benötigt keine Genüsse, die die Gesundheit gefährden und letztlich das Leben verkürzen. Wir werden auf diese Thematik mehrfach zurückkommen.

Gesundheit, die sich Raum verschaffen möchte

Welche Symptome können auftreten?

Psychosomatische Beschwerden sind ein **diagnostisches Chamäleon**. Es gibt kaum Krankheiten, kaum Symptome, die sie nicht imitieren können. Das Spektrum reicht von neurologischen Erscheinungen wie Kopfschmerz, Schwindel, Sehstörungen, Ohrgeräuschen und sogar Lähmungen über orthopädische Beschwerden wie Rücken-, Gelenk- und Muskelschmerzen bis hin zu internistischen Krankheitsbildern mit Herzrhythmusstörungen, Kreislaufbeschwerden, Durchfällen und unspezifischen Symptomen wie Unwohlsein, Leistungsverminderung, Schweißausbrüchen. Selbst Hautausschläge können Folge von psychosomatischen Störungen sein, wobei sich die Liste möglicher Symptome nahezu endlos fortsetzen ließe.

Das macht die Diagnostik von psychosomatischen Beschwerden so schwierig: Die Betroffenen schildern oft Krankheitserscheinungen, die haargenau zu organischen Erkrankungen passen. Doch jede körperliche oder apparative Untersuchung, jeder Laborwert scheint nur eines zu bestätigen: Die Organe sind gesund! Zumindest ergibt sich typischerweise kein Befund, der die Beschwerden in ihrer Heftigkeit erklären könnte. Ärzte reden in diesem Zusammenhang auch von *funktionellen Beschwerden*, was so viel bedeutet wie: Der Körper und seine Organe sind in Ordnung, nur ihre Funktion ist gestört. Eine andere Bezeichnung lautet *somatoforme Störung*, was so viel heißt wie »Störung, die einer körperlichen Erkrankung ähnelt«. Gern verschwiegen wird in diesem Zusammenhang, dass die Ursache der Erkrankung einem seelischen Leiden oder einer schwierigen Lebenssituation zugeschrieben wird, obwohl – wie gesagt – eine Aufspaltung des Menschen in einen körperlichen, einen seelischen und einen sozialen Bereich überhaupt nicht sinnvoll erscheint.

> Wer will was Lebigs erkennen und beschreiben,
> Muß erst den Geist herauser treiben,
> Dann hat er die Teil' in seiner Hand,
> Fehlt leider nur das geistlich Band.
> *Mephisto, im Urfaust*

Mit dem erwähnten Verständnis für eine ganzheitliche Betrachtungsweise sollte die folgende Auflistung gelesen werden. Sie nennt Beschwerden, die sich typischerweise und sehr häufig und hauptsächlich durch psycho-somato-soziale Zusammenhänge erklären lassen:

Häufige psychosomatische Beschwerden
Kopfschmerz
Kloß- oder Fremdkörpergefühl im Hals, Schluckbeschwerden
Rücken- und Wirbelsäulenschmerz
Verspannungen, Muskelverhärtungen
Sehnenansatzentzündungen
Verdauungsstörungen
Kreislaufbeschwerden
Schwindel
Ohrgeräusche
Erschöpfungszustände
Schlafstörungen
vermehrter Haarausfall (subjektiv)
Infektanfälligkeit
Ganzkörperschmerz
Hypochondrische Befürchtungen
Angst- und Panikanfälle
Depressionen

Tab. 1-1: Häufige psychosomatische Beschwerden.

Bei den in der Tabelle genannten Erscheinungen handelt es sich nicht um *Krankheiten*, sondern lediglich um *Symptome*. Und wie bereits festgestellt, sind Symptome im psycho-somato-sozialen Bereich in aller Regel keine Krankheit, sondern *Ausdruck von Gesundheit, die sich Raum verschaffen will.*

Ein Gesundheitssystem, das Gesundung verhindert

Warum behaupten Ärzte häufig, der Patient sei gesund, obwohl er heftige Beschwerden hat?

Das liegt zum einen an der mechanistischen Auffassung, die das Denken vieler Ärzte bis heute beherrscht. Liegen alle Messwerte im Normbereich, erscheint eine körperliche Ursache für die Symptome ausgeschlossen. Im »medizinischen Sinn« ist der Patient damit gesund. Nur: Er fühlt sich weiterhin krank! Der behandelnde Arzt steht vor einem Problem. Wenn er seelische Gründe als Ursache der Beschwerden vermutet, sollte er sich Zeit nehmen, um im Gespräch mit dem Patienten herauszufinden, wo denn diese Ursachen liegen. Für diese Ursachenforschung benötigt der Arzt eine spezielle Ausbildung oder eine große intuitive Begabung. Er benötigt zudem viel mehr Zeit, als ihm die Strukturen des Gesundheitswesens heute zubilligen.

Etwas vereinfacht ausgedrückt lässt sich sagen, dass innerhalb des deutschen Gesundheitssystems Ärzte dafür bezahlt werden, dass sie teure Apparate benutzen und kostspielige Medikamente verschreiben. Gespräche, Nachdenken, Einfühlung werden hingegen kaum honoriert, auch wenn diese Maßnahmen in vielen Fällen schneller und vor allem dauerhafter zur Heilung führen als jede noch so teure Kernspin-Untersuchung, jedes noch so moderne Schmerzmittel oder das allerneueste Antidepressivum. Für mich persönlich liegt auf der Hand, dass die Gebührenordnung für Ärzte extrem beeinflusst ist vom Profitstreben der Pharma- und Geräteindustrie. Und die verdient nun einmal nicht an Gesundheit, sondern an Krankheiten.

»Keine Ursache im Fachgebiet« lese ich als Allgemeinarzt häufig in den Berichten der fachärztlichen Kollegen. Das ist in den meisten Fällen sicherlich richtig – nur: Was hilft das dem Patienten?

Ich will keineswegs den Eindruck erwecken, die moderne Apparatemedizin sei überflüssig oder wir könnten ohne Qualitätseinbußen auf zeitgemäße Medikamente verzichten. Im Gegenteil: Vor jeder intensiven psychosomatischen Behandlung muss eine organische Ursache für die Beschwerden sicher ausgeschlossen sein. Hierzu sind heutzutage technische Verfahren häufig unumgänglich. Und auch Psychopharmaka können für Patienten sehr hilfreich sein, wenn sie nach genauer psychiatrischer Befunderhebung mit gleichzeitig psychotherapeutischer Behandlung verabreicht werden.

Die tägliche Praxis aber zeigt, dass Einfühlung, intellektueller Anstrengung und zeitintensiver Zuwendung im Vergleich zu Gerätemedizin und der Therapie mit Arzneimitteln viel zu wenig Raum gegeben wird. Obwohl die apparativen Befunde oft absehbar ohne Wert für die Behandlung bleiben und viele Medikamente nur Symptome unterdrücken, ohne eine Ursache zu heilen, liegt hier der Schwerpunkt der heute praktizierten Medizin – zum Schaden der Patienten wie zum Leidwesen derer, die einen ganzheitlichen Ansatz in der Medizin verfolgen.

Emotionale Arbeit ist anstrengend. Manch ein Arzt fürchtet sich davor, Schleusen zu öffnen, deren Tore er nicht wieder einfach zu schließen vermag. In entsprechenden Gesprächen können Patienten traurig sein und weinen, Wut kann aufbrechen, Angst. Alle diese Emotionen können den unerfahrenen Behandler erschrecken und belasten, sie können ihn – gerade im Rahmen der gegebenen Voraussetzungen – auch überfordern. Intensive Gespräche können psycho-somato-soziale Beschwerden häufig heilen. Im Praxisalltag fehlt in aller Regel genau hierfür die Zeit, sprich, das Geld. Selbst Ärzte, die sich (auf eigene Kosten!) psychosomatisch weitergebildet haben, bekommen Patientengespräche so gering bezahlt, dass sie vom Honorar den normalen Praxisbetrieb nicht aufrechterhalten können. Im deutschen Gesundheitssystem wird nicht die Qualität der Behandlung bezahlt, sondern der Patientendurchsatz. Auch dies ist ein Grund, warum Ärzte häufig sagen: »Sie sind gesund. Ihre Beschwerden sind psychisch bedingt!«

Den Zwängen des Gesundheitssystems unterliegen Heilpraktiker und alternative Therapeuten sehr viel weniger. In deren Behandlungsrahmen bekommt der Patient den Raum und die Atmosphäre, neben den körperlichen auch seine seelischen und sozialen Befindlichkeiten zu schildern. Hier erfährt der Patient Einfühlung, Mitgefühl und menschliche Zuwendung, die im schulmedizinischen Alltag immer weniger möglich und erwünscht ist. Die evidenzbasierte Medizin eliminiert absichtlich so weit wie möglich Individualität und menschliche Interaktion. Patienten und ihre Erkrankungen werden möglichst als standardisierte Probleme betrachtet, die Therapien richten sich nach dem statistischen Mittelmaß. Was der Mehrheit hilft, muss auch für jeden Einzelnen passen. Dabei hat fast jeder Mensch schon einmal die Erfahrung gemacht, wie wohltuend es ist, sich einem anderen »ganz« anzuvertrauen, für wenigstens einen Augenblick authentisch zu sein, sich mit seinen Ängsten und scheinbaren Schwächen zu offenbaren und damit vom Gegenüber erkannt und angenommen zu werden.

Diese Momente gibt es in der Schulmedizin selbstverständlich auch. Doch werden die für das seelische Wohlergehen und die Heilung von Krankheiten so wichtigen Freiräume, in denen sich Menschlichkeit leben lässt, zugunsten einer scheinbaren Effizienzsteigerung zunehmend ausgemerzt. Und so fallen immer mehr Patienten durch ein Raster, das ihre individuelle Art von Beschwerden immer weniger erkennen oder behandeln kann. Im ambulanten Bereich sind schätzungsweise 50 Prozent der Arztbesuche durch funktionelle, das heißt, nicht organische, sprich, psycho-somato-soziale Beschwerden motiviert.

Dies bedeutet keineswegs, dass diese Beschwerden alle behandlungsbedürftig wären. Genauso wenig sind diese Arztbesuche überflüssig. Viele Patienten möchten einfach, dass eine organische Ursache der Beschwerden ausgeschlossen wird, und sind nach der körperlichen Abklärung beruhigt und wieder voll leistungsfähig.

Schwierig – und sogar gefährlich – wird es für Patienten mit tiefergreifenden psychosomatischen Beschwerden. Ihren Problemen stellt unser Gesundheitswesen ein Universum aus Apparaten und Analysen entgegen, mit dem sich die exotischsten Krankheiten diagnostizieren lassen. Gleichzeitig ist diese Hightech-Medizin aber unfähig, die einfachsten psycho-somato-sozialen Probleme zu erkennen.

Ich erinnere mich an eine Patientin mit einem bösartigen Hautkrebs, der sich bereits in viele andere Organe ausgebreitet hatte. Sie litt an einem sogenannten »metastasierten malignen Melanom« im Endstadium. Als diese ungefähr sechzigjährige Frau auf die Station kam, war sie versorgt mit Kombinationen von Schmerzmitteln, die über mehrere Perfusoren und Katheter verabreicht wurden. Zusätzlich erhielt sie Antidepressiva und Neuroleptika. In der modernen, durch Studien gesicherten Medizin, benutzt man Kombinationen von Pharmaka, um die Wirkung von Schmerzmitteln zu »potenzieren«. Zum Zeitpunkt der Übernahme war die Patientin so benommen und schwach, dass sie ihr Bett nicht mehr verlassen konnte.

Glücklicherweise hatten wir als Assistenzärzte damals noch den Freiraum, uns auch einmal jenseits der formalen Erfordernisse ans Bett der Patienten zu setzen und uns ihre Sorgen und Nöte anzuhören. Diese Frau litt vor allem unter der Angst, allein und unter unstillbaren Schmerzen sterben zu müssen. Ich versprach ihr, dass dies in unserer Abteilung gewiss nicht geschehen würde. Ich würde alles unternehmen, um ihre Schmerzen zu beseitigen, und stünde ihr als Ansprechpartner immer zur

Verfügung. Die Patientin reagierte sehr dankbar auf diese Versicherung. Endlich fühlte sie sich als Mensch hinter ihrer Diagnose »Melanom im Endstadium« wahrgenommen. Wir konnten sofort die Medikamente reduzieren, wodurch die Patientin wacher und belastbarer wurde. Nach wenigen Tagen saß sie am Bettrand, und nach einer Woche waren alle Katheter entfernt. Die Patientin saß zu den Mahlzeiten mit anderen Patienten am Tisch, aß und scherzte. Zu diesem Zeitpunkt benötigte sie nur noch vier Tabletten Paracetamol pro Tag und sonst nichts. Zwei Monate nach der Übernahme in unsere Abteilung verstarb sie, ohne dass eine Änderung der Medikamente oder erneute Schmerzkatheter nötig geworden wären.

Selbstverständlich war diese Patientin von der vorbehandelnden Universitätsklinik nach allen Regeln der evidenzbasierten Medizin und den Richtlinien der Schmerztherapie korrekt behandelt worden. Nur hatte dieser Aufwand mehr negative als positive Effekte gezeigt. Die sogenannte Effizienzsteigerung dreht im medizinischen Bereich häufig an den verkehrten Schrauben. Gemessen wird die Effektivität einzelner Maßnahmen, möglichst objektiv erfasst von einer möglichst großen Anzahl von Doppelblindstudien.

Was nicht oder kaum gemessen wird, sind Lebensqualität, die Wirkung des Arzt-Patienten-Verhältnisses, der Effekt von Zuwendung innerhalb der Schulmedizin. Im Gegenteil: Letztgenannte Punkte werden im Interesse größter Objektivität und Reproduzierbarkeit durch ein schematisches Vorgehen weitestmöglich ausgeschaltet. Wesentliche Effekte der Arzt-Patienten-Beziehung werden durch die heute üblichen »Doppelblindstudien«, in denen weder Arzt noch Patient wissen, ob ein wirksames oder nur ein Scheinmedikament verabreicht wird, systematisch ausgeschlossen. So werden wesentliche Aspekte, die für die Heilung wichtig sind, bei den Zulassungen von Therapien automatisch nicht mehr erfasst. Das Resultat ist – wie in anderen Gesellschaftsbereichen auch – der fortschreitende Wegfall all jener Qualitäten, die keinen *gemessenen* Vorteil erbringen. Das Geld strömt in jene Strukturen, deren Effizienz angeblich bewiesen wurde – und fehlt in jenen Bereichen, deren Effektivität schwieriger zu messen ist oder möglichst gar nicht erfasst werden soll, weil sich an denen kein Geld verdienen lässt. So hat sich die moderne Medizin an vielen Stellen in ein Monstrum aus Apparaten und Chemie verwandelt, das die Bedürfnisse des Einzelnen nicht mehr erkennen kann und wohl häufig auch gar nicht mehr erkennen soll.

Was wird gemessen? In Studien wird eine Behandlungsmethode mit einer anderen verglichen, das ältere Medikament mit dem neueren, das eine apparative Vorgehen mit dem anderen. Grundsätzliche Fragen, beispielsweise, ob durch eine bessere psychosomatische Versorgung nicht auch erhebliche Mengen an Untersuchungen, Apparaten und Medikamenten eingespart werden könnten, werden nur selten gestellt. Wer sollte entsprechende Studien auch finanzieren? Die Pharmaindustrie? Die Gerätehersteller? Der Staat unter dem Einfluss Tausender von Lobbyisten?

Im deutschen Gesundheitssystem geht es kaum mehr um Gesundheit, noch geht es um Lebensqualität. Beides lässt sich schlecht in Zahlen fassen. An beidem hat niemand ein Fremdinteresse. Bei genauer Betrachtung geht es um große Zahlen, um Geld, um Ressourcenverteilung. Die Krankheit oder die Gesundheit eines Einzelnen spielt dabei eine sehr untergeordnete Rolle.

Ebenfalls kaum eine Rolle spielen die Interessen von Ärzten, Therapeuten, Pflege- und Assistenzberufen. Viele Angehörige von Gesundheitsberufen leiden extrem unter der Tatsache, dass die Motivation, die sie einst ihren Beruf ergreifen ließ – einfühlsam zu sein, helfen zu wollen, das Herz, den Verstand, den Idealismus zum Wohl der Patienten einzusetzen – im Alltag neben mechanischer Tätigkeit und Bürokratie nur noch in einem Randbereich zu leben ist. Statt sich individuell mit Menschen zu befassen, werden sie zum Umsetzen immer strikterer Vorgaben verpflichtet. Ihr subjektiver Entscheidungsspielraum weicht angeblich höheren Einsichten, die aus großen, anonymen Studien gewonnen werden.

Was Apparate nicht fassen, Studien kaum messen und Medikamente nicht heilen können, *kann* keine Krankheit sein. Psychosoziale Auslöser für somatische Probleme – nicht messbar, nicht standardisierbar, nicht gewinnbringend für große Konzerne – sind kein Fall für die Schulmedizin. Nicht nur Patienten gewinnen den Eindruck: Die Kluft zwischen *»beweisbasierter Medizin« (evidence-based medicine, EBM)* und subjektiver Erfahrung (Empathie, das Annehmen des Menschen in all seinen Dimensionen) wird immer größer. Patient und Arzt rücken in immer größere Anonymität, ihre von objektivierter Medizin bestimmte Beziehung wird zur kühlen Geschäftsbeziehung. Pillen und die Manipulation von Laborwerten alleine machen kaum einen Patienten gesund. Im Gegenteil: Das ausschließliche Unterdrücken von Symptomen führt auf Dauer zu tatsächlichen organischen Krankheiten. Indem wir die ganzheitliche Sichtweise aufgeben, objektivieren wir uns zu Tode.

Verleugnung seelischer Ursachen

Warum wehren sich Patienten häufig gegen die Annahme, ihre Beschwerden hätten eine seelische Ursache?

Ein wesentlicher Grund für die Verleugnung psycho-somato-sozialer Zusammenhänge liegt bei den Patienten selbst. Statt die als psychisches, körperliches oder soziales Symptom verschlüsselte Botschaft zu dechiffrieren, fürchten viele Patienten, abgestempelt zu werden: »Nicht wirklich krank, nur verrückt!« Ein Therapeut, der vor einem auf körperliche Ursachen von Krankheit fixierten Patienten mögliche seelische Ursachen zur Sprache bringt, muss stellenweise mit erheblicher Gegenwehr rechnen. Schließlich dienen die psycho-somato-sozialen Symptome genau dazu, die Dinge im täglichen Leben eben *nicht* so zu sehen, wie sie sich aus einer gesunden Sichtweise heraus darstellen würden. Die Veränderung der eigenen Position ist die Voraussetzung für die Veränderung des eigenen Verhaltens und Befindens. Das Aufgeben des gewohnten Standpunkts bedeutet aber immer die Preisgabe von Gewissheiten. Ohne Gewissheiten können wir kaum leben. So steht vor jeder nachhaltigen Veränderung eine große Hürde: die Phase der Haltlosigkeit zu ertragen, bis sich eine neue Sichtweise bewährt hat.

Ein typischer Fall: Eine hochgewachsene, elegant in dezentem Beige gekleidete Frau um die vierzig betritt mein Sprechzimmer. Schon in der Tür bleibt sie stehen, um mich aus der Distanz zu mustern. Ihr gequälter Gesichtsausdruck wie ihre Körperhaltung lassen mich vermuten, dass sie vermutlich schon seit Jahren unter heftigen Beschwerden leidet. Mit einer festen und ein wenig schneidenden Stimme beginnt sie zu sprechen. Ihr Tonfall lässt ahnen, dass sie erwartet, von mir abgewiesen und enttäuscht zu werden:

»Guten Tag. Ich bin Frau X. Sie sind mir empfohlen worden. Vielleicht können Sie mir helfen. Ich war schon bei zwanzig Ärzten. Alle behaupten, es sei psychisch. Aber meine Schmerzen sind nicht psychisch. Ich bin doch nicht verrückt! Wenn Sie jetzt auch noch sagen, alles sei nur psychisch, drehe ich mich auf der Stelle um und werde Sie nie wieder aufsuchen!« Die Patientin hatte offenbar große Sorge, in ihrem Leid und ihren Beschwerden nicht angenommen zu werden. Sie hatte Angst, in ihrer Not nicht ernst genommen, sondern für »verrückt« erklärt zu werden. Lieber litt sie weiter, als dass sie eine seelische Ursache für ihre Schmerzen auch nur in Betracht zöge. Sie war überzeugt, organisch krank zu sein, nicht seelisch.

Diese Art der *Abwehr* findet sich regelhaft bei psychosomatischen Beschwerden. Es ist charakteristisch, dass die Patientin eine seelische Ursache als Erklärung für ihre Beschwerden ablehnt. Das ist der Punkt: Eben weil ihr Verstand die Notrufe ihrer Seele ignoriert, meldet sich ihre Seele über den Körper zu Wort. Ohne Übertreibung lässt sich sogar feststellen: Je schwerer die seelischen Defizite die Betroffenen beeinträchtigen, desto geringer ist ihre Neigung, mögliche psychische Traumen als Auslöser der oft unerträglichen Beschwerden zu akzeptieren. Eine Chronifizierung der Schmerzen, der Erschöpfung, der Depressionen ist die Folge, die sich im Verlauf auch immer schwerer durch Behandlung lindern lassen. Der Patientin in diesem Fallbeispiel war die Seelennot schon über die Distanz vom Schreibtisch zur Tür anzusehen, noch bevor sie überhaupt ein Wort gesprochen hatte. Trotzdem wollte sie keinesfalls eine psychische Ursache als Erklärung für ihre Beschwerden gelten lassen.

Interessanterweise lässt sich auch das genau gegenteilige Phänomen beobachten. Manchmal kommen Menschen von weither angereist, um mit meiner Unterstützung herauszufinden, ob ihre schleichend entstandenen Beschwerden nicht vielleicht »psychosomatische Ursachen« haben könnten. Bis jetzt fand sich allerdings bei jedem dieser Patienten ein nachweisbarer, organischer Grund für die vorgebrachten Symptome. Es ist logisch: Wer so offen mit möglichen psychischen Gründen umgeht und die Bereitschaft zur ehrlichen Auseinandersetzung mit seinen Gefühlen mitbringt, benötigt keine psychosomatischen Symptome, über die seine Seele auf ihre Not hinweisen muss.

Warum kann oder will die Patientin aus unserem Beispiel seelische Gründe als Ursache ihrer körperlichen Beschwerden nicht akzeptieren? Was ist der Grund, dass sie sich vehement dagegen wehrt, ihre Grundangst anzusehen? Warum verhält sie sich mir gegenüber von vornherein ablehnend, beinahe feindselig, obwohl ich ihre Erwartung, ihr Leid als »alles psychisch« scheinbar abzuqualifizieren, noch gar nicht bestätigt habe? Eine innere Stimme warnt sie: Du hast alles unter Kontrolle. Dein Leben ist geregelt. Lass dich nicht durcheinanderbringen. Wenn du dein Schema verlässt, dass du die Welt richtig siehst und nur dein Körper mit seinen schrecklichen Symptomen und dein soziales Umfeld mit seinen permanenten Zumutungen dich am »richtigen« Leben hindern, wenn sich herausstellen sollte, dass die Ursache all deiner Probleme nicht im Außen zu suchen ist, sondern in dir selbst, wirst du alles verlieren. Deine Welt wird über dir zusammenbrechen und dich unter ihren Trümmern begraben. Wenn das Leben ganz anders ist, als du dir jemals vorgestellt hast, wenn sich deine Prinzipien, deine Regeln, dein gesamtes Weltbild als Irrtum erweisen, verlierst du den letzten Halt.

So paradox es klingt: Die körperlichen, seelischen und sozialen Probleme verleihen auch Sicherheit. Man hat etwas, worauf man seine Schwierigkeiten im Leben projizieren kann: die fehlende Gesundheit, die Depression, das familiäre und berufliche Umfeld, den Partner. Alle diese angeschlagenen Bereiche liefern subjektiv ausreichende Erklärungen, warum das Leben nicht so läuft, wie man es sich eigentlich wünscht und immer schon gewünscht hat. Sie erklären, warum man nicht in seine Kraft kommt, nicht die Dinge erledigt, die man eigentlich erreichen wollte, nicht das Leben führt, von dem man immer geträumt hat.

Weil die Verantwortung für alle verpassten Chancen, Entwicklungen, Möglichkeiten so riesig ist, dass sie uns zu erschlagen droht, wenn wir selbst für unser falsch laufendes Leben verantwortlich wären, *muss es* einen körperlichen Grund geben für die Beschwerden, eine seltene Krankheit, einen Botenstoffmangel, ein fehlendes Spurenelement – eine Erklärung jedenfalls außerhalb meines Einflussbereichs. Das Gleiche gilt für den sozialen Bereich: Wenn der Partner nicht seine Schwächen hätte, wenn die Kollegen fair und fleißig wären, wenn die Verwandtschaft endlich zuverlässig funktionieren würde, dann kämen wir in unsere Kraft, dann würde unser richtiges Leben endlich losgehen ...

Nur an uns selbst kann es nicht liegen. Alles, was wir tun und lassen, ist okay und folgerichtig. Unsere Haltung ist korrekt. Der Fehler liegt irgendwo im Außen.

Natürlich spricht diese innere Stimme nicht in Worten. Aber sie ist da. Sie existiert als *Gefühl.* Sie ist ein Teil unserer unbewussten Lebensphilosophie, unseres Weltbilds. Bei der geschilderten Patientin ist die unbewusste Angst, jeden Halt zu verlieren, verantwortlich dafür, dass sie äußerlich ein tadelloses, diszipliniertes Leben führt. Für dieses muss sie sich allerdings von ihren sonstigen Emotionen trennen und ihren Impulsen misstrauen: Sie muss ihre wahren Gefühle unterdrücken, weil diese sie unsicher und verletzlich machen würden. Feste Regeln und Sichtweisen vermitteln ihr die Sicherheit, die sie zum Überleben benötigt. Ohne eindeutige Zuordnungen und Urteile verlöre sie jede Gewissheit, auf der »richtigen« Seite zu stehen.

Durch das Ausleben ihrer wirklichen, eigenen, ursprünglichen und wahren Gefühle würde sie jeden Halt verlieren. Ihr Leben drohte im Chaos zu versinken.

Ihren Halt, ihre Sicherheit bezahlt sie mit einem Verzicht auf Spontaneität und Flexibilität. Vermutlich resultieren ihre chronischen Verspannungen, ihre chronischen Schmerzen aus diesem Mangel an Beweglichkeit – selbst, wenn sie regelmäßig und mit eiserner Disziplin Sport betreiben sollte.

Und ebenso, wie sie sich durch Disziplin und Vernunft vor der scheinbaren Gefahr des Zusammenbrechens schützt, beschneidet sie sich im Positiven. Ihr Gesicht zeigt, dass sie sich nur wenige Freuden im Leben gönnt. Entspannung kann sie kaum genießen. Frühere Verletzungen und die daraus resultierenden Ängste hat sie verdrängt und vermag sie nicht mehr anzusehen. Unbewusst verhindert sie Lust, Vertrauen, Nähe. Sie vermeidet den Zustand, »die Seele baumeln zu lassen«, weil damit ein Kontrollverlust verbunden wäre. Loslassen, vertrauen, frei sein von Ängsten ist allerdings die Voraussetzung für jede Entspannung.

Chronische Anspannung (für die sie die Umwelt verantwortlich macht) und dauerhafte Schmerzen (gegen die dauerhaft kein vom Arzt verschriebenes Mittel hilft) sind die zunehmend frustrierende Folge, die zu allem Übel auch noch eine Eigendynamik entwickelt: Fehlende Entspannung führt zu immer heftigeren Beschwerden, gegen die offenbar niemand ein Mittel weiß. Immer schlimmere Schmerzen bewirken immer mehr Anspannung und verständlicherweise eine immer verzweifeltere Suche nach Möglichkeiten zur Linderung. Am Ende geben die Betroffenen jede Hoffnung auf und blicken in eine Zukunft, die ein Weiterleben geradezu unmöglich erscheinen lässt.

Ängste besitzen generell die Tendenz, sich im Laufe der Zeit zu verstärken und auf immer weitere Bereiche auszudehnen. Der Grat, auf dem wir uns bewegen, wird immer schmaler: Auf der einen Seite das wachsende, sich ausbreitende Grauen, auf der anderen Seite die immer geringeren Freuden. Das Zulassen von Frohsinn und wirklich nahen Beziehungen bedroht uns mit einer Wiederholung der erlittenen Verletzungen und Verluste, was wir auf einer vollständig unbewussten Ebene unbedingt vermeiden wollen. Auf diese Weise verengen verdrängte Traumen das Leben nach und nach auf den schmalen Pfad der Depression.

> In dem Ausmaß, in dem wir vor unseren Abgründen, unseren Verletzungen zurückschrecken, beschneiden wir uns in unserem positiven Erleben.

Deswegen ist es zur erfolgreichen Behandlung von psychosomato-sozialen Beschwerden unumgänglich, die eigenen Abgründe, die früheren Verletzungen und die aus ihnen resultierenden Ängste zu betrachten. Wer wirklich leben will, muss Ja sagen zu allen Höhen und Tiefen. Letztlich gehört sogar die Überwindung der Angst vor dem Tod dazu – mit der wir uns später in einem eigenen Kapitel noch beschäftigen werden.

Emotionale Lernmomente erschüttern das Selbst

Es ist möglich, dass Sie die Lektüre hier abbrechen wollen. Warum sollten Sie das nicht tun?

Während psychotherapeutischer Behandlungen ergeben sich immer wieder Phasen, in denen es keine Fortschritte zu geben scheint. In solchen Momenten ist der Patient schnell der Ansicht, es sei alles gesagt und eine Fortführung der Therapie sinnlos. Er oder sie fängt an, zu spät zu den Sitzungen zu erscheinen oder manche Termine vollständig zu vergessen. Die Sitzungen können lustlos verlaufen, langweilig und ermüdend.

Wird eine solche Phase überwunden, ist danach oft eine wesentliche Erkenntnis gewonnen. Rückblickend lassen sich die Langeweile, die Müdigkeit, das Verpassen von Terminen leicht als Abwehr im psychologischen Sinn interpretieren. Innerhalb einer solchen Durststrecke möchte mancher Patient die Therapie am liebsten vorzeitig beenden.

Wichtige emotionale Erkenntnisse bewegen, sie wühlen auf, sie strengen an. Ein bis dahin funktionierendes subjektives Selbst- und Weltbild gerät ins Wanken, die gesamte Selbst- und Fremdwahrnehmung muss neu justiert werden. Manch einem scheint das ganze vertraute Leben aus den Händen zu gleiten. Beziehungen werden auf die Probe gestellt, Partnerschaften entwickeln sich oder zerbrechen, der eigene Status verändert sich. Es erfordert Kraft, diese Veränderungen zuzulassen und durchzustehen. Emotionale Lernmomente sind Angriffe auf das sicher geglaubte Selbst. Für einen Moment, für Tage, manchmal für Wochen oder Monate, fühlen wir uns schutzlos und unsicher. Weil wir uns nicht mehr auskennen in unserem Leben. Weil nichts mehr zu sein scheint, wie wir es immer verstanden hatten.

In Anbetracht der weitreichenden Konsequenzen erscheint es erklärlich, wenn Sie jetzt vielleicht gähnen, plötzlich Harndrang verspüren oder unbedingt in den Kühlschrank schauen müssen, bevor Sie weiterlesen. Tun Sie das. Aber studieren Sie anschließend diesen Abschnitt konzentriert zu Ende. Rechnen Sie damit, dass auch im späteren Verlauf der Lektüre immer wieder negative Gefühle auftauchen können, vor allem, wenn es um vornehmlich seelische Probleme geht. Die bisherigen eigenen Erklärungen für die Beziehungsprobleme, für Schwierigkeiten am Arbeitsplatz, für Probleme in der Arbeitslosigkeit sind ja in sich plausibel – warum sollte Ihre eigene Wahrnehmung, Ihr eigenes Verhalten plötzlich an der *Entstehung* der Konflikte *ursächlich beteiligt* sein?

Es ist die typische Psychotherapie-Falle: Der Therapeut behauptet, Sie werden die Prozesse erst verstehen, wenn Sie sich auf die Therapie eingelassen haben. Aber warum sollten Sie sich in eine zunächst vielleicht abstrus anmutende Interpretation hineindenken? Die Antwort lautet: Sie müssen es nicht. In der Psychotherapie geschieht alles freiwillig. Wenn Sie zufrieden sind mit sich, Ihrer Beziehung, Ihrer Umgebung, wenn Sie sich fit fühlen, ausreichend wertgeschätzt und Ihre Wünsche und Pläne in der Regel umsetzen können, wenn Sie nicht immer wieder an Stimmungsschwankungen oder unerklärlichen körperlichen Beschwerden leiden – dann legen Sie das Buch jetzt aus der Hand. Niemand zwingt Sie, den sicheren Hafen Ihres Weltbildes zu verlassen. Wenn Sie aber ahnen, dass Ihnen vielleicht noch ganz andere Möglichkeiten im Leben offenstehen könnten, oder wenn Sie sich durch die in diesem Buch formulierten Betrachtungsweisen sogar provoziert fühlen: Lesen Sie weiter! Gerade an den schmerzhaftesten Stellen können wir die wertvollsten Erfahrungen sammeln.

Die eben geschilderte Patientin erscheint sehr krank. Nicht alle Patienten leiden an so ausgeprägten Beschwerden, nur wenige sind derart schwer zu erreichen. In vielen Therapien fließen Tränen, aber – zumindest bei mir – wird häufig noch mehr gelacht. In jedem Fall ist die Auseinandersetzung mit der eigenen Psyche – soll sie etwas bewirken – eine emotional aufwühlende und in aller Regel auch anstrengende Arbeit, die nicht nur in der Anfangsphase Angst und Abwehr verursachen kann.

Wichtig ist der Einstieg in die Therapie. Die Einsicht, dass das eigene Empfinden keineswegs objektiv ist, die eigenen Gefühle nicht notwendigerweise wahr sein müssen, sich sogar für unumstößlich gehaltene Grundwerte verändern können, ist nicht jedem Patienten zu vermitteln – schon gar nicht zu Beginn einer Therapie. Es ist auch nicht nötig, dass jeder Mensch das eigene Empfinden so zu relativieren vermag wie ein erfahrener Therapeut. Zunächst gilt es, den Patienten dort abzuholen, wo er sich befindet: bei seinen Schmerzen, bei seinen Ängsten, in seiner Verzweiflung und Depression.

Ich will zugeben, dass auch mir das nicht immer gelingt. Die oben beschriebene Patientin beispielsweise – und zu meiner Ehrenrettung muss ich anfügen, dass die Begebenheit schon viele Jahre zurückliegt – bat ich, Platz zu nehmen. Nach Sichtung aller mitgebrachten, sorgfältig abgehefteten Unterlagen lag es auf der Hand: Diese Frau litt an einer somatoformen Schmerzstörung. Psychische Anspannung äußert sich bei ihr als körperlicher Schmerz.

»Ich fürchte, die Kollegen haben recht ...«, holte ich vorsichtig aus. »Hab ich's mir doch gedacht!«, unterbrach sie mich und stopfte ihre umfangreiche Krankenakte zurück in ihre Tasche. Sie stand auf, machte auf dem Absatz kehrt und ward nie mehr gesehen, jedenfalls nicht in meiner Sprechstunde.

Wenn Sie an unerklärlichen körperlichen Beschwerden leiden, an dieser Stelle Ihre Lektüre dieses Buches aber abbrechen wollen, weil Sie glauben, Ihre Beschwerden hätten keine psychosoziale Ursache, rechnen Sie damit, dass es sich um eine typische Abwehrreaktion Ihres Egos handeln kann. Ihr Ego will Sie, oder besser gesagt, sich selbst, vor jeder Erschütterung bewahren. Was ist das »Ego«? Zunächst: Das Ego ist kein schulmedizinisch oder psychotherapeutisch allgemein akzeptierter Begriff. Es ist eine Hilfskonstruktion, mit der sich unser Verhalten manchmal besser erklären lässt. Bitte verwechseln Sie Ihr Ego nicht mit Ihrer Person. Das Ego nimmt sich wichtig, ist leicht zu kränken, will trennen, spalten, gelten und bestimmen.

Das Ego hat Angst. Es muss sich schützen, sich verteidigen. Das Ego kann sich nicht hingeben. Es kann nicht vertrauen. Das Ego will den Kampf, die Abgrenzung, die Überlegenheit.

Wir alle kennen diese Art von Gefühlen. Aber unser Ego ist ja bei Weitem nicht alles, was uns ausmacht. Das Ego entspricht am ehesten dem, was wir im Bemühen, all den uns seit der Geburt gestellten Anforderungen gerecht zu werden, aus uns gemacht haben. Es ist weder genau das, was von uns erwartet wurde, noch entspricht es genau dem, was wir in Wirklichkeit sind. Das Ego ist ein Kompromiss zwischen dem, was wir glauben, darstellen zu müssen, und dem, was wir im Innersten wirklich sind. Auch wenn wir noch so verzweifelt an unserem erlernten Selbstbild festhalten: Wir sind viel mehr. Wir sind Körper und Seele, Vernunft und Spiritualität, Ernsthaftigkeit und Humor, Trauer und Freude. Wir sind abgeklärt, aber auch zu faszinieren, wir sind Pragmatiker, aber auch Idealisten, wir sind empfänglich für Schönheit, aber manchmal auch gleichgültig, wir sind ehrlich, aber in letzter Konsequenz nicht wirklich immer, wir streben nach Perfektion und sind doch nie wirklich vollkommen, auch wenn wir das vor uns selbst und vor allen anderen noch so gern wären ...

Es gibt so viele Bereiche, für die die Kategorie »recht haben« kein Maßstab ist. Was sich behaupten muss, sich durchsetzen, überlegen sein will, um jeden Preis gewinnen will, das ist unser Ego. Das Ego ist aber nur eine Facette unserer Persönlichkeit, die sich allerdings durch eine Psychotherapie infrage stellen lassen muss. Doch genau wie ein ausgeprägtes Ego für manche Situationen scheinbar von Vorteil sein kann, versperrt es unsere Sicht auf die Welt und die Menschen, die uns umgeben. Das Ego trübt sogar unseren Blick auf uns selbst. Es gaukelt uns vor, uns stabilisieren zu wollen und uns zu beschützen. In Wirklichkeit beschneidet es unsere Wahrnehmung, weil es alles ausgrenzt, was unser Selbstbild nicht bestätigt. Aber da ist viel mehr, als unser Ego uns zu sehen gestattet. Unsere Seele ist größer, als unser Ego wahrhaben will. Da sind Bedürfnisse, die gelebt werden wollen, gesundes Empfinden, das sich ausbreiten will – das Ego kämpft dagegen an. Es will *sein* Bild erhalten. Es will, dass wir uns seinem Diktat unterwerfen.

Aber: Sobald psychosomatische Symptome auftreten, hat es den Kampf schon beinahe verloren. Denn Sie müssen nicht kämpfen. Lassen Sie geschehen und beobachten Sie, was passiert. Nehmen Sie Ihr Ego weniger wichtig. Hören Sie auf, sich selbst und andere übermäßig zu kontrollieren und zu beurteilen. Sie werden mehr von sich und vom Leben überhaupt entdecken. Lesen Sie dieses Buch in Ruhe zu Ende und entscheiden Sie hinterher, was von allem Sie für sich gebrauchen können. Auch und gerade, wenn Sie im Augenblick das Gefühl beherrscht, diese Art der Erklärung hat nichts – aber auch gar nichts – mit Ihren wahren, unerklärlichen, rein körperlichen Beschwerden zu tun. Öffnen Sie sich, machen Sie sich locker, lesen Sie weiter. Vielleicht kommen noch Aspekte, mit denen Sie etwas anfangen können.

Die Blindheit für die Ursache der eigenen Beschwerden

Wer bekommt psycho-somato-soziale Beschwerden?

Fast alle Menschen leiden irgendwann in ihrem Leben einmal unter psycho-somato-sozialen Beschwerden. Das können Depressionen sein, übermäßige Ängste oder auch Kopfschmerzen in stressigen Situationen, Verspannungen, Rückenschmerzen, Sodbrennen und vieles mehr wie unbeabsichtigte Konkurrenzkämpfe im Freundeskreis oder am Arbeitsplatz.

Es ist bis heute unmöglich vorauszusagen, welcher Mensch in welcher Lage welche Beschwerden entwickeln wird – und ob überhaupt. Die persönliche Stressresistenz kann sich im Laufe des Lebens verändern, durch Schicksalsschläge auch innerhalb von kurzer Zeit. Andersherum können Menschen einen souveränen Umgang mit ihren Symptomen erlernen, sodass auch langjährige Beschwerden mit der Zeit vollkommen verschwinden. Die betroffenen Patienten finden oft selbst heraus, auf welche Situationen sie mit welchen Symptomen reagieren. Sie lernen sich im Laufe des Lebens kennen und wissen, wo die eigenen Schwachstellen liegen. Wobei sich Schwachstellen mit der Zeit durchaus aus als Stärken erweisen können. Es ist alles eine Frage der Perspektive, die sich naturgemäß bei einer Entwicklung des eigenen Standpunktes verschieben kann.

Psycho-somato-soziale Beschwerden sind häufig. Ungefähr ein bis zwei Drittel aller Patienten in einer Allgemeinarztpraxis kommen wegen hauptsächlich psychosomatischer Beschwerden in Behandlung. Allein die Häufigkeit psychosomatischer Beschwerden zeigt, dass sie prinzipiell jeden betreffen können. Besonders gefährdet sind Menschen, die ihre Kindheit und Jugend unter schwierigen Bedingungen verbracht haben. Als schwierige Bedingungen gelten z. B. fehlende oder wechselnde Bezugspersonen in Kindheit und Jugend, Gewalt- und Missbrauchserfahrungen, niedriges Einkommen und geringes Bildungsniveau des Elternhauses und, was immer bedeutsamer wird, ein Migrationshintergrund.

Interessant ist, dass die Einschätzung der Patienten in Bezug auf ihr Leben mit den tatsächlichen Verhältnissen nicht übereinstimmen muss. Viele Patienten erkennen erst mit der Therapie, welche Schwierigkeiten sie in ihrer Kindheit und Jugend, welche Ambivalenzen sie zu bewältigen hatten. Ein ungefähr sechzigjähriger Patient fasste es mir gegenüber einmal in folgende Worte:

»Ich habe immer gedacht, ich hätte eine glückliche Kindheit gehabt. Dabei war das überhaupt nicht so. Jetzt sehe ich erst, was da los war. Ich habe mich mein ganzes Leben lang selbst belogen!«

An dieser Stelle drängt sich die Frage auf, ob es denn sinnvoll sein kann, einem Menschen im letzten Lebensdrittel zu verdeutlichen, dass er sich sein ganzes Leben lang ein glückliches Leben nur eingeredet hat. Im vorliegenden Fall kam der Mann wegen Schmerzen in beiden Ellenbogen in meine Behandlung, die weder mit Schmerzmitteln noch durch Injektionen befriedigend zu behandeln waren. Nachdem er sein Verhältnis zu seinem Bruder und seiner Mutter geklärt hatte, waren die Schmerzen in den Ellenbogen plötzlich verschwunden.

Differenzierten und zur Introspektion fähigen Menschen gelingt es häufig, Probleme selbst zu erkennen und zu lösen. Dennoch sollten wir uns bewusst sein, dass wir die Schwierigkeiten von anderen häufig sofort sehen und sogar – wenn es unsere wären – lösen könnten. Für die eigenen Probleme aber sind wir oft regelrecht blind. Entsprechend hilflos sind unsere eigenen Lösungsansätze: Wenn wir das Problem selbst nicht sehen, sondern immer nur seine Auswirkungen, werden wir kaum dauerhaft Abhilfe schaffen können. Wir geraten immer wieder in die gleichen Konflikte, ob in der Partnerschaft, im Beruf, in Freundschaften oder im Umgang mit uns selbst. Es gelingt uns bei aller Differenziertheit nicht, die Ursachen unserer Schwierigkeiten zu umreißen und alleine zu beheben. Wir sehen den Wald vor lauter Bäumen nicht. Wir finden tausend Erklärungen für unsere Verstrickungen, nur die richtige ist nie dabei. Deswegen können wir die auslösende Situation zwar verlassen – aber nur, um bei nächster Gelegenheit in genau die gleichen Schwierigkeiten zu tappen.

Die Unfähigkeit, eigene Probleme richtig einzuschätzen, resultiert daraus, dass wir mit unserem Selbst- und Weltbild schon eine Ewigkeit zusammenleben. Wir sind betriebsblind im eigenen Körper, in der eigenen Seele. Wir erkennen nicht, dass unsere Bewältigungsstrategien, die uns bis heute durchs Leben gebracht haben, vielleicht selbst das Problem darstellen, das uns immer wieder in den gleichen Schlamassel treibt. In Gruppentherapien wird es besonders deutlich: Teilnehmer, die bei anderen so feinfühlig wie scharfsinnig kleinste behandlungswürdige Spannungen aufspüren, können die eigene Störung oft nicht sehen, selbst wenn sie von der gesamten restlichen Gruppe überdeutlich zu entziffern ist.

> Egal, wie groß der Spiegel ist: Das blinde Auge wird sich selbst nicht erkennen!
> *Fazit einer Gruppensitzung*

Weil das Phänomen der Blindheit für die Ursachen der *eigenen* Beschwerden so häufig auftritt, sei hier die eindeutige Empfehlung ausgesprochen: Sollten Sie immer wieder an ähnlichen, unerklärlichen psycho-somato-sozialen Phänomenen leiden, befragen Sie hierzu einen Spezialisten – auch und gerade, wenn Sie für sich keinerlei seelische Zusammenhänge herausfinden können.

Um die Eingangsfrage abschließend zu beantworten: Es gibt für psycho-somato-soziale Schwierigkeiten mehr und weniger empfängliche Menschen. Prinzipiell kann sie jeder Mensch entwickeln. Eine Vorhersage, wer in welcher Situation erkranken wird, ist nicht mit absoluter Sicherheit möglich. Sicher kommen psycho-somato-soziale Erscheinungen bei Menschen häufiger vor, die unter – wie oben erläutert – »schwierigen Bedingungen« aufwachsen mussten. Jene, die in verständnisvoller, warmherziger und zu Selbstständigkeit ermutigender Atmosphäre ohne traumatisierende Erlebnisse erzogen wurden, entwickeln seltener Symptome.

Typisch für alle Betroffenen ist die relative Blindheit für die Ursachen der beklagten Beschwerden. Und: Je schwerwiegender das ursächliche Trauma war, desto stärker erscheint die Neigung, den offensichtlichen Auslöser zu bagatellisieren und rein organische Krankheiten für die Symptome verantwortlich zu machen. Weil das Eingeständnis schwerer früherer Verletzungen mit heftigen seelischen Erschütterungen einhergeht, wird die Einsicht umso heftiger abgewehrt, je schlimmer das ursächliche Trauma war. Daher lassen sich die Gründe für psychosomatische Beschwerden »von außen« viel eher erkennen, als es dem Betroffenen selbst möglich ist – egal, welchen Spürsinn er für die seelischen Probleme anderer Menschen auch mitbringen mag. Eine geeignete Psychotherapie kann den Weg zur Beschwerdefreiheit um viele Jahre verkürzen.

Welche Formen der Psychotherapie gibt es?

Von vielen unterschiedlichen Verfahren erstatten die Krankenkassen in Deutschland prinzipiell vier: Die *Verhaltenstherapie*, die *tiefenpsychologisch fundierte Psychotherapie*, *die Systemische Therapie* und die *Psychoanalyse*. Darüber hinaus werden aber auch *psychiatrische Behandlungen* von den Krankenkassen bezahlt. Psychiater sind Ärzte, die zusätzlich zu ihrem Medizinstudium eine Facharztausbildung in den Fächern Neurologie und Psychiatrie absolviert haben. Psychiater besitzen allerdings nicht notwendigerweise auch eine *Psychotherapie-Ausbildung*. Trotz ihrer langen Ausbildung arbeiten Psychiater in aller Regel *nicht* psychodynamisch orientiert, was bedeutet, dass sie beispielsweise eine Depression kaum als Folge von Lebensereignissen betrachten, sondern viel eher als »Transmitterstörung« im Gehirn. Dementsprechend versuchen sie viel eher, Patienten durch die Verschreibung von Psychopharmaka zu helfen als durch eine Analyse ihrer Biografie und eine Änderung der Lebenseinstellung.

Andere in ihrer Effektivität mehr oder weniger gut untersuchte Verfahren wie *Gestalttherapie* oder *Aufstellungstherapien* (z.B. Familienaufstellungen) werden von den gesetzlichen Krankenkassen *nicht* übernommen.

Die Diskussion, welche Therapieform die beste ist, kann an dieser Stelle nicht einmal ansatzweise gerecht geführt werden. Jeder Therapeut sieht Erfolge und ist deswegen in aller Regel auch davon überzeugt, dass sein Verfahren das nützlichste sein dürfte. Es ist aber gut belegt, dass die positive Wirkung einer Therapie viel stärker von der *Persönlichkeit des Therapeuten/der Therapeutin* abhängt als von der Art des angewandten Verfahrens.

Im Folgenden möchte ich Ihnen möglichst knapp einen Überblick über die von den Krankenkassen erstatteten Psychotherapieformen geben. Diese Darstellung ist subjektiv getönt; mein persönlicher Favorit ist die kognitive Verhaltenstherapie. Vertreter anderer Schulen würden die Beschreibungen sicher anders werten.

Verhaltenstherapie (VT): Die Verhaltenstherapie kümmert sich *nicht* darum, *warum* ein Verhalten (beispielsweise eine Spinnenangst, *Arachnophobie*) entstanden ist. Das familiäre Umfeld spielt für die VT ebenso wenig eine Rolle wie die Biografie des Patienten oder eventuell als traumatisch empfundene frühere Erlebnisse. Die VT »überschreibt« störende Empfindungen und Verhaltensweisen durch neue Erlebnisse, zu denen der Patient ermutigt und wobei er auch begleitet wird. Die VT erzielt manchmal innerhalb von wenigen Stunden beeindruckende Erfolge; es besteht allerdings die Gefahr, dass die ursprüngliche Emotion in anderem Gewand wieder auftaucht (z. B., dass sich nach überwundener Spinnenangst plötzlich eine Höhen- oder Platzangst entwickelt).

Die **tiefenpsychologisch fundierte Psychotherapie** befasst sich mit der Biografie und erklärt daraus den Lebensweg des Patienten und seine Reaktion auf die aktuellen Lebensumstände. Der Patient lernt, *warum* er auf seine individuelle Weise auf Ereignisse und Konstellationen reagiert – und wie er neue Sicht- und Verhaltensweisen erlernen und anwenden kann, um nicht immer wieder in die gleichen Muster und die damit verbundenen Schwierigkeiten zu geraten.

Die **kognitive Verhaltenstherapie (kVT)** stellt eine Kombination von Verhaltens- und tiefenpsychologischer Psychotherapie dar. Als eigene, erstattungsfähige Kassenleistung ist die kVT zwar nicht anerkannt; die Therapeuten firmieren in aller Regel als VTler, die zusätzlich Elemente der tiefenpsychologisch fundierten Psychotherapie benutzen. Dementsprechend laufen kVT meist folgendermaßen ab: Anhand seiner Biografie versteht der Patient, *warum* er die Welt so sieht, wie er sie sieht, und weshalb er Verhaltensweisen entwickelt hat, die ihm in frühen, prägenden Phasen vielleicht das emotionale Überleben gesichert haben, in der aktuellen Situation aber nicht mehr angemessen sind und genau jene Schwierigkeiten im Leben des Patienten provozieren, die sie ursprünglich vermeiden sollten.

Ein Beispiel mag diesen Sachverhalt verdeutlichen: Als Kind sind wir vollständig abhängig von der sicheren Bindung an unsere Eltern. Allein sind wir nicht überlebensfähig. Es ist verständlich, dass ein Kind, das sich nicht ausreichend gebunden fühlt, alles daransetzt, die Bindung zur Bezugsperson sicherzustellen. Weinen, jammern, das tatsächliche Empfinden von seelischen Belastungen z. B. als Bauchschmerz, selbst das Ausleben unerwünschten Verhaltens wie lügen, stehlen oder provozieren: Alle Mittel sind recht, um sich der Bindung zur Bezugsperson zu vergewissern. Sie sollen dem kleinen und auch dem größeren Kind das Überleben sichern. Besteht das Gefühl, über keine sichere Bindung zu verfügen, ins Erwachsenenalter fort, wird es in seinen adulten Beziehungen genau das bewirken, was es unbedingt vermeiden will: Übermäßige Kontrolle, großes körperliches Leiden ohne das Vorliegen einer tatsächlichen körperlichen Krankheit, fehlende Autonomie bei Entscheidungen sollen den Partner binden, wobei auch das Vorspiegeln falscher Tatsachen als legitimes Mittel erscheint, hat es in früheren Zeiten doch funktioniert und wenigstens ein Minimum an Zuwendung gesichert, selbst wenn diese Zuwendung in negativer Form stattfand (Zurechtweisung, Strafen, Schläge).

Ein derartiges Verhalten belastet natürlich die Partnerschaft oder auch das berufliche Fortkommen; oft bewirkt es das genaue Gegenteil des unbewusst beabsichtigten Zwecks: Gerade die übermäßige Fixierung auf Bindung bewirkt das Zerbrechen jeder so sehr ersehnten Verbindlichkeit, genau wie es häufig wesentliche Schritte zum beruflichen Erfolg behindert.

Die kognitive Verhaltenstherapie macht derartige früh erworbene Automatismen bewusst *und* begleitet den Patienten zusätzlich beim Ausprobieren der anstehenden Veränderungen in Wahrnehmung und Verhalten.

Die **Psychoanalyse** betrachtet ebenfalls vor allem die frühen Erfahrungen des Patienten. Sie benutzt hierbei aber Interpretationen von *Sigmund Freud* (wie *Ödipuskomplex, Penisneid* oder *Todestrieb*), die wissenschaftlich nicht gesichert sind und heute als leicht aus der Zeit gefallen anmuten. Nichtsdestotrotz werden auch heute noch Psychoanalysen von den Krankenkassen erstattet, was den Analytikern ein Kontingent von oft mehr als 200 Stunden zur Verfügung stellt, wovon andere Therapeuten und Therapierichtungen nur träumen können. Unter diesen Bedingungen können erfahrene Psychoanalytiker häufig auch hartnäckige Störungen erfolgreich therapieren, selbst wenn der theoretische Ansatz Freuds dem kritischen Betrachter überholt erscheinen mag.

In der **Psychiatrie** behandelnd *Psychiater* schwere Formen der seelischen Fehlfunktion wie beispielsweise *Schizophrenien* (z. B. Patienten mit Wahnvorstellungen wie Stimmenhören, Verfolgungswahn oder multiplen Persönlichkeiten) oder *manisch-depressiven Psychosen*. Leider verschwimmt oft die Grenze zwischen psychiatrischen Erkrankungen und jenen Störungen, mit denen sich die Psychosomatik und die Psychotherapeuten befassen. Weil es die Psychiater in aller Regel mit schweren geistigen Störungen zu tun haben, die fast ausschließlich einer Pharmakotherapie zugänglich sind, neigen sie leider dazu (um es vorsichtig auszudrücken), auch mildere, »psychosomatische« Störungen wie Burn-out, Ängste oder Depressionen vorrangig mit Medikamenten zu behandeln. Den »Grund« für eine Depression sieht der typische Psychiater nicht in den Lebensumständen und der Biografie eines Patienten; er hält sie für ein nahezu ausschließliches Stoffwechselproblem im Gehirn der Betroffenen. Um es kurz (und ein wenig böse) auf den Punkt zu bringen: Der Psychiater hört, *wie* Sie erzählen, wobei es fast keine Rolle spielt, *was* sie sagen. Dementsprechend will er Ihnen grundsätzlich helfen durch die Verschreibung von Medikamenten, die Sie oft genug lebenslang einnehmen sollen. Es gibt tatsächlich Krankheiten wie die Schizophrenie, bei denen erst die Einnahme von Medikamenten ein normales und glückliches Leben ermöglicht. In vielen, wenn nicht gar den allermeisten Fällen hat aber beispielsweise eine Depression einen *Sinn*. Der Depressive soll lernen, dass seine Wahrnehmung und sein Verhalten nicht mehr zu seinem tatsächlichen Wesen passen. Richtig verstanden, bedeutet in den meisten Fällen das Symptom

Depression, dass seelische Entwicklungsschritte *nötig* und *möglich* sind. Allein das Symptom mit einem Antidepressivum zu unterdrücken, ohne die Ursache anzusehen, beraubt den Patienten der wertvollen Chance, wichtige Zusammenhänge über die Entstehung seines Weltbildes zu verstehen, um aus der Depression heraus tatsächlich in ein nachhaltig autonomes, glückliches Leben zu finden.

Exkurs: An dieser Stelle bleibt zu ergänzen, dass das Wesen einer Depression bis heute keineswegs vollständig verstanden ist. Viele Jahre hat man geglaubt, dass ein *Serotoninmangel* Depressionen auslösen könnte. Versuche zeigen allerdings, dass Pharmaka, die den Serotoninspiegel im Gehirn *senken*, keinesfalls ein vermehrtes Auftreten von Depressionen bewirken. Auch die Wirkung von Medikamenten, die den Serotoninspiegel innerhalb von Stunden um ein Vielfaches *anheben* (die häufig verschriebenen *Serotonin-Wiederaufnahme-Hemmer*), wirken erst nach Wochen tatsächlich *antidepressiv*. Dieser Effekt ist allerdings keineswegs deutlich stärker, als es mittels Placebos (Scheinmedikamenten) ebenfalls zu erreichen wäre.

Jeder klinisch tätige Arzt und jeder Therapeut ist sich bewusst, dass es wenigstens zwei völlig unterschiedliche Formen der Depression gibt: Die eine, die weitaus häufigste Form, ist mittels Psychotherapie oft sehr erfolgreich zu behandeln und führt in der Regel zu einer nachhaltigen Besserung. Die andere Form der Depression, die *manisch-depressive oder bipolare Psychose*, entzieht sich weitgehend einem psychotherapeutischen Ansatz. Die Erkrankung scheint erblich bedingt, und die Betroffenen benötigen in aller Regel eine dauerhafte *medikamentöse Behandlung* und *psychiatrische* Betreuung.

In der **Systemischen Therapie** wird nicht nur der Symptomträger behandelt. Der Patient wird als Teil eines sozialen Verbunds (z.B. einer Familie) betrachtet, in dem alle Teilnehmer durch ihre Wahrnehmung und ihr Verhalten zur Entstehung und Aufrechterhaltung der Symptomatik beitragen. Zur Behandlung werden möglichst alle Kanäle der emotionalen und kognitiven Wahrnehmung aller Beteiligten genutzt, um mit den tiefsten Beweggründen des Klienten und auch seiner Gemeinschaft in Kontakt zu kommen. Die im Idealfall *gemeinsame* Reflexion soll eine Auflösung unbewusster Konflikte bewirken und eine nachhaltige Gesundung des Systems bewirken.

Für gewöhnlich stehen allerdings nicht alle Mitglieder eines Systems für eine Aufarbeitung der Gruppendynamik zur Verfügung. Typischerweise suchen auch nicht die kränksten Mitglieder eines Systems therapeutische Hilfe, sondern die relativ betrachtet *gesündesten*. Genau diese Personen spüren die Missstände am deutlichsten und erleben deshalb auch den höchsten Leidensdruck.

Da in der Systemischen Therapie regelmäßig nicht alle Betroffenen zur Verfügung stehen, müssen sich Patient wie Therapeut mit den zur Verfügung stehenden Möglichkeiten begnügen. Die Rollen derjenigen, die nicht anwesend sein können oder wollen, werden vom Patienten geschildert. Auf diese Weise entsteht ein Bild des gesamten Systems, anhand dessen sich der Patient über seine eigenen Rollen im Verbund klar werden und seine eigene Wahrnehmung wie auch sein Verhalten ändern kann.

Erstaunlicherweise wirkt die Bewusstseinsveränderung desjenigen, der seine persönliche Entwicklung reflektiert, auf seine Gruppe zurück. Gelingt es einem Mitglied, sich aus krank machenden Bindungen zu befreien, verändert sich die soziale Statik seiner Herkunftsgemeinschaft. Manchmal führt das »Abspringen« eines Gruppenmitglieds zu einer Verschärfung der Spielregeln innerhalb einer Gruppe. Diejenigen, die den Mut aufbringen, eigene Wege zu beschreiten, werden zusätzlich sozial isoliert und aktiv ausgegrenzt, Kontaktverbote werden ausgesprochen oder praktiziert. Hierdurch verschärfen sich oft genug aber die Missstände innerhalb der Restgruppe, was weitere Mitglieder motiviert, sich abzugrenzen und die Gruppe zu verlassen. Am Ende stehen die Kranksten oft alleine da und weisen mit vorwurfsvollem Blick auf all die »Verräter«, die, befreit und autonom, endlich das Leben genießen, das sie sich immer gewünscht hatten.

Neben diesen von der Krankenkasse bezahlten Behandlungsmöglichkeiten gibt es weitere Therapieformen, die durchaus ihre Existenzberechtigung besitzen, aber keinen Eingang gefunden haben in den Leistungskatalog für Ärzte und Psychotherapeuten.

Die **Gestalttherapie** ist ein sehr schöner, ganzheitlicher Ansatz zur Lebensgestaltung durch neue Begegnungen und Erfahrungen. In mehrjährigen Kursen soll der Teilnehmer zu seiner ursprünglichen, ganzheitlichen »Gestalt« zurückgeführt werden. Interessierte mögen sich nach etwaigen Veranstaltungen bitte selbst im Internet belesen.

In der **Familienaufstellung** stellt der Klient Personen analog zu seiner eigenen Familie auf. Aus der Position der einzelnen »Familienmitglieder« und ihrem Verhältnis zueinander werden Rückschlüsse auf die Selbstwahrnehmung und die Verhaltensmuster des Klienten gezogen. Die Familienaufstellung kann Einsichten und ein besseres Selbstverständnis fördern; *nachhaltige* Veränderungen erfordern in aller Regel aber eine längerfristige Intervention.

Glücklicherweise nimmt der Alleinvertretungsanspruch der meisten Therapieformen ab, es kommt zunehmend zu einer Durchmischung. Selbst irrationale oder auch esoterische Ansätze finden Eingang in die Behandlungen moderner Therapeuten, selbst wenn die Genehmigung von Anträgen auf Kostenübernahme bei den Krankenkassen häufig immer noch von stockkonservativen Psychoanalytikern abhängig ist, die kein

Verfahren zulassen, das den Rahmen des Altbekannten zu sprengen droht. Hier ist es wie so oft in der Gesellschaft: Die Einhaltung von Regeln wird wichtiger als das ursprüngliche Ziel, das es zu erreichen gilt. Aus diesem Grunde gerät schon die Antragstellung zur reinen Farce: Der Therapeut schreibt, was der Gutachter vermutlich lesen will. Welche Verfahren letztlich in den Stunden zur Anwendung gelangen, ist ohnedies kaum zu überprüfen. Auf diese Weise bekommt jeder, was er will: die Krankenkasse ihre in sich plausible Begründung, der Patient (hoffentlich) die Behandlung, die ihm hilft.

Exkurs: Die Schweiz ist hier schon weiter als das deutsche Gesundheitssystem: Während in Deutschland schon nach vier Sitzungen eine ausführliche Begründung geschrieben werden muss, ist dies in der Schweiz erst nach 40 Stunden Einzeltherapie der Fall. Hierdurch verkürzt sich die Wartezeit für Patienten, denen ohne großen bürokratischen Aufwand schnell geholfen werden kann. Statt über Stunden mit Anträgen beschäftigt zu sein, könnten Therapeuten wie Gutachter Patienten behandeln. Warum diese Ressourcenvergeudung nicht längst abgeschafft wurde, bleibt mir bis heute leider vollständig verschlossen.

Beschwerden als Aufforderung zum Wachstum

Wann treten psycho-somato-soziale Beschwerden auf?

Psycho-somato-soziale Beschwerden entstehen, wenn unsere Lebenssituation nicht länger zu unserem wahren inneren Befinden passt. Sie treten auf, wenn wir scheinbaren Erfordernissen, Zwängen und Konventionen unterworfen sind, die unserem sich entwickelnden authentischen Selbst nicht mehr entsprechen. Wenn wir uns angepasst und verbogen haben und in Kompromissen leben, die wir durch einen – häufig überhaupt nicht bewusst wahrgenommenen – innerlichen Reifungsschritt nicht länger bereit sind hinzunehmen. Wenn wir innerlich bereits gewachsen sind und eine Spannung zwischen unserem realen »Dasein« und unserem wirklichen »Wesen« entstanden ist. Die Diskrepanz zwischen unseren Rollen und unseren wahren Bedürfnissen findet ihren Ausdruck in psycho-somato-sozialen Beschwerden.

Oft sind Stress durch Verlust einer wichtigen Bezugsperson, besondere berufliche oder familiäre Belastung oder ein Arbeitsplatzverlust der *Auslöser* für das Zutagetreten psychosomatischer Beschwerden. Der Auslöser ist aber – selbst wenn es sich so anfühlt und auf den ersten Blick so aussehen mag – *nicht* die wirkliche Ursache der Beschwerden. Diese liegt in aller Regel in einem viel älteren, meist bereits in der Kindheit oder der frühen Jugend beheimateten ungelösten Konflikt, der endlich geheilt werden will. Werden in der Krise lediglich die Symptome gesehen und behandelt, nicht aber die möglichen Ursachen und Chancen gesehen, können chronische Verläufe entstehen.

Manifestationen psycho-somato-sozialer Probleme
Seelische Beschwerden
Körperliche Beschwerden
Beziehungs-/Partnerschaftskonflikte
Probleme innerhalb der Familie
Probleme am Arbeitsplatz
Finanzielle Probleme

Tab. 1-2: Manifestationen psycho-somato-sozialer Probleme.

Häufig findet sich kein aktueller äußerer Anlass für das Auftreten psycho-somato-sozialer Beschwerden – außer dass in einem ansonsten erfüllten Leben Kapazitäten frei geworden sind, bislang nicht gelebte Persönlichkeitsanteile zu entfalten. Eine typische Konstellation ergibt sich in jener Phase, in der die »großen Lebensaufgaben« abgearbeitet sind: Beruflich sind alle Hürden genommen, die Finanzen erscheinen gesichert, die Kinder sind aus dem Haus und auf gutem Weg ins eigenständige Leben. Ausgerechnet jetzt kommt es zu unerklärlichen Kopfschmerzen, Rückenschmerzen, Schwindelanfällen und vielem mehr. Was könnten derartige Beschwerden bedeuten? Das Auftreten psycho-somato-sozialer Beschwerden weist in jedem Fall darauf hin, dass eine Anpassungsleistung erforderlich geworden ist, stets verbunden mit der Entfaltung einer weiteren Facette der eigenen Persönlichkeit.

Die Notwendigkeit einer Verhaltens- oder Wahrnehmungsänderung kann gefühlt, verstanden und anschließend bewusst umgesetzt werden. Sie stößt allerdings häufig auf unbewusste innere Widerstände, die die Weiterentwicklung des eigenen Charakters schon vor der Bewusstwerdung innerlich abwehrt. Bleibt der Impuls zu einer Veränderung bestehen, die tatsächlich mögliche und für ein weiter erfülltes Leben unumgängliche Entwicklung aber aus, macht die »gefangene« Seele auf sich aufmerksam. Da sie nicht in Worten sprechen kann, äußert sie ihre Not auf andere Weise: Sie schickt uns psycho-somato-soziale Beschwerden.

Selbst wenn der Einzelne sein Entwicklungspotenzial spürt und tatsächlich beginnt, sein Verhalten zu verändern, kann dies alleine immer noch auf erhebliche unbewusste äußere Widerstände stoßen. Die soziale Hierarchie innerhalb von Gruppen ist sehr stabil. Will ein Gruppenmitglied seinen Status verändern, drohen ihm teils bewusste, teils unbewusst beschlossene Gegenmaßnahmen – bis hin zu Mobbing oder der vielleicht schwergewichtigsten sozialen Strafe, dem Kontaktabbruch. Auch diese äußeren Widerstände allein können psycho-somato-soziale Beschwerden auslösen oder verstärken.

Interessanterweise kommt es in der subjektiven Wahrnehmung oft zu einer Umkehr der Kausalitäten: Der Betroffene kann denken, er werde gemobbt und habe daher seine körperlichen Beschwerden entwickelt. Abgewehrt wird damit die Erkenntnis, dass er selbst eine innerliche Entwicklung erfahren hat, die ihn nicht mehr in seine aktuelle Lebenssituation passen lässt. Statt sein Leben zu ändern und seine sozialen Beziehungen neu zu ordnen, unterdrückt er die entsprechenden Impulse und verharrt in einer Position, die ihm und seinem aktuellen Entwicklungsstand nicht länger entspricht. In dem Maße, wie er sich selbst nicht mehr gerecht wird, entwickeln sich immer deutlichere psycho-somato-soziale Beschwerden. Das seelische Befinden leidet, die Funktion verschiedener Organe kann sich verändern, körperliche Symptome werden überschwellig und führen zum Aufsuchen ärztlicher Hilfe. Auch die Umwelt spürt den Unterschied und reagiert unbewusst mit Gegenmaßnahmen, die sich bis zu offenen Angriffen aufschaukeln können.

Psycho-somato-soziale Beschwerden sind Ausdruck einer Abwehr von Entwicklungsschritten.

Wir haben uns wohlgefühlt in unserer Haut, in unserer Welt. Alles sollte so bleiben, wie es war. Aber seelische Entwicklungen warten nicht, bis es uns passt. Sie kommen überhaupt nicht, wenn wir es *wollen*. Wir reifen innerlich, automatisch, selbst wenn wir äußerlich noch an Verhaltensweisen festhalten, die uns übers ganze Leben vertraut und lieb geworden sind. Unsere Angewohnheiten, unsere Kompromisse, unsere Sehnsüchte und Sorgen, sie stehen uns nah, damit kennen wir uns aus, sie verleihen uns Sicherheit und Halt. Sie haben uns bis zum heutigen Tag beschützt. Wie sollten wir sie einfach verabschieden? Natürlich wehren wir uns gegen das Verrücken unseres Weltbildes.

Aus heiterem Himmel treten Beschwerden auf. »Warum das jetzt auch noch?«, denken wir betroffen. Aber: Welche Krankheit kommt zu einem »günstigen« Zeitpunkt?

Mein persönliches Vorgehen ist folgendes: Erhärtet sich nach der Schilderung und nach Abschluss der körperlichen und ggf. der laborchemischen und apparativen Diagnostik der Verdacht auf das Vorliegen einer psycho-somato-sozialen Störung, so frage ich den Patienten nach möglichen auslösenden Stressfaktoren in seinem Leben. In der Regel fällt den Betroffenen hierzu wenig ein. »Alles ganz normal«, sagen sie, »der übliche Stress eben«. Auch die konkrete Frage nach der partnerschaftlichen, familiären oder beruflichen Situation ergibt meist noch keinen konkreten Anhaltspunkt. Die Konflikte schlummern aber dicht unter der Oberfläche. Lässt man den Patienten frei erzählen, brechen die unbewussten Stressoren schnell hervor.

Die stärkste Aufforderung zum Reden ist das Schweigen

Nach meinen einleitenden Fragen sage ich oft gar nichts mehr, sondern warte ab, was der Patient von sich aus preisgibt. Gelegentlich kommt noch eine überraschte Rückversicherung: »Wie, soll ich jetzt etwas sagen?« Die wesentlichen Stressfaktoren bahnen sich scheinbar wie von selbst den Weg ans Licht: Lässt man ihm Raum, beginnt der Patient, von seinen Beziehungsproblemen zu sprechen, von seinen Problemen am Arbeitsplatz, eben von dem, was ihn derzeit am meisten beschäftigt. Oft beginnt der Bericht mit harmlosen Themen. Wird allerdings das auslösende Thema berührt, lässt sich das an der Erzählweise ablesen: Die Stimme wird leiser oder lauter, Gesten werden heftiger, das Gesicht rötet sich, vielleicht fließen Tränen. Mitunter kommt sich der Patient beim Erzählen selbst auf die Schliche. Oft sagt er dann: »Mir war gar nicht klar, wie sehr mich diese Situation belastet!«

Aber damit nicht genug: Wird der Patient nicht vorzeitig unterbrochen und vom Therapeuten mit Solidaritätsbekundungen, Deutungen und möglichen Lösungswegen erschlagen, präsentiert er direkt nach der Schilderung seiner Probleme tatsächlich in aller Regel *selbst* die verschiedenen Möglichkeiten zur Lösung seiner Sorgen!

Im Grunde brauche ich in so einer Situation nur noch zu sagen: »Ja, vielleicht ist das der Schlüssel!« Viele Patienten wundern sich und fragen: »Sie meinen wirklich, das ist der Grund für meine Beschwerden?« Ich antworte oft: »Das ist zumindest sehr gut denkbar. Tun Sie, was Sie eben vorgeschlagen haben, und Sie werden selber merken, ob hier die Ursache liegt!« Sehr häufig erweist sich das *Zuhören* als einzig notwendiger Katalysator, damit der Patient selbst die beste Lösung für sein Problem offenbart. Die Lösung schlummert in jedem von uns. Eigentlich *wissen* wir, was unser Problem ist, unser größter

Wunsch, unser größtes Defizit, unser schmerzhaftestes, andauerndes Trauma. Wir wissen auch, was wir *eigentlich* tun sollten. Aber wir tun es nicht. Weil wir unser gewohntes Leben, unsere Vorurteile, unsere Kompensationen nicht loslassen können. Oft brauchen wir einen Anstoß von außen, einen Verlust, das Ende einer Freundschaft, einer Partnerschaft, die Kündigung, die Insolvenz einer Firma, den Konkurs oder eben auch eine »Krankheit«, für die niemand eine Ursache findet, weil unsere evidenzbasierte Hightech-Medizin blind ist für die häufigsten Beschwerdeursachen.

Konfliktverdrängung und mögliche Lösungsansätze
Dem Patienten ist der seinen Beschwerden zugrunde liegende Konflikt nicht bewusst, jedenfalls wertet er ihn nicht als Auslöser seiner Beschwerden.
Der Konflikt liegt dicht unter der Bewusstseinsebene. Auch wenn er als Problemauslöser noch nicht identifiziert wurde, gibt ihn der Patient in der freien Assoziation zu seinen körperlichen Problemen oft unmittelbar preis.
Der Patient erkennt bereits mögliche Lösungsansätze, sieht sich aber nicht ausreichend veranlasst und in der Lage, sie tatsächlich umzusetzen.
Dem Patienten ist nicht bewusst, mit welcher Macht sein Konflikt auf ihn, seinen Körper und seine Seele wirkt. Typisch ist ein ungläubiges Staunen, dass dieses von ihm selbst als eher unwesentlich eingeschätzte Problem für die körperlichen Symptome verantwortlich sein soll.

Tab. 1-3: Konfliktverdrängung und mögliche Lösungsansätze.

Oft genug schaffen wir die Anlässe zur notwendigen Persönlichkeitsentwicklung auch selbst: Psychosoziale Belastungen lassen Beschwerden, die zu einem *normalen* Leben schlichtweg dazugehören, unerträglich werden und motivieren zum Arztbesuch. Die Sprechstunde wird zu einem großen Teil von Menschen besucht, die mit den natürlichen Begleiterscheinungen des Lebens nicht umgehen können und sich aus Angst, etwas zu versäumen, übermäßig selbst beobachten und angesichts jedes Zuckens und Drückens gleich die schlimmste Erkrankung befürchten. So verhält es sich mit unserer seelischen Reife: Wenn ihre Zeit gekommen ist, verschafft sich ihre Erkenntnis Raum. Auf einer dicht unter der Oberfläche schlummernden Bewusstseinsebene *wissen* wir, dass wir herausgewachsen sind aus unseren sozialen Bindungen, die uns nicht mehr passen wollen wie Kinderschuhe oder das Kostümchen zur Konfirmation. Seelische, körperliche und soziale Beschwerden *zwingen* uns zum Wachstum und zur Erkenntnis, dass es keinen anderen Weg gibt, als der *eigenen* Wahrheit zu gehorchen.

Dies alles ist dem Patienten gewöhnlich beinahe schon bewusst. Er (oder sie) wehrt die Erkenntnis zunächst jedoch ab. Dennoch vermag er sie in einem geeigneten Rahmen auszusprechen: »Glauben Sie wirklich, dass meine Ohrgeräusche, mein Schwindel, meine Rückenschmerzen aus dieser Problematik resultieren?« Ehrlicherweise gebe ich gern zu: »Natürlich weiß ich das nicht. Aber nach aller Erfahrung, Ihrem Tonfall, Ihrer Erregung, Ihrer Gestik und auch Ihren Tränen nach zu urteilen, spielt der Konflikt mit Ihrem Ehemann, Ihrer Freundin, Ihren Eltern eine sehr wichtige, geradezu beherrschende Rolle in Ihrem Leben. Besprechen Sie das Problem, lösen Sie es! Sie werden sehen, was mit Ihren Beschwerden passiert!«

Wirklich häufig berichten die Patienten, die die Anregung zur Problemlösung aufnehmen konnten, von eindeutigen Besserungen all ihrer Problematiken – den psychosomatischen Beschwerden einerseits wie andererseits auch jenen in der Partnerschaft, im Beruf, in der Familie.

Natürlich macht es mich froh, wenn die Patienten ihre *eigentlichen* Probleme lösen, jene also, die zur Vorstellung in der Sprechstunde geführt haben. Das Verschwinden der Symptome, die ursprünglich zum Aufsuchen eines Arztes geführt hatten, gerät dabei häufig zum Nebenschauplatz. Was in Anbetracht der schier endlosen Medikamentenlisten von manchem Patienten, der unter rein körperlichen Gesichtspunkten behandelt wurde, keinesfalls eine Bagatelle darstellt. Eine Medizin, die den Menschen ganzheitlich – in seiner untrennbaren körperlich-seelisch-sozialen *Einheit* – betrachtet, schafft *nachhaltige* Gesundheit. Eine rein »objektive« Medizin, die ihre Informationen zum überwiegenden Teil aus Laborwerten, Endoskopien, Histologien und Magnetresonanztomografien bezieht, verwandelt oft genug *Chancen zur Persönlichkeitsentwicklung* in *chronische Krankheiten.*

Exkurs: Eigentlich ist dieser paradoxe Effekt eines Gesundheitssystems, das Milliarden an Euro und Dollar verschlingt, nicht sonderlich schwer zu verstehen. Einem System aber, in dem *Profit* und *Rendite* als oberste Maxime gelten, ist kaum vermittelbar, dass ein *Weniger* an Untersuchungen, Medikamenten, Operationen zu einem *Mehr* an Gesundheit führen sollte. Die Pharma- und Geräteindustrie hat die *Definitionsgewalt* für Krankheiten und die geeigneten Therapien an sich gerissen. Was nicht durch große Studien belegt wurde, wird von den Kassen nicht mehr bezahlt. Wer hat die Möglichkeit zur Durchführung großer Studien? Nicht einmal mehr von den Universitäten ist eine wirklich unabhängige Untersuchung zu erwarten, hängt die Vergabe eines Lehrstuhls in aller Regel doch an der *»Befähigung zur Drittmittelakquise«*. Ein Großteil der Drittmittel stammt aus der Industrie, die mit der Vergabe von Fördermitteln selbstverständlich nur ein Ziel verfolgt: Die Steigerung des eigenen Profits. Körperliches, seelisches und soziales Wohlbefinden stehen hier nicht auf der Agenda.

Selbstverständlich läuft es in der Praxis nicht immer so einfach wie im eben geschilderten theoretischen Beispiel. Die individuelle Problematik ist oft komplex und erstreckt sich in der Regel sogar über mehrere Generationen. Auf Außenstehende wirken die vom Patienten geschilderten Konflikte oft keineswegs so banal und nebensächlich, wie es der Betroffene selbst zu empfinden scheint. Manchmal erscheinen mir die beschriebenen Missstände so gravierend, dass ich selbst beinahe erschüttert bin – während der Patient immer noch lächelt und signalisiert: »Alles halb so schlimm!« Natürlich ist es in vielen Fällen *nicht* mit der lapidaren Bemerkung getan: »Tun Sie, was Sie vorgeschlagen haben, und lösen Sie diesen Konflikt!«

Denn die Probleme liegen nicht immer so dicht unter der Oberfläche, dass sie im ersten Anlauf entdeckt und behoben werden könnten. Es mag vielen nur leicht betroffenen Menschen gelingen, den für ihre Beschwerden ursächlichen Bereich (Arbeitsplatz, Beziehung, Familie, Finanzen) zu identifizieren. Schon das geistige Durchspielen einer Konfliktlösung kann zu einer spürbaren Verminderung der Verspannungen, der Magenbeschwerden oder der Schlafstörungen führen.

Vielen psycho-somato-sozialen Beschwerden, vor allem jahrelangen chronischen Verläufen, liegen komplexe Ursachenkonstellationen zugrunde. Diese lassen sich erst in einer längeren Therapie etappenweise auflösen. Immer wieder ist schon bei durchschnittlich schweren Fällen zu beachten, dass wir unsere fehlerhafte Prägung, den blinden Fleck, den wir durch unsere Biografie erworben haben, nicht wirklich wahrnehmen und verstehen. Es liegt in seiner Natur, dass wir das Defizit, das uns seit ewigen Zeiten begleitet, selten alleine identifizieren können. Er gehört zu uns, zu unserer Wahrnehmung, unserem Leben wie die Luft, die wir atmen. Um wirklich Fortschritte zu erzielen, ist ein Therapeut als Gegenüber oft unverzichtbar. Anders als unsere Freunde und Verwandten, die wir längst in unser Seelenhaus eingebaut haben (und die damit die Funktion erfüllen, die wir ihnen selbst zuschreiben!), steht ein Psychotherapeut unabhängig vor unserer Geschichte und kann sie anhand seines theoretischen Wissens und etlicher ähnlicher Schicksale gut einordnen: Reagieren Sie angemessen auf die Zumutungen Ihres Schicksals? Haben Sie Ihre Belastungen erkannt, angesehen und ausreichend verarbeitet? Oder verdrängen Sie wesentliche Belastungen, um sich mit Ihren bitteren Wahrheiten nicht zu konfrontieren? Bekommt Ihre Seele genügend Luft, darf sie atmen, nehmen Sie ihre wirklichen Bedürfnisse wahr? Oder müssen sich diese über körperliche, seelische und soziale Kanäle Gehör verschaffen?

> Psycho-somato-soziale Beschwerden treten auf, wenn Sie innerlich reif und stark genug sind, die zugrunde liegenden Konflikte anzugehen und aufzulösen. Sie sind eine Aufforderung zum Wachstum.

Noch mal zurück zu der häufigen Beobachtung: Patienten, die die Sprechstunde aufsuchen, weil sie eine »psychische« Ursache ihrer Beschwerden für möglich halten oder wenigstens ausschließen lassen wollen, sind im Allgemeinen so offen ihren inneren Anstößen gegenüber, dass sie ihre seelischen Bedürfnisse wahrnehmen und auch umsetzen. Sie benötigen keine psycho-somato-sozialen Probleme, um in ihre Kraft zu kommen und an ein Leben in Übereinstimmung mit ihren wirklichen Idealen erinnert zu werden. Die körperlichen Beschwerden von Patienten, die die Sprechstunde »zum Ausschluss psychosomatischer Ursachen« aufsuchen, verfügen in der Regel über ein in der Diagnostik *nachweisbares Korrelat.* Nicht selten führt eine gründliche Untersuchung »zum Ausschluss psychischer Ursachen« letztlich zur Diagnose einer schon länger bestehenden Krankheit wie *Multiple Sklerose (MS, Encephalitis disseminata)* oder *Colitis ulcerosa* oder eine tatsächliche Nahrungsmittelintoleranz wie die *Zöliakie* (*Sprue*).

Deswegen sollten vor jeder psychosomatischen Behandlung alle *somatischen* Ursachen durch gründlichste körperliche, laborchemische und apparative Untersuchungen so sicher wie möglich ausgeschlossen werden.

Dennoch sind psycho-somato-sozial bedingte Störungen keine reine *Ausschlussdiagnose*. Sie weisen eine ganze Reihe eigener *Charakteristiken* auf, die schon im Vorfeld jeder Untersuchung das wahrscheinlichste Resultat – einen Negativbefund – vermuten lassen.

Psychosomatische Symptome weisen eine Gemeinsamkeit auf: Sie sind *charakteristisch uncharakteristisch*.

Die folgende Tabelle bietet einen Überblick:

Typisch für *organisch* bedingte Beschwerden	**Typisch für *psycho-somato-sozial* bedingte Beschwerden**
Symptombeginn kann oft auf den Tag oder die Stunde genau angegeben werden.	Beschwerden existieren seit Jahren (»unscharfer Beginn, unscharfe Charakteristik«)
Es findet sich ein klarer Auslöser der Problematik, der sich zuverlässig reproduzieren lässt.	Die Beschwerden treten in den unterschiedlichsten Situationen auf, aber nicht zuverlässig bei jeder Wiederholung.
Es wurde wegen der Beschwerden bislang noch kein Arzt aufgesucht.	Die Krankenakte umfasst mehrere Ordner mit typischerweise unauffälligen Befunden bereits erfolgter Untersuchungen. Sehr häufig wurden bereits eine Magen- und Darmspiegelung durchgeführt, nahezu regelhaft findet sich auch ein Computertomogramm oder MRI vom Kopf und/oder Bauch.

Die Beschwerden beziehen sich auf ein klar abgrenzbares Organsystem.	Die Beschwerden lassen sich nicht eindeutig einem Organ, einem Organsystem oder einer spezifischen Ursache zuordnen.
Bildgebende oder laborchemische Untersuchungen zeigen ein klares Resultat.	Viele verschiedene Abklärungen führten zu keinem eindeutigen Resultat; es finden sich allenfalls leicht von Normalbefunden abweichende Ergebnisse, die die Beschwerden nicht hinreichend erklären.
Die Schulmedizin findet eine klare Diagnose und kann eine zielführende Lösung anbieten.	Eine »alternative« Vorbehandlung erfolgte seit vielen Jahren, allerdings ohne aber eine dauerhafte Besserung zu erreichen.
Es wurden noch keine Spezialisten aufgesucht.	Es wurden bereits zahlreiche Spezialisten aufgesucht, von denen keiner eine dauerhaft wirksame Therapie anbieten konnte. Auch »alternative Heiler« (z. B. Heilpraktiker oder »Wunderheiler«) erreichten allenfalls eine vorübergehende Symptomlinderung ohne endgültige Beseitigung der Probleme.

Tab. 1-4: Organisch versus psycho-somato-sozial bedingte Beschwerden.

Zurück zur Eingangsfrage: *Wann* kommt es zum Auftreten psycho-somato-sozialer Beschwerden? Die sinnvollste Antwort auf diese Frage klingt ausgesprochen pragmatisch: Psycho-somato-soziale Beschwerden treten auf, wenn Sie innerlich reif und stark genug sind, die ihnen zugrunde liegenden Konflikte anzugehen und zu lösen. Selbst wenn sich das zugrunde liegende Problem zunächst »nur« als psycho-somato-soziale Beschwerde äußert: Es will wahrgenommen und bearbeitet werden. Wären Sie zu einer erfolgreichen Bewältigung nicht imstande, würden Sie Ihren Konflikt komplett verdrängen und keinerlei Symptome entwickeln – jedenfalls keine, die Sie selbst verspürten. Im Leben verhält es sich wie in einer Gruppentherapie: Die anderen bemerken sehr wohl, dass jemand große Probleme hat. Selbst, wenn der Betroffene ihr Ausmaß nicht einmal ahnt.

Das Streben nach Liebe, Anerkennung und Bindung

Woher kommen psycho-somato-soziale Beschwerden?

Wir alle erlernen schon als Kinder unbewusst, uns an die Erfordernisse unserer Umwelt anzupassen. Diese Anpassung geschieht intuitiv. Sie ist überlebenswichtig.

Es ist erstaunlich, mit welchem Geschick sich bereits kleine Menschen in extreme Situationen einfügen. Noch immer werden junge, unschuldige Wesen geschlagen, missbraucht und seelisch malträtiert. Derart misshandelte Kinder reden sich oft ein, dass sie Prügel *verdient* hätten – unter welchem Vorwand auch immer. Sie erfinden lieber die abenteuerlichsten Geschichten, als die illusorische, aber ersehnte Nähe zu ihrer Bezugsperson infrage zu stellen. Und oft setzen sie ihr erlerntes krankhaft hierarchisches Beziehungsmuster im Jugend- und Erwachsenenalter fort. Für Betroffene ist subjektiv die Misshandlung immer noch erträglicher, als überhaupt nicht wahrgenommen zu werden. Normale, gleichberechtigte Beziehungen müssen sie als Erwachsene erst mühselig erlernen. Für viele Opfer scheint unbewusst zu gelten: Eine vertraute missbräuchliche Beziehung ist besser als gar keine Beziehung.

Oder, wie eine Kollegin einmal drastisch die sonst kaum erklärliche Anhänglichkeit der von ihr betreuten misshandelten oder missbrauchten Kinder an ihre Eltern erklärte: *Die bekannte Misere ist für sie immer noch besser als das neue große unbekannte Ungewisse.*

Auch belastende Situationen vermitteln Halt, Orientierung, Seinsgewissheit. Die schädigende, ungesunde Position zu verlassen funktioniert nur über die Kluft der Haltlosigkeit. Diese Kluft erscheint natürlich umso größer und unüberwindbarer, je weniger der Betroffene eine Vorstellung davon hat, wie es auf der anderen Seite aussehen könnte. Wenn ihm nicht einmal eine Idee vorschwebt, wie sich Verständnis, Wärme, Angenommensein anfühlen könnte, wie ein Leben aussehen würde, in dem andere Werte gelten als das Recht des Stärkeren. Deswegen tut das misshandelte, missbrauchte Kind alles, um im vertrauten Desaster verbleiben zu dürfen. Die blauen Flecken erklärt es mit einem Treppensturz, die Verbrennungen habe es sich selbst beigebracht. So sehr fürchtet es sich, den letzten Halt auch noch zu verlieren.

> Die bekannte Misere ist immer noch besser als die Ungewissheit des unbekannten Neuen.

Natürlich stehen hinter psycho-somato-sozialen Beschwerden nicht immer Gewalt und Missbrauch im Kindes- und Jugendalter. Es existieren viele Formen von Misshandlung, die nicht mit Schlägen und sexueller Gewalt einhergehen: Isolation, Kontaktabbruch, nicht sprechen, ignorieren, übergehen, verunsichern, verängstigen – mit all diesen »Strategien« müssen sich viele Kinder heute wie früher arrangieren. Denn sie haben kaum eine Möglichkeit, dem erzieherischen Repertoire ihrer auch heute noch weitgehend ungeschulten – und oft selbst unter fragwürdigen Erziehungsmethoden aufgewachsenen – Eltern zu entkommen. So erlernen sie, ihre Gefühle hinter den scheinbaren oder tatsächlichen Anforderungen des Umfelds zu verstecken. Es erschreckt zu beobachten, wie früh die Entfremdung eines Kindes von den eigenen Gefühlen erfolgt und wie elementar und umfassend die Manipulation ist.

Diese fragwürdigen erzieherischen Praktiken sind keineswegs an soziale Problemschichten gebunden. Schon dem Kleinkind wird häufig die Autonomie in *basalen* Bereichen streitig gemacht. Wenn es scheinbar liebevoll und fürsorglich heißt, »Ein Löffelchen für Mama, eines für Papa, eines für Omi …«, bedeutet dies nichts anderes, als dass das Kind sein Gefühl für grundlegende körperliche Belange dem Interesse Dritter unterstellen soll. Schon das Kleinkind soll nicht essen, weil es Hunger hat; es soll essen, um die Erwartungen seiner Umwelt zu erfüllen.

Auch in der Sauberkeitserziehung erfahren viele Kinder schon sehr früh eine Entfremdung vom Gefühl für den eigenen Körper. Für das Absetzen von Stuhl werden sie mit Süßigkeiten belohnt oder sie dürfen erst vom Töpfchen aufstehen, nachdem sie ein paar Tröpfchen Urin abgesetzt haben.

Zumindest im Nebeneffekt wird bei den genannten Methoden das Körpergefühl losgelöst von seiner eigentlichen Bestimmung. Schon kleine Kinder erlernen also durch Druck oder Manipulation, ihre basalen Körperbedürfnisse der Fremdsteuerung zu unterwerfen. Und wie selbstverständlich geschieht die Selbstentfremdung beim Heranwachsen auch mit höheren, emotionalen Funktionen: Es ist heute immer noch weitgehender Konsens, dass Eltern sich »einig« sein sollen in der Kindererziehung. Sicher sollte Einigkeit bestehen in bestimmten Grundwerten. Beispielsweise sollte ein respektvoller Umgang der Eltern miteinander wie auch mit den Kindern eine Selbstverständlichkeit sein. Einigkeit über Respekt und Umgangsformen bedeutet aber sicher nicht, dass beide Eltern stets der gleichen Meinung sein müssen. Ich halte es für äußerst gesund, wenn die Kinder am Beispiel ihrer Eltern lernen, dass man unterschiedlicher Meinung sein darf und sich einander trotzdem mit Anstand begegnet. So kann das Kind – ganz nach dem eigenen Empfinden – sich der Meinung der Mutter oder der des Vaters anschließen. Es kann in einem solchen Umfeld eigene Ansichten entwickeln, ohne seine Gefühle oder die Bindung zu den Eltern infrage stellen zu müssen. Sprechen sich die Eltern hingegen ab, beispielsweise, »um das Kind nicht zu verwirren«, spürt das Kind, dass ein Elternteil nicht authentisch agiert; es sieht sich mit einer Macht konfrontiert, die sich nicht wirklich zeigt und doch unterschiedliche Ansichten unterdrückt und damit die Ausbildung eines eigenen Standpunkts kaum mehr zulässt.

In diesem Fall kann das Kind selbst schwerlich noch authentisch agieren. Es muss Strategien entwickeln, um seine wahren Gefühle zu verbergen. Sein ehrliches, aber schwaches Empfinden darf sich weder mit dem dominanten noch mit dem unterlegenen Elternteil solidarisieren, weil beide Entscheidungen mit einem drohenden Beziehungsverlust verbunden wären. Und: Das Kind hat keine Chance, gegenüber der scheinbaren Einheit der Erwachsenen mit einer eigenen Position zu bestehen. In einer solchen Situation kränkt das Kind entweder den einen oder den anderen Elternteil oder es isoliert sich selbst von beiden. Im Grunde lernt es nur, dass seine eigene Meinung, sein eigenes Empfinden unwichtig ist und dass es nur darauf ankommt, zu funktionieren, das heißt, sich durch die Unterdrückung und Verleugnung eigener Impulse anderen unterzuordnen.

Im Laufe der Jahre wird dieses Nicht-authentisch-sein-Dürfen zum Lebensgefühl. Sich anzupassen, statt eigene Gefühle zu leben, gerät zum Lebenskonzept. Ureigene Impulse gehen verloren oder, schlimmer noch, werden gar nicht erst erlernt. »Da ist nichts!«, höre ich Patienten oft antworten, wenn ich sie nach ihren Emotionen zu einer Situation in ihrer Kindheit befrage.

Aber da ist etwas. Sonst wäre da nicht dieser Schwindel. Oder dieser Schmerz. Oder sie würden sich nicht am ganzen Körper fühlen »wie verprügelt«, schwach, ohne Energie, ohne Antrieb. Irgendetwas war da mal. Nur haben sie es nie gelernt, diese ihre Gefühle wahrzunehmen und in lebendiges Leben zu übersetzen.

Glücklicherweise ist es nie zu spät, die eigene Lebensenergie – wohlgemerkt, die *eigene* – zu entdecken. Psycho-somato-soziale Beschwerden *helfen* dabei. Sie sind das sicherste Anzeichen dafür, dass lange unterdrückte Gefühle endlich gelebt werden wollen.

Zurück zur Grundfrage: *Woher* kommen psycho-somato-soziale Beschwerden? Als Kinder erlernen wir Konzepte, die für uns überlebensnotwendig sind. Ab einem bestimmten Zeitpunkt (→ Kapitel »Wann treten psycho-somato-soziale Beschwerden auf?«) passen diese Konzepte nicht mehr zu uns, zu unserem Status, unserem Reifegrad, unserem Drang nach Selbstverwirklichung, unserem Streben nach Autonomie und selbstbestimmtem Leben. Dann ist es Zeit, ein Stück Fremdbestimmung loszulassen, um dem wahren, ureigenen Empfinden ein Stück näherzurücken. Das ist nicht immer einfach, denn die vertraute Misere ist uns lange lieber als das neue, haltlose Unbekannte. Unser bisheriges Selbstbild wehrt sich dagegen, loszulassen. Wir haben Angst. Wir wollen niemanden vor den Kopf stoßen. Vor allem wollen wir unsere ohnedies unsicheren Bindungen nicht gefährden. Wir wollen keine Fehler machen, uns nicht wichtiger nehmen, als wir es vielleicht verdient haben. Aber: Wenn psychosomatische Beschwerden auftreten, liegt das daran, dass unsere Seele sich schon entwickelt hat. Wir haben nur die Wahl, uns durch Kalorien, Tabletten, Alkohol und andere Drogen zu betäuben – oder dem Ruf der Reife zu folgen. So betrachtet sind psycho-somato-soziale Beschwerden keine Krankheit, sondern ein Geschenk, das uns in ein besseres Leben führt.

Chronischer emotionaler Stress

Wie entstehen psycho-somatische Beschwerden?

Für Ratten ist bewiesen, dass Stress, z.B. eine frühe Trennung der Säuglinge vom Muttertier, zu einer lebenslang gesteigerten Stressreaktion führt. Die betroffenen Tiere zeigen auf Stressreize früher und stärker Pulsbeschleunigung, Zittern und Fluchtreaktion als behütet aufgewachsene Tiere. Es scheint plausibel, dass beim Menschen eine frühe Störung der Bindung zur Bezugsperson, eine fortgesetzte Verunsicherung, körperliche und seelische Gewalt gleichermaßen eine erhöhte Stressanfälligkeit hervorrufen kann.

Rückenschmerzen verlaufen oft chronisch. Warum aber schmerzt ein chronisch verspannter Rücken? Die Antwort ist einfach: Jeder Muskel benötigt eine Entspannungsphase, eine Erholungspause. Selbst unser pausenlos tätiges Herz erholt sich zwischen seinen einzelnen Schlägen. Ausschließlich in der Diastole, der sogenannten Herzpause, findet die Herzdurchblutung statt. Eine Mangeldurchblutung im Herzen, beispielsweise beim Herzinfarkt, löst erhebliche Schmerzen aus.

Wenn eine besondere Prägung oder fortgesetzter psychischer oder sozialer Stress zu einer ständigen Alarmbereitschaft mit einer generellen Erhöhung der Muskelspannung im Körper führt, werden an empfindlichen Stellen die Muskeln nicht mehr ausreichend durchblutet. Besonders die Rückenmuskulatur ist hierfür anfällig. Rückenmuskeln verspannen sich in Stress- und Angstsituationen. Vereinzelte Muskelfasern können in besonders verhärteten Arealen sogar absterben. Bei der körperlichen Untersuchung finden sich an den betroffenen Stellen tastbare »*Myogelosen*«, die bei Druck knirschen, weil die abgestorbenen Bereiche des Muskels Kalkablagerungen enthalten. Auch andere Muskelansätze wie z.B. am Unterarm, wo der sogenannte *Tennisellenbogen* entstehen kann, reagieren gereizt auf die erhöhte Grundspannung, die aus einem erhöhten Spiegel an Stresshormonen und einem erniedrigten Spiegel an entspannenden Botenstoffen resultiert. Entfallen bei chronischer Anspannung notwendige Erholungsphasen, kommt es zu Schmerzen, ohne dass zunächst sichtbare Veränderungen nachweisbar sind. Bei dauerhafter Anspannung mit Mangeldurchblutung können tatsächliche Organschäden auftreten.

Bislang sind sicher nicht alle Hormone und sonstigen Faktoren identifiziert, die bei chronischem psychosozialem Stress somatische Schäden hervorrufen können. Bekannt ist, dass Stress stark erhöhte Blutspiegel von Adrenalin und Cortisol verursacht. Adrenalin beschleunigt den Puls, steigert den Blutdruck, erhöht den Sauerstoffbedarf des Herzens und der Skelettmuskulatur und verengt Gefäße. Chronischer Stress führt bei vermehrtem Sauerstoffbedarf zu einer schlechteren Sauerstoffversorgung und damit zu Organschäden wie Muskelverhärtungen oder Herzinfarkt.

Cortisol hat Wirkungen auf den Stoffwechsel und auf das Immunsystem. Chronischer Stress mit erhöhtem Cortisolspiegel kann – sicher in Zusammenhang mit anderen Faktoren wie Fehlernährung, Bewegungsmangel oder Rauchen – zu Stoffwechselkrankheiten wie Diabetes mellitus (Zuckerkrankheit) oder Fettstoffwechselstörungen oder auch zu einer Infektanfälligkeit führen.

Es ist müßig, jedem Organschaden ein bestimmtes Hormon oder einen bestimmten krank machenden Mechanismus zuordnen zu wollen. Die Zusammenhänge sind komplex und noch keineswegs endgültig verstanden. In jedem Fall ist es sinnvoll, Spannungen aufzulösen, selbst wenn sie noch zu keinen Beschwerden geführt haben. Denn ungelöste seelische Konflikte bereiten den Boden für psychosomatische, psychosoziale und auch ernsthafte somatische Folgekrankheiten wie Fettsucht, Diabetes, Bluthochdruck, Herzerkrankungen oder vorzeitigen Gelenkverschleiß.

Nie zu vernachlässigen ist bei allen drohenden Spätfolgen, dass seelisches, körperliches und soziales Wohlbefinden unsere Lebensqualität bestimmt – in jeder Sekunde, unser ganzes Leben lang. Wenn wir für ein gesundes Zusammenspiel von Körper, Seele und sozialem Umfeld sorgen, tun wir also nicht lediglich unseren späten Lebensjahren etwas Gutes; wir sorgen für Lebensqualität im Hier und Jetzt.

Wie entstehen psychosoziale Beschwerden?

Im vorherigen Abschnitt haben wir gesehen, dass schon Kinder Strategien entwickeln, um unter den ihnen gegebenen Umständen zu überleben. Lebensumstände, die eine derartige – mit Verleugnung der eigenen Bedürfnisse und Gefühle einhergehende – Anpassung erforderlich machen, sind zwar weitverbreitet, aber sie unterscheiden sich von Fall zu Fall, von Familie zu Familie. Die früh erlernten Anpassungsstrategien beeinflussen nicht nur das *Verhalten* der Kinder. Die Anpassung erfolgt unbewusst und derart komplett, dass bereits die *Wahrnehmung* der Umwelt verändert stattfindet.

Dieser Mechanismus lässt sich am einfachsten an extremen

Beispielen verdeutlichen: Ein vernachlässigtes Kind empfindet Schläge nicht mehr notwendigerweise als Schläge. Um zu überleben, interpretiert es die Schläge positiv – als Zuwendung, ja, sogar als Liebe. Diese Uminterpretation ist für das vernachlässigte Kind überlebensnotwendig, weil es sonst überhaupt keine Zuwendung erführe, sondern ausschließlich Ablehnung und Ignoranz. Durch die Umdeutung der Misshandlungen holt es sich zumindest in der eigenen Vorstellung, was es zum Überleben braucht, was jedes Kind zum Überleben braucht: Liebe, Beachtung, Resonanz.

Allerdings bleibt ein Kind durch eine derartige Strategie für leise Töne, für Liebe, für Zärtlichkeit, für Interesse an seinen Vorlieben, seinen Fertigkeiten, seiner Person unempfindlich. Es kennt kaum eine andere Form von Zuwendung als Prügel und Geschrei. So werden aus geschlagenen Kindern später schlagende Eltern.

Aus diesem Blickwinkel ist es nicht verwunderlich, dass ein derartiges seelisches Defizit im Erwachsenenalter zu sozialen Spannungen führt. Ein freundliches Wort eines Kollegen kann als Provokation aufgefasst werden, da ein Sensor für Freundlichkeit nie oder nur unzureichend entwickelt wurde. Die verbale Botschaft verhallt unverstanden, der nonverbale Anteil kann nicht entziffert werden. Statt des verbindlichen Lächelns wird ein hinterhältiges Grinsen registriert.

Ein geschlagenes Kind neigt in späteren Partnerschaften eher zu Gewalttätigkeit, weil es für sprachliche, gestische und mimische Nuancen taub geblieben ist und eine intensive Auseinandersetzung am ehesten körperlich spürt.

Ein anderes extremes Beispiel ist sexuelle Gewalt, die sich ebenso wie Misshandlung durch Schläge in vielen Familien über Generationen fortsetzt. Missbrauchte Kinder werden häufig selbst zu missbrauchenden Erwachsenen, weil sie Beziehung nur erlernt haben als Wechselspiel von Dominanz und Unterdrückung. Eine Partnerschaft auf Augenhöhe haben sie nie erlebt, weshalb die Betroffenen in einer gleichberechtigten Beziehung nicht das Gefühl wirklicher Nähe und Vertrautheit empfinden. Woher sollten sie es auch kennen, wenn sie es in der Kindheit nie zuverlässig erleben durften?

Auch wenn es glücklicherweise nicht immer um die Extreme von Misshandlung und sexueller Gewalt geht, beherbergt das erzieherische Repertoire vieler Eltern ein ausgedehntes Arsenal an Methoden, ihr Kind von den eigenen Bedürfnissen entfremden. Viele dieser Methoden werden unter pädagogisch nicht geschulten Erwachsenen immer noch als »normal« angesehen. Weil zwischen »normal« und »gesund« durchaus beträchtliche Unterschiede bestehen können, seien hier einige der üblichen Erziehungsmethoden exemplarisch besprochen:

In gar nicht so wenigen Familien ist es üblich, dass Zuwendung und Aufmerksamkeit, das, was in einer solchen Familie unter Liebe verstanden wird, *ge- und verkauft* wird. Wenn das Kind ein Geschenk erhalten will, muss es dafür artig sein. Es gibt quasi überhaupt nichts umsonst. Meist funktioniert schon die Partnerschaft der Eltern auf dieser Ebene: »Gibst du mir, bekommst du ...« Das Gegenüber aus reiner, selbstloser Liebe ohne irgendein eigenes Interesse zu unterstützen, ist keine Dimension, in der empfunden, gedacht oder gehandelt würde.

Dass Kinder mit einem derartigen Erfahrungshorizont als Erwachsene misstrauisch reagieren, wenn sie ein Geschenk erhalten oder ihnen zuvorkommend begegnet wird, verwundert wenig. Auch, dass sie mit ihrer Reaktion auf freundlichen Zuspruch wiederum selbst Befremden auslösen, erscheint erklärlich. Die aus diesem Wechselspiel resultierende Eigendynamik macht verständlich, warum der eigentlich ursächliche Konflikt immer wieder im Leben der Betroffenen erscheint und sich auch immer wieder neu bestätigt: »Ich habe doch gewusst, dass dieses freundliche Getue nie ehrlich gemeint war!«

Ein anderes Beispiel ist das sogenannte *Doublebind*. Doppelbotschaften werden häufig als Erziehungsmittel eingesetzt. Charakteristisch ist, dass in einer Aufforderung oder einer Äußerung zwei sich widersprechende Mitteilungen enthalten sind. Beispiele: Eine Mutter beschwert sich bei ihrer Tochter, dass die Tochter sie nicht richtig lieb habe. Die Tochter beteuert daraufhin ehrlich, dass sie die Mutter liebe. Daraufhin wirft die Mutter der Tochter vor, sie sage das jetzt nur, weil sie, die Mutter, danach gefragt habe. Der Tochter werden auf diese Weise zwei sich widersprechende Botschaften vermittelt: einerseits ein Nähebedürfnis der Mutter, gleichzeitig aber die Zurückweisung, sobald sie auf das Bedürfnis der Mutter eingegangen ist. Das gleichzeitige Vorhandensein von zwei widersprüchlichen emotionalen Botschaften lässt der Tochter keine Chance auf echte Nähe, eine ungetrübte, gefühlvolle Bindung. Oder: Ein Vater setzt seinen Sohn mit einem Lob für seine Fertigkeiten an einen Tisch mit deutlich älteren Kindern. Er sagt: »Du bist so ein großer und braver Junge! Du wirst jetzt hier schön aufpassen, dass die anderen Kinder keinen Unsinn machen. Nicht wahr, mein Lieber? Ich bin stolz auf dich!« Vater und Sohn wissen oder spüren beide, dass das Kind der gestellten Aufgabe nicht gerecht werden kann: Die viel älteren Kinder am Tisch werden sich von einem kleineren Jungen sicher nicht im Zaum halten lassen. Die scheinbar liebevoll anerkennenden Worte des Vaters für den Sohn erscheinen unehrlich, sie sind vergiftet. Auch hier wird gleichzeitig Nähe geschaffen und zerstört. Übrig bleibt für das Kind Verunsicherung und Einsamkeit.

Doublebind-Situationen schaffen keine wirkliche Nähe. Zwar werden die Kinder gelobt und es wird Verbundenheit vorgetäuscht. In Wirklichkeit aber wird den Kindern jeder sichere Halt entzogen. Die verbal formulierte Nähe wird im gleichen Atemzug aufgelöst: Die Kinder sind weder gebunden noch frei, weder geliebt noch verstoßen. Sie wachsen auf in einem emotionalen Vakuum. Als Erwachsene werden sie Schwierigkeiten haben, verbindliche Beziehungen einzugehen. Sie sehnen sich nach Nähe, sind gleichzeitig aber unfähig, sich auf eine Beziehung einzulassen. Statt wirklich emotional präsent zu sein, verunsichern sie ihr Gegenüber mit ihrer unverbindlichen Verbindlichkeit.

Typisch für Erwachsene mit einer derartigen Geschichte dürfte folgende Erfahrung sein: Obwohl sie glauben, sich ganz hingegeben zu haben (soweit es ihnen möglich ist!), wendet sich ihr Partner plötzlich ohne einen für sie nachvollziehbaren Grund von ihnen ab. Dabei haben sie die Abkehr durch ihr unzuverlässiges Verhalten, ihre eigene Bindungsunsicherheit, selbst provoziert. Nur wahrgenommen haben sie ihren Mechanismus, Bindungen gleichzeitig einzugehen und zu kündigen, selbst nie. Sie können ihr von Doppelbotschaften geprägtes Verhalten nicht erkennen, da es seit frühester Kindheit ein fester Bestandteil ihres Bindungsverhaltens ist. Die fehlende Sicherheit in einer Beziehung ist für sie völlig normal.

Auch in diesem Beispiel ist wieder die Eigendynamik der seelischen Verletzung sowie die ihr innewohnende Kraft der *selbsterfüllenden Prophezeiung* zu beobachten: Der Patient mit Bindungsschwäche sucht intensiv nach einer sicheren Bindung, die er dann allerdings so lange durch Doppelbotschaften auf die Probe stellt, bis sie zerbricht. Das Resultat seiner Anstrengungen scheint seine Erwartung zu bestätigen: Auf keine Bindung ist wirklich Verlass! Eine Erfahrung, die sich in jeder neuen Beziehung zu bestätigen scheint.

Letztes Beispiel: *Overprotection*. Ein weiterer Mechanismus, die Entstehung der natürlichen Autonomie eines Kindes zu unterbinden, ist jenes Verhalten von Vätern oder Müttern, das eigene Urteil der Kinder nicht gelten zu lassen, sondern die Beurteilung der Erwachsenen zwischen das Kind und dessen Erlebniswelt zu stellen. Das Kind erfährt seine Wirkung auf die

Umwelt erst durch das Urteil seiner Bezugsperson: Vor unangenehmen Konsequenzen wird es durch elterliche Intervention geschützt, um angenehme Situationen zu genießen, bedarf es erst der Erlaubnis, diese auch als wertvoll genießen zu dürfen.

Die Konsequenzen einer derartigen überbehütenden Erziehung sind absehbar: Das Kind kann sich nicht ausprobieren, es lebt in einer künstlichen Atmosphäre, geschützt und versorgt wie ein Goldfisch im Glas.

Wenn es sich als Erwachsener frei bewegen und behaupten soll, sind Konflikte vorprogrammiert. Der Erwachsene wird verletzlich und schnell frustriert sein, weil die Welt so böse zu ihm ist, wie er es zu Hause nie kennengelernt hat. Er wird sich kaum durchsetzen können, und wenn, dann unter hohem seelischem Kraftaufwand und möglicherweise mit unangemessenen Mitteln. Er wird zu Depressionen neigen, zu Rückzug, und er wird sich häufig angegriffen und benachteiligt fühlen.

Selbst Vater oder Mutter geworden, wird dieser Mensch sein eigenes Kind vor der am eigenen Leib erfahrenen Unbill der Welt schützen wollen und ebenfalls zu überbeschützendem Verhalten neigen.

Selbstverständlich verläuft nicht jede Kindheit so belastet wie in den eben geschilderten Beispielen. Trotzdem werden anhand der Beispiele mehrere Mechanismen deutlich:

Folgen kindlicher Anpassungsstrategien
Früh erlernte Anpassungsstrategien beeinflussen die Wahrnehmung und das Verhalten des späteren Erwachsenen.
Die an ein Trauma (Doublebind, Overprotection, Übergriffigkeit, Liebesentzug u. v. m.) angepasste Wahrnehmung und das ebenfalls daran angepasste Verhalten führen zu einer erneuten Ausgestaltung des kindlichen Traumas im Erwachsenenalter (»Re-Inszenierung«).
Diese Re-Inszenierung produziert fortwährend dem ursächlichen früheren Trauma entsprechende Schwierigkeiten im sozialen Leben.
Diese Schwierigkeiten besitzen die verhängnisvolle Tendenz, die früh erworbenen Sicht- und Verhaltensweisen zu bestätigen. Hierdurch wird das fehlerlernte Empfinden und Verhalten beibehalten und auf Dauer sogar verstärkt.
Die Re-Inszenierung des ursächlichen Traumas verursacht psycho-somato-soziale Probleme, die die Chance zum Verständnis des ursprünglichen Traumas bieten.

Tab. 1-5: Folgen kindlicher Anpassungsstrategien.

Abbildung 1-1 auf der folgenden Seite zeigt die Mechanismen von Anpassung und Re-Inszenierung an Extrembeispielen. Die meisten psychosomatischen Störungen haben weniger gravierende Ursachen und Folgen: Auf der linken Seite wird dargestellt, wie das Kind Defizite und Übergriffe des frühen Umfelds (Eltern) durch Anpassung an die Situation ausgleicht (Pfeile). Die Kompensationen werden Teil seiner Persönlichkeit als Erwachsener (rechte Seite). Wie einst das Kind auf die Besonderheiten seines Umfeldes reagierte, reagiert später das Umfeld auf die Besonderheiten im Charakter des Erwachsenen.

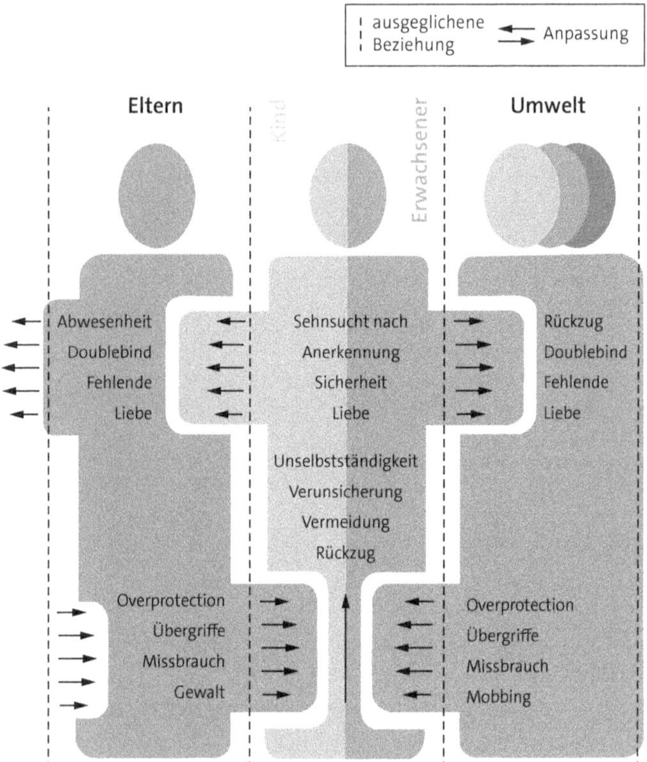

Abb. 1-1: Übertragungsmodell: Ungestillte Bedürfnisse und seelische Verletzungen wirken im Erwachsenenalter weiter und provozieren spiegelbildliche Reaktionen der Umwelt.

Fehlende Anerkennung, Mangel an Liebe und Bindung im Elternhaus verursachen natürlicherweise beim Kind Sehnsucht nach Anerkennung, Liebe und sicherer Bindung. Im falschen Umfeld wird diese Sehnsucht bis ins Erwachsenenalter nicht gestillt. Das übertriebene Streben nach Anerkennung, Liebe und Bindung des späteren Erwachsenen verursacht in dessen Umfeld Misstrauen und Rückzug. Damit verhindert das übertriebene Streben nach Anerkennung, Liebe und Bindung genau das, was der Betroffene am nötigsten hat: Anerkennung, Liebe und Bindung. Das Ausbleiben der ersehnten Resonanz in der Umwelt führt zu immer größeren Anstrengungen, die gewünschten Gefühle doch endlich entgegengebracht zu bekommen. Der einzige Effekt allerdings ist ein noch größeres Zurückweichen der Bezugspersonen, die das Übermaß an Bedürftigkeit nicht erfüllen wollen und können.

Das Übertragungsmodell (Abb. 1-1) erklärt auch, warum es in der Psychotherapie manchmal sinnvoll sein kann, den zweiten Schritt vor dem ersten zu tun. Einer (bewussten) Normalisierung des eigenen Verhaltens folgt eine Normalisierung der Reaktionen der Umwelt. Ein solches Vorgehen wird »paradoxe Intervention« genannt: Man tut das Gegenteil von dem, was man sich am sehnlichsten wünscht. Der bewusste Verzicht auf Anerkennung, Liebe und Bindung im Beispiel ermöglicht dem Gegenüber, ebenfalls Schritte in Richtung Normalität zu gehen. In einer ausgewogenen Beziehung, in der der eine nicht ständig um Bestätigung, Liebe, Nähe buhlen muss, die der andere immer weniger zu geben bereit ist, können wirkliche Gefühle entstehen und echte Anerkennung, Liebe und Bindung gelebt werden.

Ein weiterer, häufig zu beobachtender wesentlicher Mechanismus wird aus der Darstellung verständlich: In der gut gemeinten Absicht, die eigenen Kinder auf die »harte Wirklichkeit« vorzubereiten (wie sie die geschädigten Erwachsenen selbst erleben), verhalten sich die Eltern gegenüber ihren Kindern unbewusst genau so, wie sie das Verhalten der Umwelt ihnen selbst gegenüber empfinden. Rückzug und Liebesentzug, Verunsicherung, Bindungsunsicherheit und viele andere Strategien vermitteln dem formbaren Kind genau das Lebensgefühl, unter dem die Erwachsenen selbst litten und immer weiter leiden. Im Nebeneffekt erhält der Elternteil vom Kind genau das, was ihm das sonstige Umfeld verweigert: Liebe, Anerkennung und unverbrüchliche Bindung. Denn leider ist die Verweigerung einer festen Bindung gegenüber Kindern äußerst effektiv. Je mehr ein Kind vernachlässigt wird, desto schlimmer sehnt es sich nach Liebe, und desto mehr ist es bereit, eigene Bedürfnisse zu verleugnen. Ein vernachlässigtes Kind setzt alles daran, Liebe von seinen Bezugspersonen zu erhalten. Und wenn es mit der Liebe nicht klappt, möchte es wenigstens Aufmerksamkeit, und sei dies im negativen Sinne.

Auf diese Weise »erziehen sich« schwache, bedürftige, abhängige Eltern (unbewusst und zumeist ohne jede böse Absicht!) schwache, bedürftige, abhängige Kinder, die als Reaktion auf ihre Vernachlässigung durchaus auch mit problematischem Sozialverhalten reagieren können. Über diesen Mechanismus werden Fehlwahrnehmungen und Fehlverhalten als unglückliche »Familientradition« oftmals über Generationen weitergegeben.

Nur: Aus Abhängigkeit ergibt sich keine wirkliche Liebe. Die Bestätigung, die sich aus einer derartigen auf Abhängigkeit beruhenden Bindung ergibt, kann die übergroße Bedürftigkeit des Betroffenen nicht stillen. Deswegen entsteht aus windschiefen Eltern-Kind-Beziehungen in der Regel auch keine gleichberechtigte Verbindung, selbst wenn die Kinder eines Tages erwachsen sind. Im Gegenteil: Geschädigte Erwachsene suchen sich geschädigte Partner, die häufig wie ein Puzzlestück die eigenen Defizite spiegeln. Derartige Verbindungen führen selten zu einem glücklichen Miteinander: Der dominante Partner wird die Person, die ihm all das geben möchte, wonach er sich sehnt, genau für diese Hingabe entwerten, verachten – und doch kaum von ihr lassen können.

Psychohygiene, das Entdecken und Beseitigen von psychosomato-sozial belastenden Mechanismen, vermeidet nicht nur die Entstehung von Beschwerden und Krankheiten, Psychohygiene erhöht die Lebensqualität.

Eine Hassliebe ist im Extremfall die Folge – aber niemals eine wirklich gleichberechtigte, dauerhafte Bindung, niemals eine erwachsene, gleichberechtigte, wahre Liebe. Umgekehrt wird der »schwächere« Partner, der in seiner Sehnsucht nach Bindung alle eigenen Interessen und zuletzt sich selbst vollständig aufgibt, auch niemals »satt« am zunächst idealisierten Partner, dem er nie genug sein wird. So bleiben letztlich nur die eigenen, formbaren Kinder, die sich in ihrer Abhängigkeit nicht wehren können gegen eine Erziehung, die die Defizite der Eltern reproduziert.

Selbstverständlich manifestieren sich die Erziehungsdefizite nicht nur in der Partnerschaft und innerhalb der Familie. Letztlich lebt jeder seine frühen Erfahrungen in jeder Sekunde, im Guten wie im Schlechten: im Umgang mit Fremden, mit Freunden, am Arbeitsplatz, überall. An jeder Stelle leben wir, was wir früh erlernt haben. Das ist normal und in der Regel auch gut so. Wenn wir aber ständig ähnlich schlechte Erfahrungen machen, wenn wir im Leben dauerhaft nicht glücklich werden, ist dies ein deutlicher Hinweis, dass wir frühere Erfahrungen korrigieren können und sollten.

Halten wir fest: Psychosoziale Beschwerden resultieren aus früheren psychosozialen Erfahrungen, aus Defiziten und Übergriffigkeiten.

Beschwerden mit Symbolcharakter

Woran erkenne ich psychosozialen Stress?

Wochenende. Die Schwiegereltern kommen. Die Heizung fällt aus, gleichzeitig wurde irrtümlich die Geldkarte gesperrt, es sind keine Einkäufe möglich. Jetzt bekommt auch noch das Kind Husten und Fieber. Psychosozialer Stress?

Möglicherweise. Wenn das Verhältnis zu den Schwiegereltern angstbesetzt ist, das Selbstwertgefühl unsicher und die Partnerschaft entwertend, sind psychosomatische Reaktionen zu erwarten: Herzklopfen, Schweißausbrüche, Rückenschmerz, Ohrgeräusche.

Die gleiche Situation könnte auch so aussehen: Glücklicherweise kommen die Schwiegereltern! Die können mit Geld aushelfen und auf das Kind aufpassen, während ich die Einkäufe erledige und der Partner in der Apotheke Hustensaft besorgt. Heizen können wir mit dem alten Ofen in der Küche, wenn der Schwiegervater das restliche Holz aus dem Schuppen hackt. Das wird sicher ein gemütlicher Abend!

Für das Vorliegen von psychosozialem Stress sind nicht die äußeren, objektiven Fakten entscheidend. Entscheidend ist die subjektive Bewertung. Und hier gelangen wir an einen interessanten Punkt: Sich unwohl, unsicher, ängstlich und belastet fühlen spricht genauso für das Vorliegen von psychosozialem Stress wie ärgerlich sein, gekränkt sein, wütend sein, auf Rache sinnen und vieles mehr. Denn eine unglückliche Verkettung von Umständen allein bewirkt längst noch keine Selbstzweifel.

Natürlich haben negative Emotionen ihre Berechtigung, auch Selbstzweifel, Unsicherheit oder Rachegedanken. Gesund sind sie aber nur bis zu einer Grenze: Beeinträchtigen die aufkommenden Gefühle die Bewältigung der anstehenden Aufgaben und wird das Selbstwertgefühl längere Zeit ernsthaft infrage gestellt, kommt es mit großer Wahrscheinlichkeit zusätzlich zum Auftreten weiterer psycho-somato-sozialer Beschwerden. Leidet die Lebensqualität dauerhaft, so ist die Grenze, an der sich der Einzelne Gedanken über die Inanspruchnahme professioneller Hilfe machen sollte, sicher erreicht. Wobei es keineswegs einer persönlichen Bankrotterklärung entspricht, einen Psychotherapeuten zurate zu ziehen. Im Gegenteil: Psychotherapie hilft, möglichst schnell und zielgerichtet einen effektiven Umgang mit Problemen zu finden, die eben nur deswegen immer wieder auftauchen, weil wir durch jahrzehntelange Gewohnheit blind geworden sind für die oft einfachen Lösungen. Auf eine weitere Tatsache kann man ebenfalls nicht oft genug hinweisen: Es ist keineswegs immer der Kränkste, der sich in einem sozialen Verband wie einer Familie oder einer Firmenbelegschaft um Hilfe bemüht: Es ist für gewöhnlich jener, der unter den krank machenden Zuständen am meisten leidet. Und der wiederum ist oft der Gesündeste von allen am Geschehen Beteiligten.

Es gibt verschiedene Muster, auf psychosozialen Stress zu reagieren. Sind wir unsicher oder ängstlich, können Selbstzweifel die Folge sein, die uns zum Rückzug veranlassen. Psychosomatische Beschwerden können dazu führen, Medikamente zu schlucken, statt das eigentliche Problem anzugehen. Wut und Ärger können uns dazu verleiten, selbst laut, ungerecht und verletzend zu werden.

Alle diese Muster sind aus Sicht der Psychosoziosomatik wenig hilfreich. Unwohlsein, Unsicherheit, Wut, Ärger, Enttäuschung, alle heftigen, stark negativ gefärbten Emotionen weisen – genau wie heftige psychosomatische Beschwerden – auf intrapsychische Konflikte hin, auf Wunden, die noch nicht bearbeitet wurden, auf Verletzungen, die noch heilen wollen.

Nehmen wir ein konkretes Beispiel: Ich ärgere mich über den Chef, weil ich mich von ihm schikaniert fühle. Vielleicht schikaniert mich der Chef ja wirklich. Wenn aber Wut und Tränen in mir aufsteigen, hat das mit der Schikane durch den Chef nur stellvertretend etwas zu tun. Der Chef legt seinen Finger auf die Stelle, an der ich besonders verletzlich bin. Die Verletzlichkeit stammt, wie sich bei genauer Analyse immer herausfinden lässt, aus prägenden Erfahrungen in Kindheit und Jugend.

Kaum etwas ist so entlarvend wie die Formulierung: »Ich ärgere mich …« Natürlich ärgere ich mich im obigen Beispiel vorgeblich über meinen Chef. Wörtlich habe ich den Schwarzen Peter aber bereits an mich zurückgespielt. Wer ärgert wen? Eben habe ich es gesagt: *Ich* ärgere *mich!* Und es geht noch weiter: Ich ärgere mich über den Chef. Der Chef ist nur der Anlass. Ich benutze ihn, um mich selbst zu ärgern. Denn die eigentliche Ursache ist ein früh erworbener Ärger in mir, der unter der Oberfläche schlummert und jede Gelegenheit nutzt, sich auszuleben. Ich will meinen Ärger leben – und benutze dazu meinen Chef.

Das glauben Sie nicht? Stellen Sie Ihren Ärger einen Augenblick zur Seite. Betrachten Sie Ihren Chef aus der Nähe: Er ist wütend, rotgesichtig, aufgeregt, unglücklich. Er schnaubt und schimpft. Glauben Sie, er flucht und wütet und schikaniert, nur um Sie zu verletzen? Mit hoher Wahrscheinlichkeit hat er weitere Kollegen »auf dem Kieker«. Letztlich aber schadet er sich selbst! Und seinem Betrieb! Er vernichtet die Motivation seiner Angestellten! Er senkt die Produktivität! Er schadet seiner Gesundheit, seinem Wohlbefinden! Im Grunde ist er ein trauriger, bemitleidenswerter Mensch. Und im Grunde lebt er ebenso wie alle, die unter ihm leiden, eine frühere Verletzung aus, einen alten Ärger, für dessen Re-Inszenierung er in den vorgeblichen Missständen seiner Firma, in der vorgeblichen Unfähigkeit seiner Mitarbeiter lediglich den Anlass sucht. Hätte er keine alten persönlichen Probleme, würde er sicher Wege finden, seine Mitarbeiter zu motivieren, statt sie zu erniedrigen und zu kränken.

Sie sind immer noch wütend? Frustriert? Sie fühlen sich nicht wertgeschätzt, nicht erkannt? Psychosozialer Stress wird genauso behandelt wie psychosomatische Beschwerden. Suchen Sie nach der Ursache (wobei ich dieses Wort in diesem Zusammenhang gern mit Bindestrich schreibe: Ur-Sache) Ihres Ärgers, nach der ursprünglich auslösenden Situation. Gehen Sie gedanklich in Ihre Kindheit oder Jugend zurück. Höchstwahrscheinlich werden Sie dort fündig. Wo haben Sie sich bemüht, wann haben Sie alles gegeben und sind doch nur verachtet worden, verkannt, verlacht und gekränkt? Gibt es ein Muster in Ihrem Leben, das sich in der gegenwärtigen, allzu vertrauten Situation wiederfindet?

Wenn ja, haben Sie gelernt, dass Sie nur einer ärgert: Sie selbst. Und dass Sie aufhören können damit. Wann immer Sie wollen. Ob Sie nun Chef sind oder Angestellter.

Um es zusammenzufassen: Überall, wo Sie mit starken, negativen Emotionen reagieren, können Sie davon ausgehen, dass diese Gefühle das Echo Ihrer noch nicht verheilten seelischen Verletzungen aus früheren Tagen sind. Der *äußere* Anlass Ihrer Wut, Ihrer Enttäuschung, Ihrer Trauer steht nur stellvertretend für den Anteil Ihrer Persönlichkeit, der sich über heftige Emotionen meldet, um entdeckt, liebevoll betrachtet und geheilt zu werden.

Ich schreibe mit Absicht, dass die Anteile Ihrer Persönlichkeit, die sich schmerzlich bemerkbar machen, »liebevoll« betrachtet werden sollten. Denn auch wenn sie sich aktuell als Wut, als Enttäuschung, als Trauer, ja, auch als bitterer Zynismus bemerkbar machen, liegt der Verletzung zumeist nichts anderes zugrunde als eine enttäuschte, in Kindheitstagen abgewiesene Liebe.

Mit dieser Liebe, die Ihnen damals vorenthalten wurde, sollten Sie sich heute selbst begegnen, um sich von der Last noch vorhandener negativer Gefühle zu befreien.

Selbstverständlich haben extreme Gefühle ihre Berechtigung. Ihnen verdanken wir ja auch einen guten Teil unserer Lebensqualität. Nur sollten heftige negative Gefühle, die über einen langen Zeitraum anhalten, stets aufhorchen lassen. Nehmen wir ein Beispiel: Ein Verlust, insbesondere der Verlust einer nahestehenden Person, kann uns traurig machen. Freudlosigkeit, Appetitverlust, Schlafstörungen, Antriebslosigkeit, Libidoverlust – alle diese Symptome können als Ausdruck von Trauer auftreten. Nur sollten diese Erscheinungen auch wieder verschwinden, und zwar in einem Zeitraum von Wochen und Monaten, vielleicht auch einem (Trauer-)Jahr. Eine Traurigkeit mit den oben genannten Symptomen, die zwei Jahre nach dem augenscheinlichen Auslöser noch besteht, ist sicher nicht mehr gesund. Mit größter Wahrscheinlichkeit entspringt sie einer behandlungsbedürftigen Depression. Und für diese findet sich in den meisten Fällen eine lokalisierbare, psychotherapeutisch zugängliche Ursache.

Ein noch deutlicheres Merkmal, um zwischen einer (normalen) Trauerreaktion und einer (krankhaften) Depression zu unterscheiden, ist das *Selbstwertgefühl*: Während eine normale, gesunde Trauer keinerlei Selbstentwertung zur Folge hat, stellt ein Mensch mit Depressionen sich und seinen Lebenssinn lang andauernd infrage.

Ähnliches gilt für andere intensive Gefühle, sei es Wut, Ärger, Neid oder Angst. Ebenso wie körperlicher Schmerz besitzen intensive Gefühle, die dauerhaft oder in enger Folge immer wieder vorhanden sind, kaum einen aktuellen, auf die Situation bezogenen Sinn. Sie lassen eher auf eine nicht verheilte Verletzung schließen, die bearbeitet und geheilt werden sollte.

Warnsignale unserer Seele

Welchen Sinn haben psycho-somato-soziale Beschwerden?

Schmerz hat für den Körper eine Schutzfunktion. Natürlich ist Schmerz lästig, manchmal sogar quälend. Aber Krankheiten, die zu einem Verlust der Schmerzempfindungsfähigkeit führen, haben gravierende Folgen. Beispielsweise führen bei der Infektionskrankheit Lepra keineswegs die Krankheit verursachenden Bakterien (Mycobacterium leprae) zu den Verstümmelungen an Händen und Füßen. Es ist der durch das Bakterium verursachte Ausfall der schmerzleitenden Nervenbahnen, der den Verlust von Fingern und Gliedmaßen bewirkt: Durch die aufgehobene Schmerzwahrnehmung bemerken die Erkrankten weder den Fehlgebrauch ihrer Gliedmaßen, noch beachten sie kleine Verletzungen und die hierdurch eindringenden Infektionen. So führt der Ausfall des Schmerzempfindens letztlich zu erheblichen Problemen, die den durch den eigentlichen Erreger ausgelösten Schaden bei Weitem übersteigen. Schmerz besitzt eine lebensnotwendige Warnfunktion.

Einen ähnlichen Sinn besitzen psycho-somato-soziale Beschwerden. Sie sollen denjenigen, der an ihnen leidet, auf eine Fehl- oder Überlastung, vielleicht auch auf eine Verletzung, eine nicht heilende seelische Wunde hinweisen – und zwar, bevor es zu irreversiblen Schädigungen durch weitere Fehlbeanspruchung kommt.

Der heutige medizinische Umgang mit vielen psychosomatischen Erkrankungen wird dieser Einschätzung vielerorts noch nicht gerecht. Anstatt zu hinterfragen, warum ein Patient einen Hörsturz erlitten hat, warum er unter Ohrgeräuschen leidet, stürzt man sich auf die Symptome. Infusionen, Kortison, Antidepressiva und sogenannte Masker, eine Art Hörgerät, das, am Ohr getragen, mit einem permanenten Rauschen die Ohrgeräusche übertönt, also »maskiert«, sollen die Beschwerden schnellstmöglich vertreiben. Anstatt die Ursache von Depressionen zu verstehen und durch neue Bewältigungsstrategien zu heilen, werden gegen den nachweisbaren Abfall des Serotoninspiegels im Gehirn Serotonin-Wiederaufnahme-Hemmer verschrieben. Anstatt ein vernünftiges Stressmanagement und Strategien für wirkliche Entspannung zu entwickeln, erhalten Patienten mit Rückenschmerz Medikamente gegen muskuläre Verkrampfungen.

Psycho-somato-soziale Symptome werden im heutigen Medizinbetrieb kaum je verstanden. Sie werden bekämpft. Eine Medizin, die Warnsignale überdeckt, statt sie zu dechiffrieren, provoziert chronische Verläufe und die Entwicklung weiterer Symptomkomplexe. In der Psychosoziosomatik geht es darum, den *Sinn* der Symptome für den Patienten in seiner aktuellen Lebenssituation zu erkennen und herauszufinden, was ihm seine Seele – zu der er den Zugang verloren hat – über körperliche Signale mitteilen will. Wer die leisen, wortlosen Botschaften der Seele nicht hören kann oder will, der muss fühlen. Wer seine eigenen Gefühle nicht zu lesen versteht, erhält Zeichen auf einer anderen Ebene: funktionelle Beschwerden, Schmerzen, Depressionen oder auch nicht enden wollende soziale Konflikte. In der Psychosomatik überrascht immer wieder der oft hohe Symbolgehalt der geschilderten Probleme. Hierzu eine kurze Auswahl sowie häufig zugeordnete Deutungen:

Symptom	Deutung
Kopfschmerz	Sorgen, Kopfzerbrechen, den Kopf zu voll haben
Ohrgeräusche	Nicht hören wollen, nicht wahrnehmen wollen, obwohl es in den Ohren »klingelt«, viel um die Ohren haben
HWS-Syndrom	Verspannungen: Angst im Nacken
Rückenschmerz	Etwas geht an die »Nieren«
Saures Aufstoßen, Magen-Darm-Beschwerden	Man ist »sauer«, etwas drückt auf den Magen, liegt quer im Magen, man hat »Schiss« vor etwas
Bauchschmerz	Eine Laus ist über die Leber gelaufen

Tab. 1-6: Symptome und ihre Deutung.

Selbstverständlich lassen sich alle diese Symptome oder Krankheiten (linke Spalte) mit Medikamenten, also Infusionen, muskelentspannenden und schmerzstillenden Medikamenten, Säureblockern, Angstlösern und Antidepressiva behandeln. Allerdings werden dadurch die möglicherweise ursächlichen Probleme (rechte Spalte) nicht gelöst. Im Gegenteil: Durch das Unterdrücken der Warnsignale können sich die auslösenden Probleme weiter zuspitzen und neue Symptome und irreversible organische Krankheiten verursachen. Psycho-somato-soziale Beschwerden sollten also unbedingt verstanden werden. Das Entschlüsseln ihrer Botschaft führt in ein authentischeres, tieferes und reicheres Leben und beugt der Entstehung tatsächlicher Organkrankheiten vor.

Ein Letztes zum »Sinn« psycho-somato-sozialer Symptome: Die entsprechenden Beschwerden übersteigen keineswegs immer die Schwelle, die zu einem Arztbesuch Anlass gibt. Viele der möglichen körperlichen Symptome entwickeln nie Krankheitswert, sondern rangieren unter »Befindlichkeitsstörungen«.

Psycho-somato-soziale Störungen weisen uns auf innerseelische Dissonanzen hin, die durch eine rein vernunftgesteuerte Betrachtung kaum zu erfassen sind. Wir sind viel mehr als ein System aus Biochemie mit ein paar komplexen bioelektrischen Eigenschaften, das sich durch Apparate oder Fragebögen vollständig erfassen ließe.

Die Auseinandersetzung mit der Symbolsprache unseres Körpers kann uns selbst dann bereichern, wenn wir uns ansonsten vollkommen gesund fühlen. Selbst kleine Malaisen können unseren Blick schärfen für die Dinge, die um uns herum und mit uns geschehen. Das ist es ja eben: Wir sind viel mehr als Verstand und Logik. Die meisten Dinge nehmen wir wahr, ohne sie bewusst zu registrieren. Schon kleinere psycho-somato-soziale Missempfindungen können uns auf Dissonanzen hinweisen, die uns bei rein rationaler Betrachtungsweise in einem Gespräch, in einer Teamsitzung oder in jeder beliebigen Gruppe entgangen wären.

Psycho-somato-soziale Beschwerden besitzen häufig Symbolcharakter. Der Symbolcharakter der Symptome sollte allerdings nicht überbewertet werden. Häufiger, als dass die Beschwerden den zugrunde liegenden Konflikt bildhaft illustrieren, werden psycho-somato-soziale Beschwerden »erlernt«. In der Regel werden sie einfach von anderen Menschen übernommen – und das völlig unbewusst. So gibt es eine scheinbar familiäre Anfälligkeit für Kopf- oder Rückenschmerz oder das Reizdarm-Syndrom. Die entsprechende Symptomatik wird lediglich von Vorbildern wie Eltern, Großeltern und anderen Bezugspersonen *abgeschaut* und damit quasi *erlernt*. Entsprechende »Krankheiten« sind daher keineswegs schicksalhaft oder gar genetisch vererbt, sondern dienen emotionalem Stress nur als »familientypisches Sprachrohr«. In der Praxis sehen wir beispielsweise herzgesunde Patienten mit plötzlichen Herzsymptomen. Sehr häufig haben die Betroffenen kurz zuvor eine akute Herzerkrankung in ihrem Umfeld erlebt. In aller Regel lassen sich in derartigen Fällen noch weitere Stressoren ausfindig machen. Die »abgeschauten Herzbeschwerden« oder die »vermehrten Reizdarmbeschwerden«, die »unerträglichen Rückenbeschwerden« bessern sich, wenn der zugrunde liegende eigentliche Konflikt gelöst werden kann, der mit dem aktuellen Auslöser nur bedingt zusammenhängen muss.

Halten wir also fest: Psycho-somato-soziale Beschwerden können durchaus Symbolcharakter besitzen. Die Frage, für welches Problem ein bestimmtes Symptom stehen könnte, kann den Zugang zur eigentlichen Ur-Sache erleichtern.

Häufiger aber entstehen psycho-somato-soziale Symptome ohne einen metaphorischen Zusammenhang. Sie werden als Ausdrucksmittel für ein psychosoziales Unbehagen von der Umgebung unbewusst erlernt.

Das Beschwerdeschwellen-Modell

Der häufigste Grund, warum Patienten einen Allgemeinarzt aufsuchen, liegt glücklicherweise nicht in organisch bedingten Krankheiten. Die häufigsten Störungen, die zum Arztbesuch motivieren, sind *funktionell* bedingt. Funktionell bedeutet: Die Organe sind im Grunde gesund, lediglich ihre Funktion ist gestört. Zwar lassen sich manche »funktionellen« Störungen auch klinisch nachweisen. Beispielsweise zeigt sich bei »Verdauungsbeschwerden« häufig eine gestörte Peristaltik; auch Rückenschmerzen gehen für gewöhnlich mit tastbaren Muskelverhärtungen einher. Dennoch zeigen sich in apparativen oder laborchemischen Untersuchungen im Allgemeinen – wie auch bei Schwindel, Kopfschmerz, Sehstörungen, Ohrgeräuschen und vielen anderen »nicht organisch bedingten Störungen« – keine Veränderungen, die als Erklärung für die oft massiven Beschwerden der Patienten ausreichend wären.

Für diese Diskrepanz – kein oder nur ein unzureichend nachweisbarer medizinischer Grund für Beschwerden, die die Lebensqualität erheblich beeinträchtigen – ist die *Beschwerdeschwelle* verantwortlich. Die Grenze, ab der Patienten beim Arzt Hilfe suchen, ist nämlich keineswegs objektiv oder auch nur konstant. Sie unterscheidet sich von Mensch zu Mensch und kann sich darüber hinaus für jedes Individuum auch noch sehr schnell verändern. Wenn Sie glücklich sind, ein stress- und sorgenfreies, ausgeglichenes Leben führen und keine Altlasten mit sich herumschleppen, liegt die Beschwerdeschwelle für gewöhnlich sehr hoch im »grünen Bereich«. Treten aber psychosoziale Belastungen in Ihr Leben, kann Ihre subjektive Beschwerdeschwelle sinken. Schmerzen, die Sie in besseren Tagen mit einem Schulterzucken abgetan hätten, treten plötzlich in den Vordergrund und veranlassen Sie, ärztliche Hilfe zu suchen. Typischerweise stürzt sich der Arzt unmittelbar auf die geäußerten Beschwerden und verschreibt Ihnen Medikamente, die die Symptome oft wirkungsvoll unterdrücken, zu Anfang jedenfalls.

Psycho-somato-sozial bedingte Beschwerden lassen sich auf diese Weise aber nicht dauerhaft beseitigen. Werden nur die körperlichen Symptome behandelt und Ihre Seele bleibt in Not, sendet sie immer heftigere Signale. Die ursprünglichen Symptome kehren zurück. Ihr Arzt stellt fest, dass eine einfache Therapie offenbar nicht ausreicht, und verschreibt Ihnen ein weiteres Medikament, das nach den Schmerzen auch die Verspannungen, die er für Ihre Beschwerden verantwortlich hält, endlich verschwinden lassen soll. Wird auf diese Weise der Seele der Mund gestopft, findet sie mit Sicherheit einen weiteren Weg, ihre Not kundzutun. Vielleicht versucht sie jetzt, über sonst unerklärliche Verdauungsbeschwerden auf sich aufmerksam zu machen. Oder über Schwindel, Kopfschmerz, Hautausschläge. Den Möglichkeiten sind körperlich kaum Grenzen gesetzt. Ebenso verhält es sich mit sozialen Konflikten (Stress, Streit am Arbeitsplatz, in der Familie, im Bekanntenkreis). Klassischerweise werden diese dann verantwortlich für die Entstehung der Beschwerden gemacht. Um derartige Symptome richtig zuzuordnen und gar einer Lösung zuzuführen, fehlt in der Sprechstunde schlichtweg die Zeit – oft auch das Wissen. So kommt auf jedes körperliche Symptom ein »passendes« Medikament. Und für die sozialen Schwierigkeiten ist der Betriebsrat zuständig, der Sozialarbeiter, vielleicht sogar der Psychiater. Lauter Spezialisten bemühen sich in ihrem Zuständigkeitsbereich um die Beseitigung der Symptome, wobei der eigentliche Grund für die Beschwerden vollends aus dem Blick gerät. Weil die Seele in ihrer Not nirgendwo Gehör findet, sucht Ihr Arzt oft Zuflucht in der Verordnung eines Antidepressivums. Wo alle körperlichen Maßnahmen versagen, muss die Ursache wohl in der Seele liegen.

Nur kann ein Antidepressivum die tatsächlichen Ursachen seelischer Unausgeglichenheit ebenfalls nicht beseitigen. Der Versuch, Symptome zu bekämpfen, ohne auch die Ursache zu kurieren, führt kaum jemals zu dauerhaftem Erfolg. Es wird so lange nach dem »richtigen« Psychopharmakon gesucht, bis der Patient letztlich mit einer unüberschaubaren Kombination an Medikamenten so ruhiggestellt ist, dass er zwar nicht mehr klagen kann, aber von einem wirklichen *Leben* elend weit entfernt ist.

Das folgende Schaubild (Abb. 1-2) veranschaulicht die heute übliche Medizin. Statt sich dem *eigentlichen* Problem, der Senkung der Beschwerdeschwelle und der ursprünglichen Ursache dafür, zu widmen, erschöpft sich die Therapie in der Symptomunterdrückung. Da die ursächlichen Probleme nicht angegangen werden, senkt sich die Beschwerdeschwelle immer weiter; Symptome in immer neuen Bereichen (körperlich, seelisch und sozial) treten auf und werden mit Pharmaka und Operationen bekämpft. Am Ende schluckt der Patient morgens, mittags und abends Medikamente – und ist trotzdem ständig krank. Häufig funktioniert die »moderne Medizin« genau so: Sie verwandelt Chancen für nachhaltige Gesundheit in chronische Krankheiten.

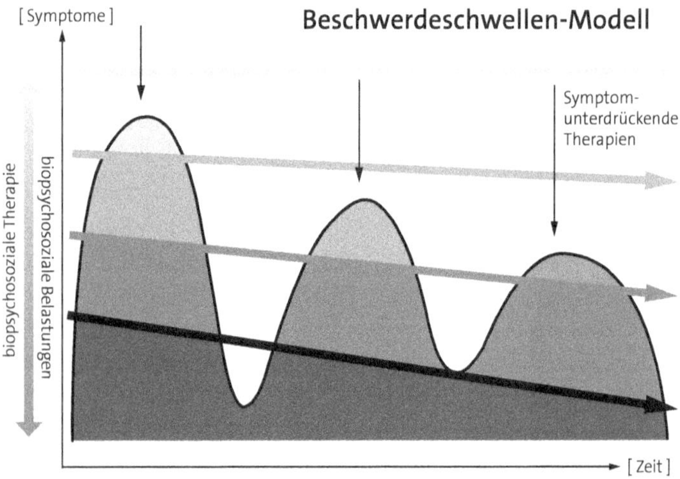

Abb. 1-2: Beschwerdeschwellen-Modell.

Die hier abgebildeten Kurven zeigen mehrere Einsichten. Erstens demonstrieren sie, dass gelegentlich Symptome zu einem normalen, gesunden Leben gehören. Zweitens wird ersichtlich, dass jedwede Störungen einer subjektiven Bewertung unterliegen. Sind wir ausgeglichen und glücklich, können wir körperliche, soziale und auch seelischen Unpässlichkeiten gut aushalten. Tatsächliche körperlich bedingte Erkrankungen führen gewöhnlich zu Beschwerden, die auch ein Gesunder nicht ignorieren wird. Natürlich gibt es (glücklicherweise in der Gesamtheit aller Patienten recht selten auftretende) Erkrankungen wie Krebs, die lange unbemerkt verlaufen können. Derart ernsthafte Krankheiten stellen aber in der Allgemeinarztpraxis tatsächlich die Ausnahme dar: Krebserkrankungen sind mit vielleicht 5% aller Fälle in unserer Praxis zwar eine wichtige, aber keineswegs die häufigste Ursache für einen Arztbesuch. 95% aller Patienten kommen aus anderen Gründen, wobei hier »funktionelle Störungen« sehr weit im Vordergrund stehen.

Natürlich können »funktionelle Störungen« auch Beschwerden bewirken, die beim sonst Gesunden einen Ausschlag der Beschwerden über die »grüne« Beschwerdeschwelle bedingen. Insbesondere die Befürchtung, ernsthaft krank zu sein, verursacht nicht nur eine Senkung der Beschwerdeschwelle; Ängste bewirken auch eine Zunahme der funktionellen Störungen selbst. So ergibt sich aus geringgradigen funktionellen Beschwerden häufig eine Eigendynamik: Der verunsicherte Patient sieht in das beunruhigte Gesicht seines Arztes und vermeint zu erkennen, dass eine ernsthafte Erkrankung vorliegen müsse – obwohl dies überhaupt nicht der Fall sein muss. Tatsächlich blickt der Doktor bloß ratlos, weil ihm klar ist, dass höchstwahrscheinlich keine organisch bedingte Krankheit vorliegt, er die Symptome selbst aber auch nicht wirklich zu deuten weiß. Weil ihm in aller Regel die Zeit fehlt, er den Patienten aber nicht unterdiagnostiziert auf die Straße schicken will, veranlasst er oft aufwendige Untersuchungen. Diese werden natürlich in banger Erwartung vom Patienten wahrgenommen und liefern – sehr häufig jedenfalls – schlussendlich ebenfalls keine Erklärung für die vom Patienten beklagten Symptome.

Da das Wissen um die psycho-somato-sozialen Ursachen von Beschwerden nur rudimentär vorhanden ist und auch die übliche Medizin mit ihren Apparaten und Analysen noch immer blind ist für diese häufigsten Beschwerdeursachen, erfolgt nach der ersten apparativen Abklärung in aller Regel die nächste und übernächste. Weitere Spezialisten werden aufgesucht, die häufig ebenfalls mit ihren ausgefeilten Methoden zur Symptomunterdrückung ebenfalls nur zeitweise helfen können. Bei so viel medizinischer Zuwendung wachsen die Ängste des Patienten, was einerseits seine funktionellen Beschwerden verstärkt und andererseits zusätzlich die Beschwerdeschwelle senken kann. So wird er mit der Zeit immer hellhöriger und verstrickt sich immer tiefer in den Spinnfäden der modernen Medizin.

Damit der leidende Patient die vielen Medikamente verträgt, erhält er ziemlich sicher zusätzlich noch einen Säureblocker verschrieben. Und weil er trotz seines Medikamentencocktails nie wirklich beschwerdefrei wird, bekommt er als i-Tüpfelchen noch ein Antidepressivum. So funktioniert die »moderne Medizin«: ein Selbstläufer zum Wohle der Pharmaindustrie. Eine Folge der rein betriebswirtschaftlichen Betrachtung des Gesundheitssystems. Zum Schaden derjenigen, die den ganzen Aufwand finanzieren: der Patienten.

Es ist höchste Zeit für ein Umdenken!

Die Angst vor der Angst

Welche Rolle spielt Angst in der Psychosomatik?

Angst ist eines der Hauptprobleme bei psycho-somato-sozialen Erkrankungen. Nicht nur, dass Menschen Angst entwickeln können vor ihren vielfältigen, belastenden und als bedrohlich empfundenen Symptomen – sie entwickeln häufig auch noch eine *Angststörung* als eigenständiges Krankheitsbild. Die Angst vor Angstanfällen, die Angst vor Angst auslösenden Situationen kann immer wieder Panikattacken auslösen und auch für schwere seelische und soziale Einschränkungen verantwortlich sein.

Angst ist viel weiter verbreitet als allgemein angenommen. Nach einer Studie der Universität Dresden von 2011 sind Angststörungen die häufigsten seelischen Erkrankungen in Europa. Allein in Deutschland leiden zahllose Menschen an Platzangst, Höhenangst, Flugangst, Angst vor Menschenansammlungen, hypochondrischen Befürchtungen und vielem mehr.

Die Fähigkeit, Angst zu empfinden, ist lebensnotwendig. Eine Angstbereitschaft bringt jeder Mensch mit auf die Welt: Schon kleine Kinder haben Angst vor der Tiefe, auch wenn sie sich verheerend verschätzen können und daher alleine an offenen Fenstern nichts zu suchen haben. Auch die Angst vor größeren Insekten und Schlangen ist angeboren.

Angst wird aber zusätzlich erlernt: Ängstliche Eltern »infizieren« als Vorbild mit ihren panischen Reaktionen auf harmlose Auslöser die eigenen Kinder. Diese lernen, ähnlich vorschnell mit Angst und Panik zu reagieren. Angst ist unangenehm, sie verursacht Unsicherheit, Aufregung, Fluchtbereitschaft, Herzklopfen, Kaltschweißigkeit, Atemnot, Zittrigkeit, Mundtrockenheit, manchmal sogar ungewollten Harnabgang. Angst ist übermächtig: Wer Angst hat, verfügt nicht länger über seinen freien Willen. Die Fähigkeit nachzudenken ist zugunsten einer schnellen Reaktion herab- bzw. ausgesetzt, reflexartige Reaktionen gewinnen die Oberhand.

Angst besitzt die Tendenz, sich unbemerkt immer weiter auszubreiten!

Gelingt es, eine Angst auslösende Situation zu vermeiden, wird Erleichterung und Ruhe verspürt. Im Vergleich zur Angst wird der Ruhezustand als sehr angenehm empfunden. Dieser Unterschied (Angst = unangenehm, Angstvermeidung = angenehm) führt zu einem erneuten unbewussten Lernvorgang. Ohne es zu merken, lernt der Betroffene, Angst auslösende Situationen immer strikter zu meiden. Letztlich genügt bereits ein Anflug von Angst, um Verhaltensänderungen zu bewirken. Über Monate und Jahre bewirkt diese Konditionierung, dass sich der Aktionsradius der Patienten immer weiter verengt.

Es gibt sehr wirkungsvolle angstlösende Medikamente. Sie unterliegen allerdings dem gleichen Mechanismus wie die Angst selbst: Einnahme des Medikaments = angenehm, Weglassen = unangenehm. Aus diesem Grund besitzen angstlösende Medikamente ein hohes Suchtpotenzial. Sie sollten am besten überhaupt nicht, und wenn unvermeidbar, nur kurzzeitig und immer in Verbindung mit begleitender Psychotherapie verschrieben werden.

Das beste Mittel gegen Angst ist, sich mit ihr zu konfrontieren, »durch die Angst hindurchzugehen«. Aus jahrelanger Erfahrung möchte ich hinzufügen: Die Konfrontation ist auch das einzige langfristig und dauerhaft wirksame Mittel gegen die Angst. Dabei kehrt sich der Suchtmechanismus, der auch für die Angstausbreitung verantwortlich ist, um: Das bewusste Durchstehen einer Angstattacke vermittelt ein unvergleichliches Erfolgserlebnis, ein Gefühl von Autonomie und Stärke, das als sehr angenehm empfunden wird und ebenfalls einen Lernvorgang bewirkt.

Gelingt es dem Menschen ein allererstes Mal, seine Angst zuzulassen, ihr nicht länger auszuweichen, sondern sie »an sich heranzulassen«, macht er eine erstaunliche Erfahrung: Die Angst, die oft jahrelang sein Leben bestimmte, löst sich auf. Die Erfahrung, die Angst besiegt zu haben, ist so essenziell, dass oft schon eine einzige überstandene Konfrontation ausreicht, um eine Angsterkrankung zu heilen.

Jedes Mal, wenn das vertraute, unheimliche Gefühl der Angst sich des Patienten zu bemächtigen droht, spricht der geheilte Patient seine Angst direkt an: »Komm her, Angst, zeige dich, ich will dich sehen!« Und die Angst kommt näher und näher. Doch während der Patient früher panisch reagierte und flüchtete – manche Menschen beschreiben ihre Angst als giftigen Nebel, der sie zu ersticken droht, oder als Feuerwand, die sie vernichten wird –, gelingt es dem geschulten, geheilten Patienten, die Konfrontation mit seiner Angst zu bestehen. Hierbei macht er die wesentliche Erfahrung: Die Angst – der giftige Nebel, die Feuerwand – wird *nicht* immer stärker, immer größer, immer verheerender, je näher sie kommt. Im Gegenteil: Je dichter er die giftigen Gase an sich heranrücken lässt, je mehr sich die bedrohlichen Flammen nähern, desto dünner, schwächer und harmloser werden sie. Bis sie sich letztlich vollständig auflösen und erlöschen. Die Angst ist ein Scheinriese, wie ihn Michael Ende im Kinderbuch »Jim Knopf und Lukas der Lokomotivführer« als Herrn Tur Tur beschreibt: Je mehr man sich ihm nähert, desto schmächtiger wird er. Steht er schließlich neben einem, entdeckt man, dass er sogar einen ganzen Kopf kleiner als man selbst ist. Ebenso verhält es sich mit der Angst.

Diese Erfahrung trauen sich die Patienten nur zuzulassen, wenn sie dem Therapeuten wirklich vertrauen. Viele meiner Patienten haben es unter dieser Voraussetzung geschafft, sich mit ihrer Angst zu konfrontieren und »durch sie hindurchzugehen«. Damit sie dazu imstande sind, benötigen sie allerdings unbedingt folgende Information:

> Die anflutende Angst erreicht früh ein Plateau. Dann bleibt sie, wie sie ist. Sie wird nicht immer noch schlimmer. Und: Je näher die Angst kommt, desto kleiner wird sie.

Ich halte es für gut, Patienten mit einer Angststörung mit diesem Wissen und der Anleitung zur Konfrontation nach Hause zu schicken. Sie sollen die Erfahrung, die Angst zu besiegen, am besten alleine machen. Sie während einer Therapiesitzung »durch die Angst zu führen«, schwächt das Autonomieerleben und fördert neue Abhängigkeiten. Ein solches Vorgehen kann aber als Einstieg in die Angstbewältigung durchaus sinnvoll sein.

Überraschenderweise verschwinden mit der Überwindung einer Angststörung in aller Regel auch Ängste in ganz anderen Bereichen. Wer z. B. seine Höhenangst überwindet durch das Besteigen eines hohen Turms oder durch eine Fahrt im Riesenrad, verliert anschließend meist auch die unangemessene Scheu vor der Konfrontation mit übergriffigen Vorgesetzten, Kollegen, Ehepartnern, Eltern oder Kindern. Der Therapieerfolg bei Angststörungen ähnelt hier dem therapeutischen Effekt anderer psycho-somato-sozialer Störungen: Ein gesundeter Bereich breitet sich aus auf alle anderen.

Die »Angst vor der Angst« bildet in der Psychotherapie eine eigene Kategorie. Sie spielt aber auch als scheinbar »begründete Angst« bei sehr vielen psycho-somato-sozialen Störungen (wie Schlafstörungen, Depressionen oder somatoformen Schmerzstörungen) eine bedeutende Rolle. Denn Angst verstärkt die jeweilige Symptomatik und stellt oft ein schwierig zu überwindendes Hindernis dar, wenn es darum geht, neues Verhalten auszuprobieren oder auch nur anzudenken. Vermutlich ist das emotionale Gegenstück zur Angst nicht Mut, sondern Lust. Mut ist nötig, um die Angst zu überwinden. Das Gefühl aber, das sich nach Überwindung der Angst einstellt, ist Euphorie, überschwängliche Lebenslust. Vermutlich ist dies einer der Gründe, warum die Persönlichkeit des Behandlers für den Erfolg einer Psychotherapie wichtiger ist als die Methode, die er anwendet:

Exkurs: Ein »guter« Therapeut versteht es, seinem Klienten Mut zu machen, ihm eine positive Lebensperspektive vorstellbar zu machen, die ihm die Kraft vermittelt, neues Verhalten auszuprobieren. Ein »schlechter« Therapeut hingegen lässt sich von der Stimmung seines Patienten anstecken, sei es aus falsch verstandenem Mitgefühl oder weil er vielleicht mit eigenen Ängsten zu kämpfen hat. Wer helfen will, muss Gelassenheit und vor allem Zuversicht vermitteln. Wenn Letzteres gelingt, fällt das Ausprobieren neuen Verhaltens viel leichter, als wenn sich ein Therapeut in die Ängste seines Klienten zwar einfühlt, zusammen mit ihm aber keine erfreuliche Perspektive entwickeln kann.

Eine Ausnahme bildet die posttraumatische Belastungsstörung (PTBS), die viel schwieriger zu therapieren ist als die häufige »Angst vor der Angst«. Hier können traumatische Erinnerungen aufsteigen, die vom Therapeuten ohne intensive Vorarbeit nicht aufgedeckt werden sollten, um eine Vertiefung des Traumas durch eine Re-Traumatisierung – und geschähe diese auch nur in der Erinnerung – zu vermeiden. Die Behandlung erfordert das Einüben verschiedener Strategien (sicherer innerer Ort, Vermittlung von Autonomie und Kontrolle, Entspannungsverfahren, »imagery rehearsal« u.a.), deren Darstellung den Rahmen dieses Buches sprengen würde. Deswegen sei an dieser Stelle auf entsprechende Fachliteratur und ggf. auch speziell ausgebildete Traumatherapeuten verwiesen. Kontaktinformationen finden sich im Internet.

Es gibt ein Leben vor dem Tod

Wie überwinde ich die Angst vor dem Tod?

Auf diese Frage gibt es sicher fast so viele Antworten wie Fragestellende. Letztlich muss jeder seine eigene Sichtweise finden, um Frieden zu finden und damit die Ruhe und Kraft, wirklich und ganz, mit aller Hingabe zu leben.

> Lehre uns bedenken, dass wir sterben müssen, auf dass wir klug werden!
> *Bibel, Psalm 90, Vers 12*

Mit der Angst vor dem Tod verhält es sich sicher wie mit anderen Ängsten, für die gilt: Je größer die Angst, desto mehr beschneidet sie das Leben auch im Positiven. Wer nicht Ja sagt zum Tod, wird sein Leben auch nicht vollständig, in aller Intensität, leben (und genießen!) können. Die Auseinandersetzung mit dem eigenen Abschied von dieser Welt und die Bewältigung des möglichen oder tatsächlichen Todes naher und geliebter Menschen gehören zu einem bewussten und erfüllenden Dasein.

Selbstverständlich kann diese Frage an dieser Stelle nicht – wie letztgültig wohl nirgends – beantwortet werden. Jede Antwort muss unbewiesen bleiben und kann deshalb allenfalls subjektive Gültigkeit erlangen.

Doch niemand kommt um die Auseinandersetzung mit dem eigenen Ableben herum, und sei es nur in einsamen, nächtlichen, schwarzen Stunden oder in den letzten Tagen eines langen und erfüllten, letztlich aber immer verwelkenden Lebens.

Als Arzt habe ich viele Menschen sterben sehen. Mancher nimmt im Kreise seiner Freunde und Verwandten friedlichen Abschied, ein anderer wehrt sich bis zum Schluss gegen die unfassbare Einsicht, dass es ein Ende haben soll mit seinem irdischen Sein. Auch in dieser Situation spiegelt sich die seelische Befindlichkeit: Wer beizeiten seinen Seelenhaushalt in Ordnung gebracht hat, dem ist bewusst, dass das Leben ein Geschenk auf Zeit ist. Wer seelisch ausgeglichen ist, scheint dieses Geschenk leichter wieder zurückgeben zu können.

Selbstverständlich gibt es auch neurotische Persönlichkeiten, die in Anbetracht des nahenden Endes endlich Frieden finden und ihre lebenslangen Kämpfe aufgeben. Haben sie das Unausweichliche erst akzeptiert, sehen sie dem erwarteten Frieden gelassener entgegen als je dem Leben selbst.

Ebenfalls interessant ist die Beobachtung, dass die Überlebenden von gescheiterten Selbsttötungsversuchen oftmals eine Läuterung erfahren: Selbst, wenn sie ihren Selbstmordversuch nur schwer verletzt und mit gravierenden Folgen überstanden haben, finden sie trotz der erworbenen Handicaps wie Querschnittslähmungen (nach überlebten Fenster- und Brückenstürzen) oder dem Verlust von Gliedmaßen (nach schweren Vergiftungen mit Tabletten) oftmals eine positive, gelassene Lebenseinstellung, die sie zuvor trotz objektiv besserer Voraussetzungen nie erlangt hatten.

Wie sämtliche in diesem Buch beschriebenen Beschwerden ist auch die Angst vor dem Tod nichts als eine Aufforderung zur Auseinandersetzung mit dem, was wir durch die als bedrohlich empfundenen Symptome zunächst nicht wahrhaben, nicht ansehen wollen.

Eine Antwort muss jeder Mensch für sich alleine finden. Je offener wir uns unserer Angst vor dem Tod stellen, desto reicher wird uns unsere Antwort beschenken. Ein einziger Gedanke sei hier übermittelt, der vielleicht manche Angst vor dem Nicht-(mehr-)Sein beruhigt: Der Tod ist nicht das große Unbekannte, Vernichtende, von dem niemand berichten kann. Denn jeder von uns war bereits tot, ebenso unendlich lang, wie er es noch sein wird: Vor unserer Geburt waren wir irdisch ebenso inexistent, wie wir es nach unserem Tod sein werden. Das Leben ist eine Zwischenstation. Sich vor dem Danach zu fürchten, ist ebenso sinnlos wie jede Angst vor dem Davor.

Der kurze Augenblick unseres Bewusstseins in der Ewigkeit gleicht der Winzigkeit der Erde in der Unendlichkeit des Alls: Wer einmal seinen Blick in den sternklaren Nachthimmel hebt, sieht, dass wir vieles fürchten können – im Grunde aber gar nichts fürchten müssen. Das Leben mit seinem Auf und Ab, seinen Freuden und seinem Elend, hat uns an die Stelle gebracht, an der wir augenblicklich stehen. Wenn wir die Angst vor unseren inneren Abgründen, unserer eigenen Endlichkeit innerhalb einer grenzenlosen Unendlichkeit überwinden, werden wir unser Leben als Geschenk begreifen, aus dem wir aussuchen dürfen, auf welche Dinge wir unsere Aufmerksamkeit lenken: auf das Gute, das Heilende, das »Ganz«-Machende – oder das Zerstörerische, das Quälende, das die Menschen voneinander und jeden Einzelnen von sich selber trennt.

Immer mehr Menschen begreifen, dass sich Probleme – globale wie private – am effektivsten im Konsens lösen lassen. Die Ergebnisse der modernen Hirnforschung legen nahe, dass das Unglück, das ich sehe, über Spiegelneuronen auch mich selber unglücklich macht. Ebenso verhält es sich mit dem Glück: Geteiltes Glück ist doppeltes Glück. Soziologische Studien beweisen, dass extreme soziale Ungleichheit zu gesundheitlichen (psycho-somato-sozialen) Problemen auch bei den scheinbaren Nutznießern führt. In Ländern mit großen sozialen Differenzen ist auch die Lebenserwartung der Reichen geringer als in Ländern mit geringen Unterschieden. Drogenprobleme von Heranwachsenden und selbst die Säuglingssterblichkeit nehmen bei gravierenden sozialen Verwerfungen auch in den auf den ersten Blick privilegierten Schichten zu – nicht ab.

Dennoch bewirkt die Kraft des Trennenden auch Positives:

Sofern sie nicht außer Kontrolle gerät, kann sie durchaus Kreativität und soziales Verhalten fördern. Beide Kräfte gehören zusammen, das Separierende wie das Vereinigende, das Individuelle wie das Kollektive. Die Antwort auf die Frage nach dem »richtigen« Leben lautet nicht »entweder – oder«, sondern »und«.

Und so gehören auch Freude und Leid zusammen, Glück und Unglück, Leben und Sterben, Geburt und Tod. Der Tod ist der große Gleichmacher unter den Menschen. Er hält die Natur in Bewegung. Jedem Einzelnen ist nur ein kurzer Zeitabschnitt vergönnt, sich und seine Umwelt in seinem allerbesten Sinne zu gestalten. Was nützen Macht und unermesslicher Reichtum, wenn sie doch immer wieder schwinden müssen? Der Einzelne vergeht, Dynastien versinken, wie alles irgendwann seine Bedeutung verliert. Sinn spenden kann nie allein die ungewisse Zukunft – wir alle haben nur diesen Augenblick, um eins zu sein oder eins zu werden mit unserem einzigen, wirklichen und wahren Sein.

Unser Körper und unsere Seele helfen at letztlich die gleiche Funktion: Das »*memento mori*«, das »*Denk daran, dass du sterblich bist!*«, funktioniert als Aufforderung, die eigenen tiefsten Gefühle, die eigenen Wahrheiten und Ideale zu leben und dieses Vorhaben nicht in eine ungewisse Zukunft oder ins Jenseits zu verschieben. Und wie die psycho-somato-sozialeuns mit ihren Zeichen, unserer wahren Bestimmung näherzukommen. Die Angst vor dem Tod hn Beschwerden duldet die letzte Wahrheit keinen Betrug: Die Angst vor dem Tod ist letztlich die Angst vor dem richtigen Leben, die Angst davor, im eigenen Sinne richtig zu leben.

Bei allem, was wir heute wissen, braucht sich niemand vor seinem irdischen Ende zu fürchten. Die Berichte von Nahtoderlebnissen ähneln sich in jedem Alter, in jedem Kulturkreis. Ob beinahe ertrunkene Kinder oder wiederbelebte ältere Personen: Sofern Erinnerungen an das eigene Sterben bestehen, berichten die meisten Betroffenen von einer großen inneren Ruhe, die sie im Augenblick ihres Beinahe-Todes verspürt hätten. Mir persönlich ist kein einziger Fall bekannt, in dem ein Beinahe-Verstorbener bewusst und erinnerbar unter Angst, Schmerz, Luftnot oder irgendeiner anderen schlimmen Empfindung gelitten hätte.

Ob und wie es letztlich weitergeht, wird erst erfahren, wem die Stunde schlägt. Bis dahin gibt es keinen Grund, sich um das zu sorgen, was unausweichlich ist. Eine unbezwingbare Angst vor dem Tod sollte Anlass geben, nach einem ursächlichen früheren Konflikt zu forschen, für den die Angst vor dem Tod stellvertretend steht. Die Auflösung dieser ursächlichen Problematik kann die Freude an der einzigen Gewissheit schenken, welche die Furcht vor dem eigenen Ende allzu oft erstickt: Es gibt ein Leben *vor* dem Tod.

Emotionale Autonomie kontra Kernverschmelzung

Wie gehe ich mit der Angst vor Einsamkeit um?

Spätestens der Tod konfrontiert uns mit jener Angst, die viele schon zu Lebzeiten plagt: der Angst vor der absoluten Einsamkeit. Durch die letzte Tür geht jeder allein. Die Vorstellung, völlig auf sich gestellt zu sein, keine sichere Bindung mehr zu einem anderen Menschen zu haben, birgt für viele einen Schrecken, der nicht ausschließlich mit dem Sterben verbunden ist. Manche Menschen entwickeln aus Einsamkeit Ängste, Depressionen und nicht selten auch körperliche Beschwerden. Hinzu kommt, dass sich aus ihrer Bedürftigkeit nach Bindung oft Einschränkungen im Umgang mit anderen Menschen ergeben, was das Problem zum Selbstläufer werden lässt.

Von der Angst vor Einsamkeit und Tod sind nicht alle Menschen gleichermaßen betroffen. Dies gibt einen Hinweis darauf, dass auch für diese Entwicklung frühe Erfahrungen in Kindheit und Jugend ausschlaggebend sein können. Die Angst vor Einsamkeit, Verlassenheit und Tod ist für viele so groß und allgegenwärtig, dass sie es alleine kaum schaffen, sich ihr wirklich zu stellen.

Die folgenden Überlegungen können die therapeutische Arbeit nicht ersetzen – sei es die Eigentherapie, sei es die Arbeit mit einem professionellen Therapeuten. Sie sollen lediglich den Boden bereiten, die anstehende Konfrontation mit der Angst tatsächlich zuzulassen und durchzustehen. Denn die Arbeit an der Angst, die Konfrontation mit ihr, das Hindurchgehen durch sie, ist unerlässlich, um ein freies und selbstbestimmtes Leben zu führen.

Natürlich sollten sich nicht nur Betroffene mit ihrer Angst beschäftigen. Auch für Therapeuten ist es wichtig, mit der Angst vor Einsamkeit und Tod (der ultimativen Vereinsamung) einen Umgang zu finden, selbst wenn diese Befürchtungen im Alltag keine große Bedeutung besitzen. Ein Therapeut, der seine eigenen Ängste, also auch seine Angst vor Verlassenheit und Tod, nicht angesehen und bewältigt hat, reagiert auf die Ängste seiner Patienten hilflos und verschreibt viel eher angstlösende Medikamenten, Antidepressiva oder gar Neuroleptika, anstatt seine Patienten durch die Angst hindurch zu einem erfüllten und angstfreien Leben zu führen.

Was wünschen wir uns? Lebendige und emotional sichere Beziehungen, auf die wir uns fortwährend und zu hundert Prozent verlassen können. Wir wollen authentisch sein und uns gleichzeitig verstanden fühlen, geliebt, geachtet und sicher gebunden – und dabei gleichzeitig frei.

Warum fürchten wir uns vor Einsamkeit? Das Gefühl, nicht dazuzugehören, nirgends dazuzugehören, einsam zu sein, verachtet, übergangen, bedeutungslos, trifft uns zentral. Ein Baby, ein Kleinkind, selbst ein Erwachsener ist alleine kaum überlebensfähig. Jane Goodall hat im westafrikanischen Tansania zehn Jahre lang das Verhalten von Affen untersuchte. Sie formulierte: »Ein [einzelner] Schimpanse ist kein Schimpanse!« Was für Affen als soziale Wesen gilt, gilt für Menschen umso mehr: Soziale Isolation bedeutet einen hohen emotionalen Stress.

Was beim Affen das gegenseitige Lausen (»grooming«), ist für den Menschen das gesellige Leben, der Austausch, das Miteinander, und sei es nur das Schwätzchen mit den Nachbarn beim Ausleihen von Backpulver oder einer Zitrone – wobei die meisten Menschen heute an ihr Sozialleben deutlich höhere Ansprüche stellen.

Wir wünschen uns Nähe, intensiven Austausch, nicht zuletzt körperlichen Kontakt, Zärtlichkeit, Wärme. Sichere Bindung schenkt uns die Kraft zur Erkundung und Gestaltung unseres Lebens.

Menschen mit einer Bindungsproblematik – gerade Menschen mit großer Angst vor Einsamkeit – neigen dazu, ihre vorhandenen Bindungen zu überfordern. Einerseits kann eine Bindung nicht eng genug sein. Andererseits wird die wirklich ehrlich gemeinte Verbindlichkeit, die vom Partner ausgeht, oft nicht ertragen, weil sie augenscheinlich auf die falschen Aspekte abhebt, auf Bindungsaspekte, die dem jeweiligen Gegenüber als nicht wesentlich, vielleicht sogar hinderlich und lästig erscheinen. Kurz gesagt: Derartige Bindungen misslingen, weil der eine gibt, was der andere nicht braucht, und der andere will, was der eine nicht geben mag.

Das verzweifelte Bemühen um eine sichere Bindung, die leidenschaftliche Sehnsucht nach grenzenloser Nähe und endloser Verbundenheit, führt zum Versuch beider Partner, miteinander eins zu werden, zu verschmelzen. In aller Regel scheitert dieses Unterfangen – und zwar fulminant. Paradoxerweise erfolgt die Auseinandersetzung in Paarbeziehungen umso heftiger, je *geringer* die Unterschiede zwischen beiden Partnern sind. Je größer die Annäherung, desto katastrophaler das Auseinandergehen.

Die Ursache für die Heftigkeit der Auseinandersetzung nach der vermeintlichen Verschmelzung liegt darin, dass beide Partner sich gerade durch die Ähnlichkeit des Gegenübers, durch das Sich-Wiederfinden in ihm, am Ziel ihrer Träume sahen: Endlich schien die Einsamkeit überwunden, endlich schien jemand gefunden, der verstand, akzeptierte, erkannte und anerkannte, endlich schien das Leben seine Erfüllung, seinen Sinn gefunden zu haben.

Bis passierte, was in mit Erwartungen und Bedürfnissen überfrachteten Beziehungen mit großer Wahrscheinlichkeit immer geschieht: Ein Partner – oder beide – sind doch nicht ganz der, für den man sie gehalten hat. Irgendwo, in großer Tiefe, ganz am Ende zahlloser gemeinsamer Erfahrungen, Abenteuer und Bestätigungen, verhält sich der andere anders als erwartet, anders als erhofft, anders, als sich der Traummann oder die Traumfrau verhalten hätte, anders, als es richtig erschienen wäre, vernünftig, angemessen: anders, als er sich verhalten würde, wenn er »mich wirklich liebte«.

Von hier nimmt die Katastrophe ihren Lauf: Das abweichende Verhalten des Partners wird als Lieblosigkeit interpretiert, als Gleichgültigkeit, als bewusster Affront. Je näher sich die Partner zuvor standen, desto schlimmer ist die Enttäuschung. Mithin gilt auch: Je kleiner die Abweichung vom erhofften und bislang scheinbar erfahrenen Ideal, desto schmerzhafter wirkt jetzt die scheinbare Abweisung, der scheinbare Liebesentzug. Der Psychotherapeut und Kommunikationsexperte Paul Watzlawick formulierte es einmal überspitzt in einem Buchtitel: »Wenn du mich wirklich liebtest, würdest du gern Knoblauch essen«.

Das unsanfte Erwachen erfolgt zwangsläufig. Denn es ist unmöglich, einen Menschen zu finden, der bis in ins kleinste Detail identisch mit einem selbst empfindet. Niemand kann einen anderen Menschen in jedem Gefühl bestätigen, niemand kann einem anderen überall Spiegel und Resonanzkörper sein – was im Übrigen weder notwendig noch sinnvoll oder erstrebenswert ist. Letztlich – und um diese Erkenntnis kommt niemand herum – ist jeder ein einzigartiges Individuum. Es gibt niemanden, der einen anderen vollständig verstehen, begleiten und bestätigen könnte. Irgendwo, irgendwann finden sich immer Unterschiede zwischen zwei Menschen. Je intensiver die Kommunikation, desto mehr Differenzen werden zutage gefördert. Bei genauerer Betrachtung wird offenbar, dass schon einzelne Wörter für jeden Menschen andere Bedeutungen besitzen, andere Konnotationen. Und die Unschärfen wachsen in Bezug auf komplexe Zusammenhänge exponentiell an. Streng genommen beruht jedes Verständnis auf einem Missverständnis, jedes Gefühl des Angekommenseins letztlich auf einem Irrtum. In letzter Konsequenz bleiben wir alle allein: Rational betrachtet gibt es keine sichere Bindung. Sind wir deshalb alle verloren?

So schlimm steht es wiederum nicht um uns. Nur versagt manchmal unsere Vernunft angesichts der endlosen Möglichkeiten des Missverstehens. Objektiv betrachtet, müssten wir angesichts der Unmöglichkeit, wirklich eins zu werden mit einem anderen Menschen, verzweifeln.

Aber: Selbst wenn es möglich wäre, eins zu werden mit einem Gegenüber, böte diese Verschmelzung keine Sicherheit. Erstens könnte der Partner krank werden und sterben – dann wären wir wieder verloren. Zweitens würde die absolute Übereinstimmung zwischen zwei Menschen verbieten, dass einer von beiden – oder beide – sich entwickeln. Doch die Entwicklung zweier Persönlichkeiten kann unmöglich stets synchron verlaufen. Sie verändert den einen in diese, den anderen in jene Richtung. Eine komplette Harmonie wäre nur um den Preis des Stillstands zu erkaufen, was weder praktikabel noch wünschenswert sein ist.

Finden wir uns damit ab: Menschen sind unterschiedlich; es ist ausgeschlossen, mit einem anderen Menschen zu verschmelzen. Das gilt für Partnerschaften und Ehen genauso wie für Eltern und deren Kinder: Überall ist ein Loslassen notwendig, das Lösen aus einer sicheren Bindung. Die Einsicht, dass jeder Mensch – rational betrachtet – letztlich alleine bleibt, ist für die seelische, geistige und soziale Entwicklung des Individuums unerlässlich. Wir sind erwachsen, wenn wir diesen Schritt für uns gemacht haben und von niemandem mehr verlangen, uns vollständig zu spiegeln und zu bestätigen. Erst diese Entwicklung macht uns frei und selbstständig. Erst dieser Schritt in die Unabhängigkeit erlaubt es uns, einen anderen Menschen als autonomes Wesen wahrzunehmen und – vielleicht – mit ihm eine lebendige Partnerschaft zu führen. Und erst diese emotionale Autonomie, unser Erwachsensein, gestattet es, unsere Kinder gemäß ihren Veranlagungen wahrzunehmen und zu fördern, um sie nicht zu bloßen – und stets missglückenden – Kopien unserer selbst zu erziehen.

Das Bedürfnis nach kompletter emotionaler Übereinstimmung behindert uns selbst wie unsere Partner in unserem Leben wie in unserer Entwicklung. Dennoch sehnen sich viele Menschen nach dem Partner, der alles versteht, alles verzeiht, alles mitmacht, alles mitträgt. Wenn es diesen Menschen nicht geben kann und soll, bleibt dann jeder und für immer alleine und für sich?

Keineswegs. Nur kann die Antwort nicht lauten, dass der Partner plötzlich Knoblauch lieben muss. Es ist eher so, wie es Eva-Maria Zurhorst in ihrem Bestseller »Liebe dich selbst und es ist egal, wen du heiratest« beschreibt: Wenn du deinen Partner nicht länger als Bestätigung brauchst, kannst du ihn viel eher wahrnehmen, wie er wirklich ist. Und er wird auch dich durch seine Andersartigkeit nicht mehr verletzen und enttäuschen. Wenn du ihn loslassen, ihn sein lassen kannst, wie er ist, wird dich seine Andersartigkeit nicht mehr infrage stellen, sondern bereichern. Das Erwachsensein, das hierdurch mögliche Loslassen, eröffnet völlig neue und viel weitere Erfahrungshorizonte, die die Beziehung beleben – und nicht bedrohen. Diese Bereicherung wird erfahren, wer erwachsen wird und keine Angst mehr hat vor Einsamkeit.

Viele Menschen glauben, dass sie die Liebe des Partners verlieren, sobald sie seine – oder die eigene – Andersartigkeit zulassen und leben. Das Gegenteil ist der Fall. Im Roman »Im Spiegelsaal der Venus« von Carl Wilde heißt es: »Liebe fängt erst an, wo wir uns nicht mehr verstehen. Erst das ist Liebe.« Es ist einfach, sich in einer Beziehung wohl- und aufgehoben zu fühlen, solange sie einen bestätigt. Irgendwann aber gelangen die Partner an einen Punkt, wo Differenzen auftauchen. Der Protagonist in Wildes Roman scheitert in all seinen Beziehungen, seine leidenschaftliche Sehnsucht wird niemals erfüllt, weil er nie zu sich selbst findet, sich immer getrieben fühlt, den Sinn, das Ankommen, die Erfüllung im Gegenüber zu suchen. Letztlich erschwert diese innere Haltlosigkeit sein ganzes Leben. Ihm fehlt die Reife zur Autonomie. Er hat den wichtigen Schritt in die emotionale Selbstständigkeit nicht vollzogen.

Wirkliche Liebe kann die schmerzhafte Andersartigkeit des Gegenübers überbrücken. Zu dieser Liebe werden wir fähig, wenn wir all unsere inneren Konflikte gelöst und alle unsere Emotionen in unsere Persönlichkeit integriert haben. Beziehungsfähig ist erst, wer auch alleine glücklich ist. Das klingt paradox, liefert aber den Schlüssel zu einer dauerhaft erfüllenden, gesunden Partnerschaft – und zu einem glücklichen, erfüllten Leben.

Es ist die Eigenliebe, die uns zur Liebe befähigt. Es ist Liebe, die uns aus der Einsamkeit befreit. Die Liebe zu den Dingen, die wir tun, und die Liebe zu den Herausforderungen, die uns begegnen, damit wir an ihnen wachsen. Liebe auch zu unseren psycho-sozio-somatischen Beschwerden, die uns manchmal belasten. Unsere körperlichen, seelischen und sozialen Probleme sind ein zusätzliches Sinnesorgan, das uns hilft, unsere Defizite zu erkennen und unsere Wunden zu heilen, um der zu werden, der wir im tiefsten Inneren sind. Mit all unseren scheinbaren Fehlern und all unseren wunderbaren Fertigkeiten, mit all unseren Schmerzen und Leidenschaften, mit Leib und Seele, mit unserem ganzen Leben.

Den goldenen Herbst genießen

Wie gehe ich mit der Angst vor dem Älterwerden um?

Jeder will es werden, keiner will es sein: Alt. Die einzige Alternative lautet, jung zu sterben – was wiederum auch niemand möchte. So stecken wir wieder mal mitten in einem jener Dilemmas, die unser Leben so reich machen, weil alle vorgefertigten Lösungen dazu versagen.

Aus meiner Erfahrung als Arzt kann ich berichten, dass es für die allermeisten von uns doch anders kommt, als wir es uns ausgemalt oder gar befürchtet hatten. Trotzdem bereitet die

Angst vor dem Altsein, Gebrechlichwerden, Abhängig- und Hilflossein vielen Menschen im letzten Lebensdrittel Sorgen. Vor allem kann sich diese Sorge zum Problem auswachsen, wenn die Angst vor dem Älterwerden ihre typische Eigendynamik entwickelt: Ich beobachte öfter, wie ältere Menschen, wenn ihnen ein Begriff, ein Name oder eine Begebenheit im Gespräch nicht einfällt, sofort in der Befürchtung gefangen sind, jetzt habe sie zugeschlagen, die Altersdemenz. Bald werde ich senil sein und pflegebedürftig! Und schon sind sie vor Schreck völlig blockiert, sodass ihnen nicht einmal mehr die Dinge einfallen, die sie sonst sicher abrufen konnten. Selbstverständlich wiederholen sich derartige Episoden, und jedes Mal wird die Panik größer, die Blockade schlimmer.

Aufgrund dieses Effektes geht es weiter bis hin zur Depression mit Pseudodemenz, ein Zustand, in dem die Gedanken im Kopf der Betroffenen so irrsinnig schnell kreisen, dass sie kaum mehr ein Wort von außen erreicht und sie auch keine sinnvolle Antwort mehr geben können.

Meine Empfehlung fürs Älterwerden: Lösen Sie die Probleme, wenn sie da sind. Es kommt ohnedies fast immer anders als gedacht. Die Angst vor Demenz und Gebrechlichkeit erweist sich in den meisten Fällen als völlig unbegründet. Statt mit dem Schicksal zu hadern und sich darüber den goldenen Herbst des Lebens zu verderben, sollten Sie im Alter jeden einzelnen Tag, jeden Moment genießen – was im Übrigen ja kein schlechter Rat fürs Leben schon in jüngeren Jahren ist: Wer gesund bleiben will, sollte auch am Arbeitsplatz dafür sorgen, dass er sein darf, wie er ist. Das Konzept, sich heute zu verstellen, um morgen, nächstes Jahr, in ferner Zukunft das Leben zu führen, das man sich eigentlich erträumt, geht kaum jemals auf. Das Leben besteht aus lauter Augenblicken – nicht aus einem ungewissen Übermorgen.

Die Zukunft ist unberechenbar. Nur eines sollten wir erledigen, bevor es zu spät ist: Verfassen Sie eine Patientenverfügung! Legen Sie fest, dass in aussichtslosen Situationen keine sinnlosen Maßnahmen getroffen werden können. Denn oft wird am Lebensende ein Grundsatz vergessen: Wo die Medizin nur noch Leiden schafft, statt Leben zu gestatten, sollte sie sich bescheiden und der Natur den Vortritt lassen. Der natürliche Lebensausklang ohne Infusionen, Schläuche und Apparate verläuft in aller Regel sanft. Sorgen Sie dafür, dass die Möglichkeiten der modernen Medizin am Lebensende nicht zur Leidensverlängerung eingesetzt werden.

Dies ist das einzige Problem, das Sie im Vorfeld lösen sollten – durch eine Patientenverfügung. Vordrucke erhalten Sie bei Ihrem Hausarzt oder im Internet. Ansonsten: Carpe diem, nutze den Tag!

> Frag nicht (denn Wissen ist ein Frevel), welches Ende die Götter mir, welches sie dir, Leukonoe, zugedacht haben, und lass die Finger von babylonischer Astrologie! Wie viel besser doch, was immer sein mag zu ertragen! Ob Jupiter noch viele Winter uns zugeteilt hat oder den letzten, der jetzt an entgegenstehenden Klippen das Tyrrhenische Meer bricht – lebe mit Verstand, kläre den Wein und beschränke ferne Hoffnung auf kurze Dauer! Noch während wir reden, ist die missgünstige Zeit schon entflohen: Nutze den Tag, und glaube so wenig wie möglich an den nächsten!
> *Horaz, 65–8 v. Chr.*

Fluch und Nutzen von Psychopharmaka

Können Psychopharmaka nützlich sein?

Psychopharmaka werden häufig, in meinen Augen ohne Zweifel viel zu häufig, viel zu früh und viel zu lange eingesetzt. Psychopharmaka behindern in vielen Fällen den Patienten in der Aufarbeitung seiner Probleme. Sie unterdrücken Symptome, die dem Betroffenen bei der Entwicklung seiner Persönlichkeit helfen könnten. Sie machen aus lösbaren inneren Konflikten chronische Verläufe und verwandeln Entwicklungschancen in lebenslange Krankheiten.

Auf einer ärztlichen Fortbildung zu seelischen Erkrankungen fragte ein Teilnehmer den Referenten: »Sagen Sie, sprechen Sie eigentlich auch mit Ihren Patienten? Oder verschreiben Sie nur noch Medikamente?« Diese Frage wurde mit beifälligem Gemurmel und auch Lachen quittiert, so sehr hatte der Vortrag den Eindruck vermittelt, gegen jede Befindlichkeitsstörung, jede seelische Erkrankung gäbe es ein passendes pharmazeutisches Mittel.

Gespräche, Einfühlung, Analyse der Symptome und ihrer Bedeutung für den Patienten kommen im deutschen Gesundheitssystem bedauerlicherweise viel zu kurz. Die Zahlen der pro Kopf verordneten Psychopharmaka sind erschreckend hoch, die Umsätze immer weiter steigend. Der individuelle Umgang mit Krankheitssymptomen ähnelt dem Umgang der Gesellschaft mit ihren sozialen Problemen: Wir bekämpfen die Symptome in der Hoffnung, dass damit auch die Ursachen verschwinden. Statt zu fragen, wie ein menschenwürdiges Leben auszusehen hätte, machen wir die Menschen für das System passend, oft genug gerade jene, die mit ihrer Feinfühligkeit am ehesten spüren, dass wir unserem eigenen Wesen nicht mehr gerecht werden. Wir sedieren die Seismografen – statt zu hinterfragen, warum die Erde bebt.

Auch wenn sie vielfach unkritisch und fragwürdig eingesetzt werden, kann es Situationen geben, die den Einsatz von Psychopharmaka nötig machen. Viele Patienten mit psychischen Erkrankungen wie Schizophrenie oder bipolaren Störungen wären ohne entsprechende Medikamente (sog. *Neuroleptika, stimmungsstabilisierende Pharmaka und auch Antidepressiva*) kaum selbstständig lebensfähig. Für sie ist eine entsprechende Medikation in der Regel ein Segen, diese sollte jedoch nicht ohne regelmäßige fachärztliche Kontrolle erfolgen.

Den meisten Patienten hingegen, die mit *Antidepressiva* behandelt werden, wäre nach meiner Einschätzung mit einer fundierten Psychotherapie, die die Symptome als Chance und nicht als Krankheit begreift, sehr viel nachhaltiger geholfen. Aber auch hier kann es Ausnahmen geben: Oftmals sind Patienten zu Beginn einer Therapie so beeinträchtigt, dass ihnen eine sinnvolle Auseinandersetzung mit sich selbst und ihrer Entwicklung in die komplexe Krise hinein nicht sinnvoll möglich ist. Manche Betroffene haben sich derart in ihr depressives Gedankenkreisen verstrickt, dass sie kaum mehr in der Lage sind, Anregungen von außen aufzunehmen oder sich Besprochenes zu merken *(»depressive Pseudodemenz«)*. In einer solchen Situation kann der Einsatz von Antidepressiva sinnvoll sein. Manchmal gelingen in einer Gesprächspsychotherapie die ersten Fortschritte sogar erst nach Einsatz derartiger Medikamente. Keine Frage: Antidepressiva *können* hilfreich sein. Ob ihre massenhafte Verschreibung innerhalb der letzten Jahrzehnte hierdurch gerechtfertigt erscheint, sei dahingestellt.

Mit *angstlösenden Medikamenten* sollte noch viel vorsichtiger umgegangen werden: Erstens führen sie über ihre zu Beginn äußerst angenehme Wirkung schnell in eine Abhängigkeit. Zweitens tragen sie nichts zur Beseitigung der eigentlichen Ursache bei. Weil sich durch einen Auslassversuch die Symptomatik häufig verschlimmert, machen sie die einzig heilsame

Konfrontation mit der Angst oft sogar unmöglich. Werden angstlösende Pharmaka zur Durchbrechung eines Teufelskreises gebraucht, um einen Patienten überhaupt therapiefähig zu machen, sollten entsprechende Medikamente (z. B. Valium®, Tavor®) allenfalls kurzfristig, d. h. für einen oder wenige Tage eingesetzt werden. Ist der Patient hierdurch zugänglich geworden, muss darauf vorbereitet werden, dass die pharmakologisch beseitigten Symptome nach Tagen oder Wochen wiederkehren – möglicherweise sogar heftiger als zuvor. Im Rückfall entwickeln die Betroffenen das nahezu unüberwindliche Bedürfnis, das »rettende« Medikament erneut einzunehmen. Um Ängste dauerhaft zu besiegen, ist aber die Konfrontation mit ihnen unumgänglich (→Kapitel »Die Angst vor der Angst«).

In jedem Fall sollte eine medikamentöse Therapie begleitet werden von intensiven Gesprächen, die die Ursachen der Beschwerden aufdeckt und nach Möglichkeit beseitigt. Eine bestehende Medikation sollte immer wieder überprüft und, wo möglich, reduziert und abgesetzt werden. Ich möchte aber ausdrücklich davor warnen, eine laufende Medikation eigenmächtig zu verändern. Psychopharmaka sollten ohne ärztliche Verordnung weder eingenommen noch abgesetzt werden!

Ich habe viele Patienten, die bereits Psychopharmaka einnehmen. Für gewöhnlich lasse ich diese Medikamente unverändert, bis ich mir ein Bild von den bestehenden Problemen gemacht habe. Je nach Schweregrad der Erkrankung und je nachdem, wie die Erkrankung behandelt werden kann, werden die bestehenden Medikamente vorsichtig in der Dosis reduziert und – nach entsprechender Bearbeitung der zugrunde liegenden Konflikte – vollständig abgesetzt.

Psychopharmaka – ganz allgemein gesprochen – dämpfen Symptome. Ob Ängste, Depressionen oder körperliche Missempfindungen, das geeignete Medikament mindert unangenehme Krankheitserscheinungen. Allerdings »bezahlen« die

Nutzer der chemischen Helfer den erwünschten Effekt mit einer insgesamt herabgesetzten Empfindungsfähigkeit, was häufig verbunden ist mit dem Gefühl des Benommenseins, eines »Neben-sich-Stehens« und einer emotionalen Verflachung. Zwar werden Ängste und Depressionen geringer, die Möglichkeit aber, Lust und Freude zu empfinden, verringert sich in gleicher Weise. Zudem steigt die Bereitschaft, missliebige Situationen zu ertragen, was häufig weitere Schwierigkeiten aufwirft: Ein gemobbter Patient wird – verlangsamt durch die Wirkung von Psychopharmaka – jetzt erst recht zum Gespött der Kollegen. Nach kurzer Zeit benötigt er stärkere Medikamente, bis er letztlich gar nicht mehr arbeitsfähig ist.

Häufig fürchten sich Patienten davor, ihre Medikamentendosis zu verringern. Sie haben Angst, dass die Symptome, unter denen sie auf dem Höhepunkt ihrer Erkrankung heftig litten, wiederkehren. Oft tritt die Gesprächstherapie in einer solchen Situation auf der Stelle. Es gibt kaum neue Aspekte, über die sich zu reden lohnt, der Patient lebt zwar nicht besonders intensiv, aber er leidet auch nicht extrem, nicht einmal mehr Träume treten auf, aus denen sich Material für die Erkundung seiner wirklichen seelischen Nöte gewinnen ließe.

In einer solchen Situation kann die Reduktion der Medikamentendosis eine Psychotherapie wieder in Bewegung setzen. Es treten neuerlich körperliche Beschwerden auf, die sich oftmals schnell psychosozialen Konflikten zuordnen lassen, die anschließend bearbeitet werden können. Auch wird nach Reduzierung der Tabletteneinnahme oft wieder häufiger und intensiver geträumt. Träume bieten eine Fülle von Einblicken in das Seelenleben, aus denen der Patient viel lernen kann.

Provokativ lässt sich formulieren: Im Allgemeinen unterdrücken Psychopharmaka Symptome, die Ausdruck und Anstoß einer anstehenden Persönlichkeitsentwicklung sein können. Statt zu heilen und wirkliche Gesundheit zu schaffen, verlängern sie Krankheitsphasen und führen letztlich viel zu oft dazu, dass psycho-somato-soziale Erscheinungen chronifizieren. Bei der Verringerung einer bestehenden Medikation sollte der Patient darauf gefasst sein, dass frühere Krankheitserscheinungen wiederkehren. Dennoch darf er sich darauf freuen, dass er wacher und lebendiger an die Deutung und Bewältigung seiner früher unverstandenen und gefürchteten Symptome gehen kann.

Patienten, die den Mut aufbringen, ihre Leiden genau zu betrachten und zu verstehen, berichten, dass ihr Leben nach der Beendigung der medikamentösen Therapie intensiver, tiefer, farbiger geworden ist – und »gefährlicher«: Körperliche Symptome, seelische und soziale Krisen werden direkter empfunden, näher. Doch mit der Erkenntnis, dass sich hinter den Symptomen Entwicklungschancen verbergen, steigt die Bereitschaft, unangenehme körperliche, seelische und soziale Erscheinungen zu ertragen, ihre wahren Ursachen zu erkennen und zu überwinden. Die früher gefürchteten Krankheitserscheinungen werden nicht länger bekämpft, sondern als Herausforderung verstanden. Sie wollen sich ihnen stellen und an ihnen wachsen.

Es ist eine prinzipielle Entscheidung: Laufe ich weg vor meinen Ängsten – oder will ich ganz leben, mit Haut und Haar, mit allen Risiken, aller Freude und jedem Leid, das diese Welt für uns bereitgestellt hat? Wer Ja sagt zur Endlichkeit seines irdischen Daseins, wer Ja sagt zu seinen Ängsten und seinen Unzulänglichkeiten, kann auch Ja sagen zu seinem Leben, ungefiltert und pur, mit all seinen Höhen und Tiefen, Unwägbarkeiten, Ungerechtigkeiten und Chancen. Ich kenne bislang keinen Patienten, der, nachdem er den Mut aufgebracht hat, sich seinen Symptomen und seinen Abgründen zu stellen, weiter Psychopharmaka einnehmen wollte.

Selbstschädigendes Verhalten ablegen

Welche Bedeutung besitzen Abhängigkeitssyndrome?

Abhängigkeiten können bestehen in Bezug auf Substanzen (Rauschmittel, Genussmittel, Nahrungsmittel) oder in Bezug auf Tätigkeiten (Geldspiel, Arbeit, Sex, Zwänge u. v. m.).

Zur Beantwortung dieser Frage sollte zunächst geklärt werden, was unter einer Droge zu verstehen ist. Ursprünglich stammt das Wort vom niederländischen »droog« für »trocken« ab und bezeichnete getrocknete Pflanzen und Pflanzenteile. Heute werden im Allgemeinen unter dem Begriff »Droge« Mittel verstanden, die die Wahrnehmung und das Denken verändern. Im weiteren Sinn fallen darunter aber auch Genussmittel wie Kaffee, Nikotin oder Alkohol. Auch exzessiv betriebene Tätigkeiten wie Arbeit, Glücksspiel, Sex oder Sport können für Einzelne durchaus suchtähnliche Bedeutung erlangen. Selbst Essen kann für manche Menschen zur Sucht werden.

Immer wieder stellt sich die Frage, warum Menschen Dinge tun, deren Schädlichkeit ihnen absolut bewusst ist. Warum nehmen wir Risiken in Kauf, ohne dass es uns dadurch auf die Dauer auch nur einen Hauch besser ginge? Oder noch schärfer formuliert: Warum schaden wir uns durch ein Verhalten, das uns allenfalls für Sekunden, Minuten oder wenige Stunden einen gefühlten, aber doch keinen tatsächlichen Vorteil bringt? Jede Sucht bezahlen wir mittel- oder langfristig mit einem Preis, der den kurzfristigen, oft nur illusorischen Gewinn mit Sicherheit übersteigt. Warum?

Die beste Antwort gibt die moderne Neurophysiologie: Suchtmittel oder Suchtverhalten stimulieren das »*Lustzentrum*«, den sogenannten *Nucleus accumbens*, im Gehirn, was uns mit dem Gefühl der Befriedigung, des Sattseins, des Erfolgreichseins, der Ruhe und Ausgeglichenheit belohnt. Zwar lassen sich die entsprechenden Belohnungs-Nervenkerne im Gehirn ebenso durch erfolgreiches Verhalten erregen, was aber jeweils mit Aktivität und Anstrengung verbunden wäre. Drogen verkürzen den Weg zur gefühlten Belohnung.

In den 1950er-Jahren führte man Tierversuche an Affen und Ratten durch, bei denen man den Tieren Elektroden ins Gehirn pflanzte, die über einen Tastendruck die Belohnungs-Nervenkerne im Gehirn reizten. Die Tiere verhielten sich anschließend wie ein Mensch im Extremstadium einer Sucht: Sie schliefen nur noch wenig, tranken und fraßen kaum. Nicht einmal an Sex hatten sie noch Freude. Die ganze Zeit taten sie nichts anderes, als immer wieder die Taste zu drücken, die ihnen durch das Ingangsetzen von elektrischem Strom die erfolgreiche Durchführung lustbesetzter Tätigkeiten vorspiegelte.

Menschen mit psycho-somato-sozialen Beschwerden spüren oft ebenfalls einen inneren Druck, den sie abbauen wollen. Manch einer versucht beispielsweise, diesen Druck durch Überengagement am Arbeitsplatz oder im sozialen Umfeld zu lindern. Ein anderer sucht vielleicht nach dem perfekten Partner und gerät hierdurch in permanente Beziehungsprobleme. Bei wieder anderen resultieren daraus Fehlernährung, Bewegungsmangel oder schädlicher Gebrauch von psychoaktiven Substanzen.

Wie bei anderen psychischen Erscheinungen spielt hierbei die Eigendynamik psychischer Vorgänge eine bedeutende Rolle: Nikotin »gleicht aus«: Es beruhigt, wenn wir unter Spannung stehen, es aktiviert, wenn wir schlapp sind. Es besänftigt die Verdauung, wenn wir zu viel gegessen haben, und es stillt Hunger, wenn wir länger keine Nahrung hatten. Unter Alkoholeinfluss »tauen wir auf«, er lässt uns Ängste und Sorgen vergessen, lockert das starre Korsett sozialer Normen, in dem wir uns vielleicht befangen fühlen. Streit mit unserem Partner vermittelt uns das Gefühl einer intensiven Beziehung. Mit überreichlichem Essen kompensieren wir das Gefühl, an anderer Stelle zu kurz gekommen zu sein, oder verschaffen uns die ersehnte innere Ruhe, wenn uns das Leben wieder einmal stresst. Harte Drogen vermitteln das Gefühl der perfekten Übereinstimmung mit sich selbst oder mit der ganzen Welt – ohne dass wir an den tatsächlichen Umständen etwas ändern müssten.

All diese Substanzen und Tätigkeiten befriedigen die Sehnsucht nach Ausgeglichenheit und Zufriedenheit. Es ist kein Geheimnis, dass diese Befriedigung lediglich auf einer Illusion beruht und der tatsächliche Effekt einer Droge genau das Gegenteil von dem ist, was sich der Suchtgefährdete von ihr verspricht.

Im Endeffekt verschlimmern alle Drogen und jedes Suchtverhalten genau die Zustände, die sie zu bekämpfen vorgeben. Zigaretten machen letztendlich unruhig, was uns zur nächsten Kippe greifen lässt. Alkohol verursacht am nächsten Morgen gern Minderwertigkeitsgefühle und verschlimmert bei chronischem Missbrauch ebenjenen sozialen Rückzug, der durch seine Verwendung oft bekämpft werden sollte. Streit mit dem Partner intensiviert die Beziehung allenfalls scheinbar, in Wirklichkeit belastet er sie. Übermäßiges Essen führt zu hohen Insulinspiegeln und provoziert damit die nächste Fressattacke. Harte Drogen führen trotz des Wohlgefühls, das sie zunächst vermitteln, über kurz oder lang dazu, dass der Süchtige weder mit sich selbst noch mit anderen zurechtkommt.

Natürlich sind diese Beispiele nicht allgemeingültig. Jede Droge hat für jeden Abhängigen eine eigene, individuelle Bedeutung. Doch immer gilt: Drogenmissbrauch ist eine Flucht, genau wie psychosomatische Beschwerden oder psychosoziale Probleme Ausdruck jener Flucht davor sind, seelische Impulse wahrzunehmen und zu leben.

Substanzmissbrauch, nichtstoffliche Abhängigkeiten und

psycho-somato-soziale Probleme verhindern oft, dass die Betroffenen ihre eigentlichen Qualitäten leben. Statt wirkliche Schritte zu unternehmen, das eigene Leben in die Richtung zu lenken, in welcher die eigenen Träume wahr werden könnten, begnügt sich der Abhängige mit der Illusion, dem bloßen Trugbild seiner Träume. Der Workaholic arbeitet auf ein Ziel hin, das zu leben er durch seine Überaktivität komplett unmöglich macht. Patienten mit funktionellen körperlichen Beschwerden vernichten in ihrem Leiden die Energie, die sie zum Ausleben ihrer innersten Wünsche nutzen könnten. Das Gleiche gilt für eine Vielzahl sozialer Konflikte: Streit ersetzt nie das eigentlich gewünschte harmonische Miteinander. Streit ist der Ausdruck fehlender Selbstgenügsamkeit, eines Mangels an Eigenliebe.

Machen wir uns nichts vor – oft kommt alles zusammen: psychosozialer Stress mit körperlichen Beschwerden, Depression, Fehlernährung, Bewegungsmangel und der Gebrauch schädlicher Substanzen, gepaart mit Flucht in Arbeit oder Ablenkung.

Aber auch Süchte lassen sich überwinden, genauso, wie sich ein lebenslang erlerntes Fehlverhalten korrigieren lässt. Es kommt darauf an, schädliches Verhalten durch ein reflektiertes, positives und nachhaltiges Verhalten zu ersetzen. Um das Belohnungssystem des Nucleus accumbens kommen wir dabei nicht herum. Nur müssen wir es mit substanzielleren Reizen füttern, als wir es in unserem Suchtverhalten bisher vermocht haben. Wir werden in diesem Buch zu einem späteren Zeitpunkt nochmals auf die Macht der Belohnungsmechanismen in unserem Gehirn zu sprechen kommen (→ Kapitel »Die Zuckerkrankheit der Seele«).

2 Wege zur Gesundung

Es ist irrelevant, auf welche Weise und aus welcher Motivation heraus wir beginnen, unser Verhalten zu ändern. Sei es aus intellektueller Einsicht, sei es aus Sorge vor möglichen Schäden, sei es aus Verzweiflung, weil das Leben vor Schmerz und Verstrickungen kaum mehr erträglich ist, oder aus dem Ansporn heraus, aus uns und unseren Talenten das Beste zu machen – viele Motivationen sind vorstellbar. Die Hauptsache ist, dass wir damit anfangen.

> Auch die längste Reise beginnt mit dem ersten Schritt.
> *Chinesisches Sprichwort*

Es ist nicht entscheidend, ob wir einen Weg wählen, auf dem wir bewusst Begebenheiten aus unserer Kindheit und Jugend bearbeiten, um uns neue Horizonte zu erschließen, mit Körperarbeit oder rein sinnlichen Erfahrungen – bedeutsam ist, dass wir nach der Entscheidung für ein intensiveres, wahreres, wirklicheres Leben überhaupt eine Veränderung einleiten: Weg von schädlichem Verhalten hin zu dem, was uns guttut, uns mit uns selbst in Übereinstimmung bringt, uns Kraft schenkt und uns löst von allem, was uns unserer positiven Energien beraubt, hin zu jenem Ziel, das uns als Perspektive wahr und erstrebenswert erscheint.

Es geht darum, altes Verhalten loszulassen, um Raum zu schaffen für neues, weniger schädliches, weniger aufreibendes. Es ist dabei nicht notwendig, sofort alle fragwürdigen Muster abzulegen und zu überwinden – wichtig ist der erste Schritt.

Man sollte in einem relativ unbedeutenden Bereich beginnen, schädliches Verhalten durch ein sinnvolles zu ersetzen: Der Verzicht auf schnellen Lustgewinn mit schlechtem Nachgeschmack wird zunehmend von nachhaltigem Erfolgserleben belohnt. Hieraus entwickelt sich eine Eigendynamik. Die Erfahrung, dass mit ein wenig Ruhe und Geduld ein neues Verhalten lebbar ist und zu befriedigenden Resultaten führt, bewirkt oft Wunder: Energien, die zuvor in schädliches Verhalten flossen, können plötzlich sinnvoll und nachhaltig gewinnbringend eingesetzt werden.

Wenn ein Mensch seine alten Verhaltensmuster aufgibt und lernt, dass auch er ganz andere Möglichkeiten besitzt als an körperlichen Beschwerden, sozialen Konflikten oder Depressionen zu verzweifeln, entsteht eine Eigendynamik, die den Betroffenen mit Hochgeschwindigkeit Entwicklungen nachholen lässt, die er sich über Jahre und Jahrzehnte nicht zugetraut hatte. Am besten passt zu dieser Situation der Ausdruck: »Gesundheit bricht aus!« Sobald es dem Betroffenen gelungen ist, seine überkommenen Muster durch neue, ihm angemessene zu ersetzen, infiziert ein neues, gesundes Verhalten einen Lebensbereich nach dem anderen.

Es ist einer der schönsten Momente der Medizin und insbesondere der Psychotherapie, wenn ein Mensch beginnt, ineffektives, selbstschädigendes Verhalten zu verlassen, um es durch kreatives, seinen wahren Möglichkeiten entsprechendes Verhalten zu ersetzen. Hat ein Patient das Selbstvertrauen gewonnen, wirkliche Veränderungen zu wagen, ist es oft atemberaubend, wie er sich einen Lebensbereich nach dem anderen vornimmt und auf seine neu entdeckten, wirklichen Verhältnisse abstimmt. Am Ende steht er vor einem ganz anderen Leben, einem, das wirklich seins ist, eines, das er wirklich selbst gestaltet hat, in dem er keinen scheinbaren Bedürfnissen mehr hinterherhechelt, sondern wirklich achtsam mit sich, seinen

Ressourcen, den Menschen in seiner Umgebung und seiner Umwelt umgeht. Einem Leben, in dem er jeden Tag seiner persönlichen Idealvorstellung Stück für Stück näher rückt.

Es ist ein gutes Stück Arbeit, diesen Zustand der Ausgeglichenheit und Achtsamkeit zu erreichen. Allerdings gibt es auch keine sinnvolle Alternative zu diesem Ziel. Nicht Geld macht glücklich, nicht Macht, kein Konsum, auch keine »auf Verschleiß« angelegte Beziehung, ebenso wenig die endlose Suche nach dem »richtigen« Antidepressivum, der »richtigen« Droge oder der alle Probleme beseitigenden Kur. In Übereinstimmung mit den eigenen Werten und Idealen zu leben, seinen Gefühlen Raum zu geben, sein wahres Ich zu entdecken und zu leben: Das ist die Antwort auf immer wiederkehrende psycho-somato-sozialen Probleme. Und diese Antwort bestimmt niemand anderes außer jeder Einzelne für sich selbst.

Träume verhelfen zu neuen Perspektiven

Wunschträume als Wegweiser für Werte und Ideale

Viele Menschen wissen allerdings gar nicht, ob sie Ideale haben. Viele von uns waren ihr ganzes Leben lang damit beschäftigt, den Anforderungen der Eltern, der Schule, der Chefs, der Partner, der Freunde und Bekannten zu entsprechen. Sie mussten sich nie wirklich fragen, was sie eigentlich selber vom Leben erwarten. So blieben ihnen ihre *ureigenen* Bedürfnisse und Sehnsüchte lebenslang verborgen.

Eine gute Übung ist in diesem Fall, sich vorzustellen, wie das eigene Leben *idealerweise* aussehen sollte – ohne Rücksicht auf die realen finanziellen Möglichkeiten, die familiären und sozialen Bindungen. Auch wenn Sie bereits eigene Ziele im Leben verfolgen, möchte ich Sie an dieser Stelle zu einem Gedankenexperiment einladen:

Nehmen Sie sich bitte eine halbe Stunde Zeit und träumen Sie Ihren Traum, losgelöst von allen rationalen Notwendigkeiten, allen materiellen Beschränkungen. Träumen Sie und beantworten Sie sich jede einzelne der auf der nächsten Seite folgenden Fragen. Schwelgen Sie in dem Gefühl, das mit jeder Frage in Ihnen aufsteigt, und genießen Sie jede Ihrer Antworten, Fantasie um Fantasie. Je radikaler und verrückter Sie sich Ihr ideales Leben ausmalen, desto mehr werden Sie vom Ergebnis des Experiments profitieren.

Wie sähe mein Leben im Idealfall aus?
Wie würde mein Tag beginnen?
Wie würde ich wohnen?
Wo würde ich wohnen?
Was würde ich frühstücken? Zu Mittag essen? Zu Abend?
Würde ich arbeiten? Was würde ich arbeiten?
Was täte ich, wenn ich keiner Arbeit nachgehen müsste?
Welche Freunde hätte ich?
Lebte ich in einer Partnerschaft? Wie wäre mein Partner? Was würde er tun?
Hätte ich ein Auto? Welches Auto? Wozu würde ich es benutzen?
Hätte ich Familie? Kinder? Eltern im Haus? Ein Haustier? Welches?
Hätte ich ein Hobby? Welches?
Wäre ich kreativ? Was würde ich gestalten?

Was würde ich besonders genießen?
Wie würde ich aussehen? Wie würde ich mich kleiden?
Würde ich ein spirituelles Leben führen?
Was wäre mein Ziel im Leben? Mein Lebenssinn?

Tab. 2-1: Wunschträume als Wegweiser.

Auch wenn sich durch keine dieser Fragen eine direkte Antwort ablesen lässt, welche Dinge für einen selbst im Leben wirklich wichtig sind oder ob und welche Ideale dahinterstehen mögen, so entsteht doch bei einer längeren Beschäftigung mit der Frage »Wie sähe mein Leben im Idealfall aus?« ein Gefühl für die eigenen Werte, eine Sensibilität für die Dinge, die uns im Herzen berühren.

Viele Menschen haben im Laufe ihres oft rauen Lebens das Gefühl für ihre Herzensneigungen regelrecht verlernt. Scheinbare Notwendigkeiten, eine Lebensorientierung an hohlen, oft über Werbung vermittelten Scheinwerten lassen sie das Gespür für die wirklich wichtigen Dinge im Leben verlieren.

Für jeden Menschen ist es wichtig, sich ureigene Träume zu gestatten. Und das ist das Ergebnis unseres Experiments: Wunschträume geben uns ein Gefühl für die Richtung, in die sich unser Leben entwickeln soll. Sie geben unserem inneren Kompass das Magnetfeld, unserem Streben Halt und unserem Leben Sinn.

> Träume nicht dein Leben – lebe deine Träume!
> *Autor unbekannt*

Um Träume zu leben, muss man Träume haben. Schon an diesem Punkt scheitern viele Menschen mit psycho-somato-sozialen Beschwerden. In unserer modernen Welt fehlt vielen der Raum zum Träumen. Jede Wunscherfüllung muss schnell geschehen. Genuss und wirkliches Erleben bleiben dabei leicht auf der Strecke. Es fehlt die Muße, Gefühle aufsteigen zu lassen. Eigene, ursprüngliche Werte bleiben unentdeckt. Wir leben im *Vergleich* mit anderen und verlieren das Gefühl für unsere individuellen Bedürfnisse. Die uns beherrschende Leere überdecken wir mit Aktionismus, Konsum und Medikamenten. Wir schwelgen in der Illusion oberflächlicher Ablenkungen wie in einem Drogenrausch, der uns daran hindert, unser Leben wirklich zu leben, ehrlich und intensiv, wahr und wirklich.

Weniger ist häufig mehr. Wer seine naiven Sehnsüchte kennt, wird falsche und oberflächliche Werte als Orientierung loslassen. Der Schlüssel zu mehr Befriedigung und Tiefe heißt nicht »immer mehr« (vom Falschen!), sondern Verzicht, Entschleunigung und Konzentration auf das, was uns der Erfüllung unserer wirklichen, ursprünglichen Sehnsüchte näherbringt.

Zu dieser Einsicht (und der Fähigkeit, sie auch zu leben!) gelangt der Mensch, wenn er seine inneren Spannungen verstanden, abgebaut und ihre Ursachen als Teil seiner Persönlichkeit begriffen hat.

Süchte und Abhängigkeiten sind Veränderungswünsche. Nur werden diese Veränderungen nicht in der Realität gelebt. Im Gegenteil: Der eigentliche Anstoß wird mit psycho-somato-sozialen Beschwerden und dem betäubenden Rennen nach Zielen, die nicht den wirklichen Bedürfnissen entsprechen, abgewehrt. Das gelebte Leben bleibt unwahr; das eigene Dasein gerät zur Illusion.

Der Verzicht auf Suchtmittel und Suchtverhalten verlangt die Konzentration auf die eigenen inneren Werte. Diese Konzentration setzt große Energien frei und führt zu einem intensiven und nachhaltigen, erfüllten und wahren Leben.

Schlafträume als Tor zum Unterbewusstsein

Schlafträume treten in jeder Schlafphase auf. Beim Einschlafen, in REM-Phasen, also den Schlafphasen, die mit schnellen Augenbewegungen (Rapid Eye Movement) einhergehen, aber auch in Non-REM-Phasen und beim Aufwachen. Besonders häufig erinnert werden sie, wenn der Schlafende in einer REM-Phase geweckt und nach seinem Traum befragt wird. Nach dem derzeitigen Kenntnisstand träumen wohl fast alle Menschen ungefähr gleich viel und gleich häufig. Lediglich das Erinnern variiert individuell stark.

Viele Menschen glauben, sie träumten gar nicht oder kaum. Andere erinnern sich mit großer Regelmäßigkeit an ihre nächtlichen Träume. Menschen mit Schlafapnoe sowie Patienten mit (besonders im Stirnhirn lokalisierten) Hirnschäden erinnern sich kaum oder nicht an Träume, ebenso Menschen, die mit bestimmten Psychopharmaka behandelt werden.

Die Funktion der Schlafträume ist bis heute unklar. Da Schlafträume so verbreitet sind und es kaum Individuen gibt, die nicht träumen, glauben viele Forscher, dass sie vermutlich eine wichtige Funktion für das Unterbewusstsein ausüben. Andere Wissenschaftler halten Träume mehr oder minder für ein Zufallsprodukt neuronaler Entladungen oder ein bedeutungsloses Überbleibsel aus der Entwicklung des Menschen. Auch Tiere träumen. Jedenfalls zeigen Katzen gelegentlich im Schlaf typische äußerliche Merkmale, die sonst beim Mäusefangen zu beobachten sind. Auch Hunde knurren und bellen im Schlaf.

Im Traum werden motorische Funktionen des menschlichen Gehirns zum Teil außer Kraft gesetzt: So können wir träumen, wir rennen, ohne dabei die Beine zu bewegen. Manche Menschen erleben diese motorische Hemmung während des Einschlafens oder Aufwachens als äußerst unangenehme Lähmung: Sie wollen sich im Halbschlaf bewegen, aber es gelingt ihnen nicht, die Augen zu öffnen oder auch nur einen Arm zu heben.

Interessant ist der Effekt der »Augmentation« (Verstärkung) in Träumen: An sich unbedeutende Geräusche wie das Ticken des Weckers, das Bellen eines fernen Hundes, das Schlagen einer Tür werden verstärkt, sodass aus dem Ticken des Weckers Glockenschläge werden, aus dem Hundegebell ein Rudel wütender Wölfe und dem Türschlagen Kanonendonner oder der Knall eines nahen Blitzes. Die Ärzte der griechischen Antike machten sich in »Dormitorien«, Einrichtungen zum Schlafen und Träumen, die Augmentation zunutze, um Krankheitssymptomen auf die Spur zu kommen, die im Wachzustand dem Bewusstsein verborgen blieben.

Träume können für bestimmte Situationen sensibilisieren und somit auf bevorstehende Aufgaben vorbereiten oder vor Gefahren warnen. Vermutlich helfen Träume auch, Erlebnisse emotional zu verarbeiten. Das Auftauchen von Tageserlebnissen im Traum verringert sich mit der zeitlichen Entfernung zum Erlebten. Allerdings können manche Traumbegebenheiten immer wiederkehren, was besonders bei angstbesetzten oder nicht verarbeiteten traumatischen Erlebnissen auftreten kann.

Die Vorgänge im Traum unterliegen keiner Kontrolle durch Logik. Die Naturgesetze scheinen größtenteils aufgehoben. Dies gibt einen Hinweis darauf, dass im Traum die Funktion des Ichs (oder auch des Egos, →Seite 43 ff.) aufgehoben oder deutlich abgeschwächt ist. So gewinnen unbewusste Ängste, Verlangen, Emotionen, die bekanntlich keiner Vernunft unterliegen, die Oberhand. Damit sind Träume ein »Tor zum Unterbewusstsein«, jenem Riesenreich unserer Seele, das wir wach nur allzu gern vor dem Blick anderer – wie auch dem eigenen! – verbergen.

Traumdeutungen haben eine jahrhundertealte, sogar jahrtausendealte Tradition. Auch in der modernen Psychotherapie sind sie wichtig, um unbewusste Triebe, Neigungen oder Handlungsanstöße zu identifizieren. Denn erst, was wir verstanden haben, können wir in einem zweiten Schritt bewusst verändern.

Häufig spiegelt sich in einem erinnerten Traum – symbolisch verschlüsselt – die gesamte Lebenssituation eines Patienten. Nicht selten deutet sich in diesem Traum auch schon die Lösung für das aktuelle Problem an. Patient und Therapeut können gemeinsam nach der Deutung des Traumes suchen. Oft gelingt es, eine Interpretation von bestechender Plausibilität zu finden.

Die Traumdeutung fußt – wie der Traum selbst – auf keiner rational strikt nachvollziehbaren Grundlage. Auch wenn lange Verzeichnisse existieren, in denen Trauminhalte konkreten Konflikten oder Situationen zugeordnet werden, offenbart sich meist erst im Gespräch der Bezug des Trauminhalts zur Realität. Wichtig ist, dass kein Therapeut seine Interpretation – auch wenn er diese für noch so wichtig, richtig und feinsinnig hält – dem Patienten überstülpt, selbst wenn dies in der allerbesten Absicht, den Erkenntnis- und Heilungsprozess zu beschleunigen, geschehen sollte.

Die beste Interpretation ergibt sich im gemeinsamen Gespräch. Oft fällt es dem Patienten wie Schuppen von den Augen, zeigt man ihm eine Lesart, die er alleine nicht entdeckt hätte. Noch einmal: Auf keinen Fall sollte der Therapeut auf seiner Deutung bestehen – und zwar aus zwei Gründen: Erstens hat es überhaupt keinen Sinn, einen Menschen zu einer Einsicht zu bewegen, für die er im Augenblick noch nicht reif ist. Blockaden und noch heftigere Abwehr wären die Folge. Zweitens: Die Erfahrung zeigt, dass jede Interpretation, die hauptsächlich dem Therapeuten einleuchtet, in Bezug auf den Patienten fast immer nicht nur vollständig nutzlos, sondern in Bezug auf das wirkliche Problem des Patienten auch falsch ist. Eine mutmaßlich richtige Interpretation hingegen – von Patient und Therapeut gemeinsam erarbeitet – bewirkt ein unbestechliches Gefühl stringenter Plausibilität, ein Heureka!-Gefühl (griechisch: »Ich habe es gefunden!«), das den Patienten oft nachhaltig beeindruckt und damit der Bewältigung seines Problems ein gutes Stück näher bringt.

Dass dem Träumer allein die aussagekräftige Deutung eines eigenen Traums gelingt, halte ich für wenig wahrscheinlich, wenn auch im Einzelfall für nicht völlig unmöglich. Es gehört eine Menge Abgeklärtheit dazu, gerade jene Symbole richtig zu interpretieren, die für die augenblicklich größten Probleme im eigenen Leben stehen, jene Probleme also, die das Ego (→Seite 43 ff.), das scheinbare Selbst, am stärksten bedrohen. Sich selbst auch unedle Motive zu unterstellen, Geltungsbedürfnis, Triebhaftigkeit, Konkurrenzdenken bei sich zu identifizieren oder ein verängstigtes Ich, das sich in seiner Bedürftigkeit an vermeintliche Liebe klammert, an illusorische Größenfantasien – diese Gelassenheit erreicht ein Mensch zumeist nur nach und nach mit höherem Lebensalter oder innerhalb einer Therapie.

Wir sind nicht ausschließlich gut, groß und stark und edelmütig. Wir sind auch klein und hässlich manchmal und neidisch und verlogen. All diese Eigenschaften gehören zu uns und noch viele mehr. Meist sind wir jedoch selbst nicht in der Lage, uns mit allen Vorzügen und Nachteilen zu sehen. Wie ein Spiegel können wir jeden anderen zumindest teilweise reflektieren; uns selbst aber erkennen wir nicht – weder unsere Schwächen noch unsere wahren Stärken.

Schlafträume sind ein Tor zum Unterbewusstsein. Wenn Sie bei psychosomatischen Beschwerden selbst den Schlüssel nicht finden, sollten Sie erwägen, sich einem Fachmann oder einer Fachfrau anzuvertrauen.

Die Behandlung psycho-somato-sozialer Beschwerden

Psycho-somato-soziale Erscheinungen sind etwas völlig Natürliches. Jeder Mensch verspannt sich in Situationen, die ihm Angst machen. Er schwitzt, er zittert, er wird fahrig und unkonzentriert. Jeder Mensch reagiert auf äußere Anlässe im Rahmen seiner Anlagen, seiner Erfahrungen und seiner Tagesform psychosomatisch und psychosozial. Das heißt: Nicht jede psycho-somato-soziale Störung ist behandlungsbedürftig. Viele Menschen spüren, welche Situationen ihnen nicht guttun, welche Empfindungen ihnen auf den Magen schlagen, die Ohren klingeln lassen, Kopfzerbrechen bereiten usw. Solche Menschen spüren, welche Konflikte sie lösen müssen, um sich wieder ganz wohl in ihrer Haut zu fühlen. Jemand, dem die Verbindung zwischen seinen Gefühlen und seiner körperlichen und seelischen Befindlichkeit bewusst ist, kommt selten wegen psycho-somato-sozialer Beschwerden in Behandlung.

Das Problem allerdings ist: Die von psycho-somato-sozialen Problemen Betroffenen ahnen eben nicht, dass sie für bestimmte Emotionen blind sind oder dass sie soziale Stressoren bewusst eben nicht als belastend wahrnehmen. Meist kennen sie entsprechende Aktionen und Reaktionen ihrer Umwelt sogar sehr gut, weil sie ihnen wieder und wieder begegnen. Nur finden sie eine Menge scheinbar rationaler Gründe für ihre sich wiederholenden Erfahrungen, die in aller Regel allerdings kaum die wahren Ursachen der Beschwerden und Konflikte berühren. Entsprechende Gefühle (»Ich und meine Kopfschmerzen!«) und Situationen (»Immer werde ich gemobbt!«) nicht mehr als »normal« zu akzeptieren und schlechtes Befinden eben nicht mehr ertragen zu wollen, ist eine wichtige und sehr hilfreiche Einsicht auf dem Weg in ein erfülltes und erfolgreiches, zufriedenes und gesundes Leben.

Rufen wir uns abermals die Definition der WHO in Erinnerung: Gesundheit ist körperliches, seelisches und soziales Wohlbefinden – und nicht nur die Abwesenheit von Krankheit und Gebrechen! Dies ist das Ziel, das jeder von uns selbstverständlich erreichen sollte – und erreichen darf. Als Autodidakt genauso wie mit professioneller Hilfe.

Es gibt zwei Wege, psychosomatische Beschwerden zu beseitigen. Beide arbeiten mit emotionalen Mitteln.

> Je weniger ein Mensch seine eigenen Gefühle bewusst wahrnimmt, desto größer ist die Wahrscheinlichkeit, dass er die körperlichen, seelischen und sozialen Folgen seines Erlebens als krankhaft und bedrohlich erlebt. Gefühle lassen sich nicht komplett verdrängen. Sie suchen sich immer einen Weg an die Oberfläche. Werden sie nicht bewusst empfunden, erscheinen sie als körperliches oder seelisches Symptom oder als sozialer Konflikt.

Auch wenn sich keine strikte Trennlinie zwischen beiden Verfahren ziehen lässt, so kann doch zwischen einem *rationalen*, für den Patienten bewusst nachvollziehbaren Arbeiten und einem Vorgehen mit *unbewussten* Methoden unterschieden werden. Beide Verfahren überschneiden sich und lassen sich in der Regel nicht vollkommen voneinander trennen. Jeder noch so rational arbeitende Therapeut transportiert auch Botschaften, die ihm selbst nicht vollständig bewusst sind. Welche Aspekte bei der Therapie in den Vordergrund gerückt werden, hängt von vielen Faktoren ab. Jeder Patient verfügt über ein unterschiedliches Maß an Fähigkeiten, seine seelischen Reaktionen wahrzunehmen, und über entsprechende individuelle Kapazitäten, seine Beschwerden und deren Intensität in Worte zu fassen. Viele Menschen folgen lieber kühler Logik, andere sind eher mit Beispielen oder Metaphern zu erreichen. Es lässt sich nicht prinzipiell entscheiden, welche Methode besser, das heißt schneller und dauerhafter, wirkt. Auch die Persönlichkeit und die Erfahrung des Therapeuten spielen bei der Entscheidung für den einen oder den anderen Weg eine Rolle.

Der bewusste Weg

Leidensdruck nutzen

Hier geht es erstens darum, den Zusammenhang zwischen Symptom und seelischer Ursache zu verstehen. Dies kann der Arzt bzw. Therapeut durch gezielte Fragen, offene Fragen oder auch durch Schweigen einleiten. Schweigen ist der stärkste Anreiz zum Reden. Meist offenbaren sich die wesentlichen Konflikte, die dicht unter der Oberfläche schlummern (sonst hätten sie nicht zum Arztbesuch geführt!), ganz von selbst. Und gibt es ausreichend Raum und Zeit, schildert der Patient nach seinen Problemen oft sogar selbst auch die Lösung dafür.

Nur sind die Probleme damit oftmals keineswegs gelöst. Viele Patienten kennen ihr Problem und wissen, dass sie immer wieder die gleichen »Fehler« begehen, immer wieder in die altbekannte, selbst gestellte Falle tappen, sind jedoch nicht in der Lage, ihr Verhalten zu ändern. Vor allem fehlt ihnen oft der Mut, den häufig durch ein Lachen abgeschwächten eigenen Lösungsvorschlag in der Realität umzusetzen.

An dieser Stelle wird es schwierig. Denn der Patient kann nicht wirklich beurteilen, ob seine Probleme tatsächlich aus dem in der Therapie entdeckten Konflikt resultieren. Und da er sein Verhalten auch nicht nachhaltig zu verändern vermag, kommt er auch nicht in den befreienden Genuss einer Verhaltensänderung. Deswegen kann er nicht die Erfahrung machen, dass beispielsweise größere Autonomie, also das Aufgeben von Abhängigkeiten, zu mehr Freiheiten führt, ohne dass dieses neue Verhalten zum befürchteten Beziehungsverlust führt. Lieber verharrt er in seinem von unbewussten Abhängigkeiten geprägten Beziehungsmuster. Lieber nimmt er fortgesetzt die Nachteile und Beschwerden in Kauf, als dass er seine (ebenfalls oft unbewusste) Angst vor Einsamkeit und Verlorensein überwindet. Auch die (unbewusste!) Furcht vor »Bestrafung« durch das Umfeld (z. B. Beziehungsabbruch, Liebesentzug, verstärktes Mobbing) können Ursache für das fortgesetzte Ertragen eines unangenehmen Lebensgefühls sein.

Zwei Phänomene kommen uns in dieser Situation zu Hilfe. Einerseits die psycho-somato-sozialen Beschwerden selbst: Der Patient leidet unter seinen Symptomen. Dieser Leidensdruck ist gesund. Er drängt den Patienten, weiter an sich zu arbeiten, nach den wirklichen Ursachen seiner Beschwerden zu forschen. Zweitens: Der Leidensdruck ist authentisch. Er lässt sich nicht betrügen, er lässt keine Ausflüchte zu. Nur wer ehrlich mit sich selbst ist und tatsächliche Veränderungen herbeiführt, erfährt eine dauerhafte Linderung.

Muster herausarbeiten

Die Erfahrung zeigt, dass kaum ein Patient an einem speziellen, isolierten Problem leidet, auch wenn es zunächst ein einzelnes Problem ist, das zum Arztbesuch führt. Typischerweise lässt sich dieses Problem in einen Zusammenhang einordnen. In Wirklichkeit handelt es sich in aller Regel um ein *systematisches Problem, das sich in unterschiedlichen Lebenssituationen bemerkbar macht.*

Dies resultiert aus einer unzulänglichen Prägung in früheren Entwicklungsphasen, zumeist der Kindheit und Jugend (→Kapitel »Das Streben nach Liebe, Anerkennung und Bindung«). Das systematische Problem eines Patienten beschränkt sich deswegen nie ausschließlich auf den von ihm als Hauptproblematik geschilderten Bereich. In jeder kleinen Begebenheit, die der Patient aus seinem Leben schildert, manifestiert sich sein persönliches, an ebendieser Stelle fragwürdiges Konzept. Und hier liegt eine Chance für den therapeutischen Ansatz. Kaum jemandem wird auf Anhieb die Lösung seines Hauptproblems gelingen, zumal er sich zu Beginn immer unsicher sein wird, ob sein körperliches, seelisches oder soziales Problem tatsächlich ausgerechnet hierin, in seinem zwar identifizierten, aber in seiner Reichweite noch nicht abschätzbaren Konflikt besteht. Seine Bewertung, so seltsam sie Außenstehenden auch anmuten mag, hat ihn sein ganzes Leben begleitet, beschützt und zumindest scheinbar »gerettet«. Ausgerechnet diese lebenslang »bewährte« Sichtweise soll verantwortlich sein für seine jetzigen Beschwerden?

Und doch ist es wahr: Was dem Betroffenen als völlig natürliche Wahrnehmung, als vollständig vernünftiges und folgerichtiges Verhalten erscheint, ist – oft im Spiegel einer Gruppe leichter nachzuvollziehen – verantwortlich für sein Nicht-mehr-Funktionieren, seine Depression, seine chronischen Rückenschmerzen, seine immer wieder auftauchenden sozialen Konflikte. Nur ist dies für den Betroffenen zu Beginn seiner anstehenden Horizonterweiterung nicht in vollem Umfang zu überblicken. Dadurch aber, dass die Schwierigkeiten des Patienten systemisch auftreten, das heißt, im Grunde jeden Bereich seines Lebens berühren, finden sich stets weniger bedeutsame Situationen, in denen alternatives Verhalten »gefahrlos« ausprobiert werden kann.

Sich Zusammenhänge bewusst machen

Ein Beispiel: Ein Patient hat Schwierigkeiten, seinem Partner authentisch seine Grenzen aufzuzeigen, ihm Einhalt zu gebieten, empfundene Übergriffe abzuwehren.

Mit großer Wahrscheinlichkeit tritt dieses Problem im Leben des Patienten an vielen Orten in Erscheinung. Im Supermarkt fühlt er sich im Gedränge vor der Käsetheke von anderen zur Seite gestoßen, in der Reinigung hat ihn die Kassiererin beim Herausgeben um einen Euro Wechselgeld betrogen, im Restaurant kommt der Kellner immer zuletzt an seinen Tisch – und nirgendwo wagt er es, sich zur Wehr zu setzen. Aus Angst vor einem Eklat, aus Angst, sich zu blamieren, aus Angst vor übermächtiger Gegenwehr.

In einer solchen Situation fahnde ich mit dem Patienten nach der zugrunde liegenden kindlich-jugendlichen Lernerfahrung. Fast immer werden wir schnell in der Familiengeschichte fündig. Das Muster »Kuschen vor einem übermächtigen Vater« oder das »Sich-unterwerfen-Müssen« gegenüber einer despotischen Mutter zieht sich wie ein roter Faden durch die Schule, die Ausbildung, die Partnerschaft – bis vor die Käsetheke im Supermarkt, an der immer noch kein Widerspruch gewagt wird. »Ich bin jetzt fünfzig Jahre alt«, empört sich der Patient, »ich muss nicht mehr gehorchen.« »Richtig«, antworte ich, »aber Sie tun es immer noch!« »Nein, ich will das nicht mehr«, erhalte ich zur Antwort, »keinen Tag länger!« »Wenn Sie es wirklich nicht mehr wollen, fangen Sie gleich damit an«, sage ich, »am besten morgen beim Einkauf!«

Alternatives Verhalten üben

Und so geschieht es dann meist. Nicht unbedingt im Supermarkt zwischen Gouda und Streichwurst, aber wie gesagt, das Leben dieses Patienten ist voll, übervoll von demütigenden Erfahrungen, die er nicht länger hinnehmen will. Und so beginnt er, sich bei der nächsten Gelegenheit zu wehren. Es zeigen sich schnell die ersten Erfolge, die zu weiteren – in diesem Beispiel – Widersprüchen ermuntern.

In dieser Phase der Therapie gibt es oft viel zu lachen, da die Patienten selbstverständlich auch bemerken, dass sie manchmal mit ihrer Vehemenz, sich endlich nicht mehr übergehen zu lassen, über das Ziel hinausschießen. Derartige Reaktionen sind völlig normal und sollten die Freude nicht dämpfen, die neue Freiheit ausgiebig auszuprobieren und zu genießen.

Mit der Zeit wird der Einsatz der neuen Verhaltensdimension sicherer und gelingt zunehmend angemessen. »Gefährlichere« Situationen werden gemeistert und letztlich bereitet das neue Verhalten keine Schwierigkeiten mehr, sodass sich der Patient über sich selbst wundert. »Was habe ich all die Jahre nur mit mir machen lassen!«, ist eine typische Reaktion. Oder auch: »Was habe ich mich über die Leute geärgert ... Und habe es auch noch selbst provoziert, dass die mich so behandeln!«

Um es auf den Punkt zu bringen: Die bewusste Behandlung psychosomatischer Beschwerden beginnt mit dem Erfassen der aktuellen Beschwerden, die spontan geschildert oder relativ einfach erfragt werden können.

Danach wird das Muster, das den Beschwerden zugrunde liegt, analysiert. Hilfreich ist hierbei, dass die Beschwerden nie nur isoliert auftreten, sondern eigentlich immer als ein System von Schwierigkeiten im körperlichen, seelischen und sozialen Bereich. Ist das Muster, das zu Beschwerden führt, analysiert, erfolgt die Suche nach dem Ursprung der Beschwerden, der sich meist in der Kindheit oder Jugend des Patienten aufspüren lässt. In diesem Zusammenhang wird oft deutlich, dass die ursprünglichen »Täter«, beispielsweise die Eltern des Patienten, meist selbst Opfer ihrer Eltern waren, die ihrerseits wiederum Opfer der Urgroßeltern oder eines Urgroßelternteils gewesen sind. Es kann hilfreich sein, den Patienten darauf hinzuweisen, dass er durch seine emotionale Arbeit die historisch einzigartige Chance hat, die unglückselige Familientradition im Rahmen der Therapie durch seinen Mut und seine Veränderungsbereitschaft dauerhaft zu durchbrechen.

Hat der Patient verstanden, dass sein Empfinden und sein Verhalten keineswegs objektiven Erfordernissen folgen, sondern wesentlich durch frühere Erfahrung geprägt sind, ist er viel eher bereit, seine lebenslangen Strategien zu verlassen und neues Verhalten auszuprobieren. Dies erfolgt zunächst auf »ungefährlichem« Terrain, sprich, an der Käsetheke oder im Restaurant, später dann in zentralen Bereichen des Lebens (gegenüber den Eltern, den Kindern, am Arbeitsplatz, im engeren sozialen Umfeld, in der Partnerschaft).

Auf Widerstände und Rückschläge vorbereitet sein

Hierbei muss der Patient auf zu erwartende Widerstände vorbereitet werden: Sein neues Verhalten verursacht eine Veränderung seines bisherigen sozialen Status. Die Veränderung einer bestehenden Hierarchie (»Hackordnung«) wird vom Umfeld nie ohne Gegenwehr akzeptiert.

Es sind Machtkämpfe zu erwarten, wobei besonders jene Strategien eingesetzt werden, über die der Patient bislang so einfach zu manipulieren war. Das heißt: Die besonders schmerzhaften Punkte im psycho-somato-sozialen Bereich werden strapaziert – einerseits vom Patienten selbst, der natürlich aufgrund der massiven Veränderungen, die er erlebt, noch unsicher ist, ob das Eis, auf das er sich begibt, ihn tatsächlich tragen wird. Andererseits wehrt sich das Umfeld des Patienten intuitiv gegen jede Lösung von Abhängigkeiten und insbesondere gegen jeden Aufstieg innerhalb der sozialen Hierarchie. Und selbstverständlich gibt es Rückschläge: Allen erarbeiteten und erkämpften Fortschritten zum Trotz treten die zwischenzeitlich verschwundenen Kopfschmerzen wieder auf, ist der Schwindel wieder da, gibt es neue Schwierigkeiten am Arbeitsplatz.

Hier kommt es sehr auf die Zuversicht des Therapeuten an, dem Patienten zu vermitteln, dass die neuerlichen Beschwerden absolut normal sind – und sicher nicht ohne Sinn: Bei genauer Betrachtung findet sich immer ein Grund für das Wiederauftreten der besiegt geglaubten Symptome. Das Leben der Patienten ist geprägt von unbewusstem früherem Verhalten, einem eingefahrenen Schienennetz, neben dem das neue, gerade mühselig Erlernte wirkt wie ein unwegsamer Pfad in den unbekannten Dschungel. Bei jeder Gelegenheit springt der aus dem Gleis geworfene Zug zurück in die gewohnte Bahn.

Es ist unmöglich, alle Bereiche gleichzeitig zu sanieren. Aber eines sollte während der Therapie gelernt werden: Die psycho-somato-sozialen Symptome sind *nie* ohne Sinn. Wenn sie erneut auftreten, hat ein altes Schema, ein altes Verhaltensmuster wieder zugeschlagen. Mit Sicherheit kann im Gespräch der Mechanismus geklärt werden, der für das Zurückfallen in alte Muster verantwortlich ist.

Dass die Symptome allen Anstrengungen zum Trotz immer wiederkehren, kann für den Patienten extrem frustrierend sein, zumal er seine Beschwerden wenigstens zu Beginn kaum im Zusammenhang mit seinen Konflikten zu sehen vermag.

Es ist Aufgabe des Therapeuten, hier Zuversicht und unerschütterliches Vertrauen auf Besserung auszustrahlen und nimmermüde darauf hinzuweisen, dass alle Beschwerden einen Sinn besitzen, der sich stets entdecken lässt und der hilft, die wahren Ursachen der Symptome zu verstehen und zu behandeln, sprich, schädliches, nicht angemessenes Empfinden und nicht mehr situationsgerechtes Verhalten endgültig abzulegen.

Ohne die Beschwerden hätte es der Patient unendlich viel schwerer, inadäquate Muster zu überwinden und neue Sicht- und Verhaltensweisen zu erlernen. Die Beschwerden sind seine Freunde, seine Helfer. Sie passen auf ihn auf, schützen ihn, bevor er wirklich ernsthaft organisch erkrankt.

Sie helfen ihm dabei, ein intensiveres, sozial besser integriertes Leben zu führen. Er darf sich trotz seiner Beschwerden lieben, und er darf und sollte gerade wegen seiner Beschwerden liebevoll mit sich umgehen. Denn die Beschwerden zeigen an, dass er mehr ist als nur Vernunft, viel mehr als das, was ihm bis jetzt von sich selbst bewusst war, und sehr viel mehr, als sein Ego (→ Seite 43 ff.) ihn bislang wissen, glauben und hoffen ließ.

Therapiestufen der emotional bewussten Behandlung	
Therapie	Erfassen der Beschwerden in ihren psychischen, sozialen und somatischen Dimensionen
	Analyse der zugrunde liegenden Empfindungs- und Verhaltensmuster
	Suche nach den Ursprungssituationen der Muster in der Kindheit und Jugend
	Entwurf alternativer Empfindungs- und Verhaltensmuster
Patient	Ausprobieren des neuen Verhaltens in harmlosen Situationen

Therapie	Besprechung der zu erwartenden Widerstände
	Besprechung der Wahrscheinlichkeit von Rückschlägen
Patient	Einbringen des neuen Verhaltens in zentrale Lebensbereiche
Therapie	Immer wieder der Hinweis auf den Sinn und den Nutzen der Beschwerden! Die seelischen, sozialen und körperlichen Symptome *helfen* bei der Entwicklung. Sie sind Freunde, Schutzengel!

Tab. 2-2: Therapiestufen der emotional bewussten Behandlung.

Das Wiederauftreten von psycho-somato-sozialen Symptomen zeigt an, dass der Betroffene einen noch besseren Umgang mit sich selbst und mit seinem Umfeld erlernen kann und sollte.

Gelingt es dem Patienten nach dem Wiederauftreten von Beschwerden abermals, den Auslöser zu identifizieren, und bringt er die Kraft und die Konsequenz auf, sein Verhalten entsprechend zu ändern, beginnt er tatsächlich ein neues, reflektiertes und selbstbestimmtes Leben, so wird sich sein Befinden rasch bessern.

Die Erfahrung, dass die Beschwerden tatsächlich in engem Zusammenhang mit seinem Verhalten stehen, wirkt ähnlich fundamental wie das erstmalige wirkliche Durchstehen der Panikattacke bei einem Angstpatienten. Wie der Angstpatient lernt, dass sich die Angst in ein Nichts auflöst, wenn er sich wirklich mit ihr konfrontiert, ihr begegnet, sie näherkommen lässt, bis er sie genau erkennen kann (was ihm niemals gelingt, denn bei wirklich naher Betrachtung löst sich jede Angst zuverlässig auf!), erfährt ein Patient mit psycho-somato-sozialen Leiden, dass seine Beschwerden unmittelbar abhängig sind von seinem Empfinden und seinem Verhalten, was er beides selbst beeinflussen kann.

Wenn er es geschafft hat, diese Sichtweise erstmals zuzulassen, wird ihm der Zusammenhang am eigenen Körper bewusst. Ab diesem Punkt ist eine dauerhafte Besserung all seiner Beschwerden kaum mehr aufzuhalten.

In Tab. 2-2 werden einzelne Stufen der emotional-bewussten Behandlung zusammengefasst, wie sie exemplarisch ablaufen können.

Der unbewusste Weg

In manchen Fällen führt die kognitive Arbeit, das heißt, das Aufdecken und Bewusstmachen früh erlernter Verhaltensschemata, zu keinem ausreichenden Erfolg. Einerseits sind viele Patienten der festen Überzeugung, ihre Beschwerden hätten eine körperliche – und keine seelische – Ursache. Andererseits können viele ihr Verhalten nicht einfach umstellen, selbst wenn sie selbst überzeugt sind, dass ihre Beschwerden stressbedingt oder psychosomatisch verursacht sind. »Der Geist ist willig, doch das Fleisch bleibt schwach ...«

Es ist in Anbetracht der untrennbaren Einheit von Körper, Seele und sozialer Einbindung für den Menschen letztlich ohne Belang, an welcher Stelle die Hilfe ansetzt, um ihn »ganz« werden zu lassen, ihn zu »heilen«. Jeder der drei Bereiche – Körper, Psyche und soziales Umfeld – beeinflusst seine beiden Nachbarn, im Positiven wie im Negativen.

Angesichts der neuropsychologischen Erkenntnis, dass unser Empfinden und unser Verhalten zum allergrößten Teil von unseren unbewussten Gefühlen gesteuert werden und dass unsere rationale Einsichtsfähigkeit (unsere »Vernunft«) nur einen vergleichsweise geringen Einfluss auf unser Befinden hat, sollte auf Verfahren, die bewusst die (schulmedizinische) Vernunft außer Acht lassen, keinesfalls nur lächelnd herabgesehen werden. Im Gegenteil: Gerade bewusst irrationale Ansätze vermögen Strukturen in uns zu erreichen, die dem kühl rationalen Nachfragen und Nachdenken völlig verschlossen bleiben. Auch wenn die Schulmedizin immer wieder so tut: Die Ratio, der Intellekt, das reine Verstehen bewirkt im Vergleich zu den *durch neue Erfahrungen vermittelten Emotionen* bei der Heilung von psycho-somato-sozialen Beschwerden sicherlich den geringeren Teil. Wir können tausendmal *verstanden* haben, warum wir uns beispielsweise gegenüber Autoritäten immer wieder verspannen und unsere Spontaneität verlieren (weil sie uns vielleicht an einen autoritären Elternteil erinnern) – eine tiefgreifende Veränderung unseres Empfindens und Verhaltens werden wir erst erreichen, wenn wir uns wiederholt erfolgreich gegen eine Übermacht behauptet haben. Der Lerneffekt resultiert viel weniger aus der Einsicht, dass uns kein Chef jemals den Kopf tatsächlich abreißen wird, unsere Angst rational betrachtet also völlig unangemessen ist; neue Empfindung, neues Verhalten und ein neues Bewusstsein ergeben sich nachhaltig erst aus tatsächlich verändertem Verhalten – im vorliegenden Fall also der Überwindung der zugrunde liegenden Angst und der nachfolgenden Erfahrung, dass das neue Verhalten sich weitaus besser anfühlt. Die rationale Einsicht bewirkt lediglich, dass der Patient neues Verhalten tatsächlich *wagt*. Die eigentliche Veränderung erfolgt auf einer *unbewussten* Ebene, die viel weniger durch Worte als beinahe ausschließlich durch neue Erfahrungen erreicht werden kann.

Die Wahrnehmung für das Selbst steigern

Die Selbstwahrnehmung und der Umgang mit uns selbst entspricht spiegelbildlich der Art und Weise, wie mit uns in der prägenden Phase des Aufwachsens umgegangen wurde (→ Abb. 1-1, S. 84). Das Selbstbild wiederum bestimmt unseren Umgang mit unserem Gegenüber. In letzter Konsequenz resultiert aus einer früh beschädigten Selbstwahrnehmung vermutlich sogar unsere Sicht auf das gesamte Leben auf unserem Planeten. Der Umgang mit der Umwelt entspricht dem Umgang mit uns selbst. Insbesondere auf den Punkt »Achtsamkeit« werden wir an einer späteren Stelle noch zurückkommen.

Die ersten Schritte zur Steigerung der Selbstwahrnehmung können körpertherapeutisch erfolgen. Hierzu sind Verfahren wie Wassergymnastik, Massagen oder Reiki, aber auch Yoga, Qigong, Tai-Chi und viele andere mehr geeignet. Eine gute Möglichkeit sind auch Musiktherapie, Musikgymnastik oder Jazztanz, weil hier die sinnliche Wahrnehmung besonders eng an körperliche Wahrnehmung und Körperausdruck gekoppelt ist.

Soziale Interaktion fördern

Besonderen Wert auf soziale Interaktion sowie Körperausdruck und Körperwahrnehmung legen z. B. die Clownpädagogik und die Maskenarbeit, die es den Kursteilnehmern ermöglichen, unter dem Schutz der Clownsnase bzw. hinter einer Theatermaske spielerisch neue Verhaltensweisen zu erproben.

Über die Verbesserung der Körperwahrnehmung durch all diese Verfahren kann es mit der Zeit auch zu einer Verbesserung der Wahrnehmung von seelischen Befindlichkeiten kommen, auf die dann bewusst eingegangen werden kann, ohne dass es – wie zuvor – zu einer Manifestation als belastendes körperliches oder seelisches Symptom kommen muss.

Sinnliche Wahrnehmung schulen

Ebenso kann Aromatherapie hilfreich sein, indem sie die sinnliche Wahrnehmung stimuliert und schult. Auch Kristalltherapie bietet hierfür Ansätze, die, ebenso wie die Einzelmittel-Homöopathie, schon näher bei den möglichen seelischen Konflikten der Patienten angesiedelt ist: Die Suche nach dem geeigneten Kristall, besonders auch die Suche nach dem geeigneten homöopathischen Mittel erfordert zwangsläufig, dass sich der Patient mit seiner inneren Befindlichkeit auseinandersetzt. Was als Psychotherapie Angst und Abwehr im Patienten erregt, vermag als sanfte, alternative Heilmethode helfen, mehr über die eigenen Befindlichkeiten zu erfahren, um nachfolgend in größerer Übereinstimmung mit den tatsächlichen Bedürfnissen zu leben.

Eine weitere – schulmedizinisch mittlerweile akzeptierte, wenn auch noch wenig verbreitete – Methode zur Behandlung psycho-somato-sozialer Beschwerden stellt die Hypnotherapie dar. Unter bewusster Ausschaltung jedweder Vernunft und Logik schildert der Patient in leichter Trance seine Probleme in bildhafter Form. Die Hypnotherapie fragt nicht nach einem Warum. Sie arbeitet auf einer rein emotionalen Ebene und vermag hier Verstrickungen zu identifizieren und sogar zu lösen, die sich rational nicht angehen ließen. Die Liste von Möglichkeiten ließe sich noch endlos fortsetzen. Es gibt nicht *das* eine Mittel zur Behandlung psycho-somato-sozialer Beschwerden. Auch sind schnelle Heilerfolge keineswegs die Regel, insbesondere bei Patienten mit jahre- und jahrzehntelanger Vorgeschichte. Oftmals gelingt es immerhin, einen Patienten vor sinnloser Diagnostik und unzureichend indizierten Operationen zu bewahren und ihm stattdessen ein Stück Lebensqualität zu vermitteln. Manchmal kann es nur darum gehen, dem Patienten nicht Heilung, sondern lediglich Linderung zu verschaffen. Hierzu sind viele Verfahren geeignet.

Bei all unseren Bemühungen ist nicht zu vergessen: Das Leben heilt auch. Langsam zwar, nicht immer schonend, aber stetig über viele Jahre. Jeder Therapeut sollte sich darüber im Klaren sein, dass er nur so weit helfen kann, wie es der Patient zulässt. Der Patient bestimmt das Tempo, nicht der Behandler. Ein Therapeut kann nur die Richtung weisen – seinen Weg muss jeder Mensch selber gehen.

Was verändert sich durch eine Psychotherapie?

Wer eine Therapie bei einem guten Therapeuten erfolgreich abgeschlossen hat, antwortet auf diese Frage meist mit einem Lächeln. Der Effekt ist schwer in Worte zu fassen: Eigentlich bleibt man trotz Therapie der Mann oder die Frau, der oder die man immer gewesen ist. Und doch ist hinterher alles anders.

Es fängt schon damit an, dass man aufhört, eine Rolle zu spielen. Wer durch eine schwere Krise zur Therapie gelangt, funktioniert zunächst vielleicht eine Zeit lang gar nicht mehr. Körperliche Beschwerden, allgemeine Erschöpfung und Niedergeschlagenheit, Selbstzweifel und Zukunftsängste bestimmen die Gegenwart. Alle Werte, alle Koordinaten versinken in Sinnlosigkeit. Wenn sich im Verlauf der Therapie neue Perspektiven auftun, liegen – bildlich gesprochen – »Nord- und Südpol« oft an völlig anderer Stelle. Man beginnt, die eigenen Gefühle intensiver wahrzunehmen oder, noch treffender ausgedrückt: überhaupt *für wahr* zu nehmen. Man begreift, dass die Orientierungen, die wir von Eltern, Geschwistern, in der Schule, von Freunden, von Bekannten und Vorgesetzten intuitiv übernommen hatten, für einen persönlich nicht unbedingt ebenfalls gültig sein müssen. Man lernt, dass die eigene Wahrnehmung keiner objektiven Wahrheit entspricht, sondern geprägt ist von der Konstellation innerhalb der Familie, von früh notwendiger Anpassung, von frühen Defiziten, Übergriffen oder Verlusten. Man begreift, dass diejenigen, die einem Unrecht zufügten, oft selber Opfer waren, und dass sie – im Gegensatz zu einem selbst – vielleicht nur nie die Chance bekamen, die in der Regel über Generationen »weitervererbte« Ur-Sache allen Elends zu verstehen und aufzuarbeiten. Man lernt seine eigenen Wertigkeiten und Ziele besser kennen – was man liebt und wie man leben will, genauso wie das, was man sich in Zukunft lieber vom Leibe hält. Viele Beziehungen ändern sich: Man lernt, Nein zu sagen, aber auch aus vollem Herzen Ja, wenn die Zeit gekommen ist. Man sieht, wo man bisher nur »funktioniert«, aber nicht wirklich nach eigenen Vorstellungen gelebt hat. Man begreift, dass das »wahre Leben« nicht nur geträumt werden muss, sondern gelebt werden darf, jeden Tag, jede Sekunde, das ganze Leben lang.

Vielleicht lässt sich der angestrebte Effekt einer Psychotherapie am besten mit dem Spruch beschreiben: »Werde, der (oder die) du bist!« Im Grunde geht es genau darum: Zu erkennen, was mir entspricht und was nicht. Und anschließend diese Erkenntnis ins Leben zu übersetzen. Denn jeder kann nur sein eigenes Leben leben, niemals das eines anderen. Darum geht es: die eigenen Werte entdecken, leben und damit glücklich sein. Psycho-somato-soziale Symptome helfen dabei.

Nicht jeder leidet so stark, dass er gleich einen Therapeuten zurate ziehen möchte. Was kann er tun?

Es gibt eine Schwelle, unterhalb der jeder Betroffene versucht, seine Probleme selbstständig zu lösen. Dieses Selbstmanagement ist prinzipiell zu begrüßen, denn auch eine Psychotherapie erspart niemandem die Auseinandersetzung mit den eigenen Motiven, Ängsten und blinden Flecken. Eine Therapie kann Hilfestellungen leisten, um den Weg in ein glückliches, dauerhaft befriedigendes, gesundes Leben zu finden.

Auf diesem Weg stoßen wir immer wieder auf Fragen und Unsicherheiten, die uns vor beinahe unüberwindliche Hürden zu stellen scheinen. Natürlich ist jeder mit seinen eigenen, höchst persönlichen Problemen konfrontiert. Dennoch gibt es Hemmnisse, die sich bei jeder »Selbstwerdung« zu wiederholen scheinen. Im Laufe der Jahre ist eine Sammlung von Sinnsprüchen entstanden, die ich teils von anderen Therapeuten, teils auch von Patienten gehört habe und die an entsprechenden Knackpunkten der Therapie immer wieder auftauchen. Zum Abschluss dieses Abschnitts möchte ich Ihnen einige dieser »Weisheiten« mit auf den Weg geben. Vielleicht können sie Ihnen helfen, aktuelle Schwierigkeiten besser zu meistern.

Jeder mache sich selbst glücklich – dann sind alle glücklich!

Ob bei der Pflege von Angehörigen, in einer Partnerschaft oder bei der Kindererziehung: Oft glauben wir, dass wir uns bestimmte Freiheiten nicht nehmen dürfen, weil wir damit einen geliebten Menschen unglücklich machen würden. So verzichten wir dem anderen zuliebe auf Dinge, die wir gern hätten oder tun würden, und bescheiden (oder schmücken!) uns mit der Rolle als selbstloser Helfer. Unglücklicherweise weiß das Gegenüber die

Opferbereitschaft meist nicht lange zu schätzen. Im Gegenteil: Mit jedem Verzicht, jedem Entgegenkommen scheinen seine Ansprüche an unsere Hilfsbereitschaft und die damit verbundene Selbstaufgabe zu wachsen. Manche Partner werden immer noch unglücklicher und unzufriedener, manch Pflegebedürftiger entwickelt regelrecht tyrannische Züge und gerade verwöhnte Kinder können zu absolutistischen Despoten mutieren.

Selbstaufgabe hinterlässt in aller Regel zwei unglückliche Menschen: den einen, der alles gegeben hat, um den anderen glücklich zu machen – und den anderen, dessen Dankbarkeit sich mit der Zeit in Anspruchsdenken verwandelt hat. Wenn sich das Helfen nicht mehr gut anfühlt, ist dies ein untrügliches Zeichen dafür, dass der Hilfsempfänger einen Teil der Verantwortung für sein Wohlergehen an den Helfenden abgegeben hat. Dies überfordert nicht nur den Helfenden; auch der scheinbar Hilfsbedürftige wird (durch den Helfenden!) an der Selbsthilfe gehindert. Das Engagement des Gegenübers hindert ihn daran, ein eigenes, im Rahmen seiner Möglichkeiten unabhängiges Leben zu führen.

Es klingt zunächst egoistisch: Jeder mache sich selbst glücklich! Doch das Aussprechen eigener Wünsche und Vorstellungen sprengt die Ketten, die beide Partner an eine unbefriedigende Rolle fesseln. Es kann sein, dass der verlassene, von nun an auf sich gestellte Partner zunächst wütend wird. Oft werden die Folgen einer Trennung theatralisch inszeniert. Derjenige, der sich die überfälligen Freiräume endlich schafft, verspürt heftige Schuldgefühle. In aller Regel zeigt allerdings die weitere Entwicklung, dass der Verlassene sehr wohl alleine zurechtkommt; letztlich mobilisiert er eigene Ressourcen, die auch ihn in ein glückliches und selbstbestimmtes Leben führen.

Selbstverständlich kann es passieren, dass der Verlassene sich mit der neuen Situation nicht abfindet. Dennoch ist niemandem geholfen, wenn eine Beziehung nur aus Mitleid geführt wird. Dies wird denjenigen, der vorgeblich der Unterstützung bedarf, auch niemals glücklich machen. Jede Beziehung besteht aus Geben und Nehmen. Wer sich für so bedürftig hält, dass er nur noch nehmen kann, hat ein Problem, das sein Partner mit keinem Verzicht, mit keiner noch so vollständigen Selbstaufgabe lösen wird. Im Gegenteil: Jede Überfürsorglichkeit verhindert die Entdeckung und die Nutzung eigener Möglichkeiten und führt in eine unbefriedigende Abhängigkeit. Wer erwartet, glücklich zu werden, indem sein Gegenüber auf die Verwirklichung eigener Interessen verzichtet, wird immer enttäuscht werden. In einer dauerhaft gelingenden Partnerschaft freut sich jeder am Glück des anderen. Jeder unterstützt seinen Partner bei der Horizonterweiterung, unterstützt ihn in seiner Unabhängigkeit und freut sich mit ihm am Teilen der neuen Erfahrungen und Erlebnisse. Jeder Mensch besitzt ein Recht auf eine autonome Entwicklung. Ich kann niemanden zwingen, genau nach meiner Façon glücklich zu werden. Den eigenen Weg kann nur jeder selber finden. Ich kann beraten, ich kann anregen, aber ich kann niemanden dauerhaft glücklich machen, schon gar nicht durch meine Selbstaufgabe. Es gibt keine Alternative: Jeder mache sich selbst glücklich. Dann sind alle glücklich!

Man muss sich erlauben, stehen zu bleiben, um weiterzukommen!

Was klingt wie ein Paradoxon, ist in der Psychotherapie oftmals eine Bedingung, ohne die Entwicklungen nicht möglich sind: Wer fixiert bleibt auf ein Ziel, wer seine größten Sehnsüchte nicht einen Moment loslassen kann, wird nie erfahren, dass es andere Sichtweisen, neue Wege, ein besseres Leben gibt. Erinnern wir uns an Abb. 1-1 (S. 84), die zeigt, wie die Umwelt stets zurückweicht vor dem übergroßen Liebesbedürfnis eines Menschen, der sich als Kind an Liebe »nicht satt essen« durfte. Erst wenn dieser Mensch bereit ist, zumindest versuchsweise für eine kurze Zeit auf die Erfüllung seines größten Wunsches zu verzichten, wird er feststellen: Das, dem er sein Leben lang vergeblich hinterhergelaufen ist, bewegt sich ganz von alleine auf ihn zu. Solange er rennt, wird er diese Erfahrung niemals machen. Deswegen müssen wir uns erlauben, stehen zu bleiben, um weiterzukommen.

Im Moment ankommen

Die Geschichte der *Büchse der Pandora* wird in verschiedenen Versionen erzählt. Mir gefällt, hier verkürzt wiedergegeben, die folgende am besten:

Prometheus hat den Göttern das Feuer gestohlen. Um ihn zu bestrafen, schicken ihm die Götter Pandora, eine mit allen Gaben beschenkte junge Frau. Sie soll Prometheus eine Büchse überreichen, in der die Götter alle Übel dieser Welt versteckt haben. Die neugierige Pandora öffnet die Büchse, und alle Übel (wie Neid, Wut, Krankheit, Elend u.v.m.) springen heraus. Als Pandora den Deckel erschrocken zurück auf die Dose setzt, befindet sich nur noch ein einziges Übel in der Dose: die Hoffnung!

Warum bezeichnet der Mythos die Hoffnung als Übel? Die Hoffnung ist ein Übel, weil sie jeden Moment entwertet. Wir *hoffen,* das richtige Leben werde erst beginnen, wenn uns dieser oder jener Wunsch erfüllt ist oder wenn wir selbst diese oder jene Voraussetzung erfüllt haben. Mit diesem Denken zerstören wir jeden Augenblick. Es *kann* ja immer noch besser werden, hoffen wir, wirklich, wahr, richtig und erfüllt, in der erhofften Zukunft eben – und damit nie in der mangelbehafteten Gegenwart. Das Leben besteht aber nicht aus den wenigen Zielen, die wir erreichen wollen; es besteht aus lauter Augenblicken. Wir machen uns also unglücklich, wenn wir *hoffen,* das »richtige«

Leben irgendwann zu erreichen. In Wirklichkeit hat das »richtige« Leben längst begonnen, jetzt und in jeder Sekunde. Wenn wir es jetzt nicht genießen (oder zumindest beginnen zu lernen, dass wir jeden Augenblick genießen dürfen!), werden wir unser Leben niemals genießen. Wir werden unser Leben in der Erwartung *hoffend vergeuden*, dass wir eines Tages die richtige Erkenntnis, die richtige Einstellung, den richtigen Partner, den richtigen Beruf, das richtige Einkommen, die richtigen Kinder oder auch den richtigen Therapeuten, das richtige Medikament, das richtige Glück, das »richtige Leben« eben finden werden – was gleichzeitig und dauerhaft niemals der Fall sein wird.

Diese Hoffnung wird sich niemals erfüllen. Phasen der Erschöpfung, der Niedergeschlagenheit, des Gefühls der Sinnlosigkeit, der Depression, der körperlichen Schmerzen und auch der sozialen Konflikte sind natürlich und notwendig; sie gehören zum Leben dazu. Ohne sie würden wir uns kaum mehr bewegen und auch nicht mehr weiterentwickeln. Alles wäre ja schon, wie wir es uns wünschen.

Wenn Sie glücklich sein wollen, fangen Sie *jetzt* damit an. Sitzen Sie bequem? Ist das Licht gut genug zum Lesen? Ist Ihnen kühl? Zu warm? Sollten Sie vielleicht etwas trinken? Sorgen Sie dafür, dass Sie sich körperlich wohlfühlen, so gut es im Augenblick eben möglich ist. Natürlich wird es intensivere Momente geben in Ihrem Leben als diesen Augenblick. Aber Phasen der Entspannung, auch der Langeweile, sind unumgänglich, um im Kontrast Glück und Zufriedenheit wieder zu empfinden. Zu hoffen, dass Sie *irgendwann* dauerhaft zufrieden sind, ist das sicherste Mittel, es *nie* zu werden.

Es gehört Mut dazu, die Hoffnung auf eine bessere Zukunft und die damit verbundene Getriebenheit aufzugeben. Doch das Ankommen im Augenblick ist die Voraussetzung dafür, das Leben überhaupt positiv zu empfinden. Unser Leben kann schon aus physiologischen Gründen nicht ausschließlich aus

Glücksmomenten bestehen. Die Buddhisten sagen: »Der Weg ist das Ziel.« Ein Witzbold hat daraus gemacht: »Das Ziel steht im Weg.« Die Hoffnung, glücklich und zufrieden zu werden, *verhindert* mit ihrer Fixierung unseres Blicks auf die Zukunft die Achtsamkeit im Augenblick. Deswegen ist es sinnvoll, nicht länger zu *hoffen,* sondern die Qualitäten und die Möglichkeiten der Gegenwart wertzuschätzen und für ein substanzielles und nachhaltiges Leben zu nutzen.

In psychologischen Dingen ist es oft richtig und wichtig, den zweiten Schritt vor dem ersten zu tun!

Oft haben wir Dinge verstanden – und trauen uns doch noch nicht, sie zu leben. Oft fehlt uns die Selbstsicherheit, eine neue Erkenntnis, einen neuen Entwicklungsstand, eine neue Position gegenüber unseren Bezugspersonen überzeugend zu vertreten. Die theoretische Einsicht allein nutzt jedoch wenig; unser Bewusstsein verändert sich nachhaltig erst, indem wir die neue Einstellung leben. Erst neues Verhalten bewirkt neue Erfahrungen. Und diese bewerkstelligen viel effizienter eine nachhaltige Veränderung unseres (Selbst-)Bewusstseins als alle theoretischen Überlegungen.

Ich kann längst verstanden haben, warum mir meine Beziehungspartner immer davonlaufen – beispielsweise, weil mir klar geworden ist, dass ich seit frühester Kindheit bis zur Selbstaufgabe alles gegeben habe, um meinen Vater zufriedenzustellen, und dieser mir trotzdem stets vermittelt hat, dass ihm dies nicht genüge, dass ich nicht wirklich liebenswert sei. Dieses Gefühl, alles geben zu müssen, wird sich dauerhaft erst auflösen, wenn ich es wage, mich weniger für meine aktuelle Beziehung zu engagieren. Solange ich alles tue, um den Beziehungsverlust zu vermeiden, wird genau dieser mit großer Wahrscheinlichkeit immer wieder eintreten. Die Kompensation meiner Angst durch Selbstaufgabe verhindert den wesentlichen Lernerfolg: dass ich ein liebenswerter Partner bin, um den der andere sich nach Kräften bemüht. Statt diese wichtige Erfahrung zu machen, reiht sich ein negatives Erlebnis ans nächste.

Um eine solche Blockade zu überwinden, eignet sich die sogenannte »paradoxe Intervention«: Ich tue genau das, wovor ich die größte Angst habe. Dies fällt schwer, schließlich habe ich ein Leben lang gelernt, »alles« zu geben, um geliebt zu werden. Es gehört großer Mut dazu, den gewohnten Pfad zu verlassen. Und doch ist es eine erfolgreiche Strategie, sich so verhalten, als wäre ich schon der autonome, geliebte Mensch, der ich aufgrund meiner sich selbst erfüllenden Sicht- und Verhaltensweise nie sein durfte.

Oft sind zahlreiche Beziehungsabbrüche vonnöten, bis der oder die Betroffene zwangsläufig gelernt hat, dass man auch ohne Partnerschaft glücklich sein kann. Vielleicht kommt es neben den sozialen Schwierigkeiten im Verlauf auch zu Depressionen oder körperlichen Beschwerden wie Rückenschmerz. Genau wie für die sozialen Konflikte gilt, dass psychosomatische Erscheinungen keine Krankheit sind, sondern ein Fingerzeig auf ein vorhandenes Wachstumspotenzial. Den zweiten Schritt vor dem ersten zu tun, ermöglicht den Ausbruch aus dem Kreislauf von Kompensation und sich stets wiederholender Frustration.

Der Grundsatz, den zweiten vor den ersten Schritt zu setzen, ist auch in vielen anderen Situationen hilfreich. Am Arbeitsplatz wundert sich mancher, warum Kollegen mit deutlich weniger Wissen, Erfahrung und Überblick an ihm vorüberziehen und eine Karriere hinlegen, die ihnen selbst vorenthalten bleibt. Statt sich darüber aufzuregen und in eine innere Blockadehaltung zu verfallen, ist es vermutlich zielführender, sich weiter konstruktiv in die Lösung der anstehenden Aufgaben einzubringen, als den Vorgesetzten ständig das Gefühl zu vermitteln, dass man selbst kompetenter sei und eine Beförderung viel eher verdient hätte als besagter Kollege. Sich seiner Qualitäten bewusst zu sein und diese so zu einzusetzen, als sei man bereits am Ziel (wo man sich und anderen nichts mehr beweisen muss), dürfte einem Aufstieg viel eher dienlich sein als kleinliche Revierkämpfe. Zudem wirkt ein souverän-selbstbewusstes Auftreten nach außen attraktiver, was eine Karriere in einer anderen Firma ebenfalls wahrscheinlicher macht.

Wir dürfen uns das »Buddhagewand der Tiefenentspanntheit« durchaus schon anlegen, wenn wir die Erleuchtung innerlich vielleicht noch nicht vollständig erreicht haben. Es ist unsinnig zu glauben, dass uns das Glück stets hold sein wird, wenn wir erst den richtigen Partner, den passenden Job, genügend Geld, wohlerzogene Kinder usw. haben. Die aktuellen Probleme werden in neuem Gewand wieder auftreten und uns abermals am Zufriedensein hindern. Wenn wir jedoch heute schon zufrieden sind, verschafft uns dies die Ruhe und die Kraft, unsere Aufgaben achtsam und gewissenhaft zu erledigen. Auf diese Weise – indem wir den zweiten vor den ersten Schritt setzen – sorgen wir am ehesten dafür, dass wir da ankommen, wovon wir selbstverständlich weiter träumen dürfen.

Wunschträume (→ Kapitel »Wunschträume als Wegweiser für Werte und Ideale«) verleihen unserem Handeln eine Richtung. Wir sollten uns aber darüber im Klaren sein, dass das Erreichen von Zielen kein dauerhaftes Glück garantiert. Der Weg ist das Ziel, und das letzte Ziel heißt Zufriedenheit. Den zweiten vor dem ersten Schritt zu tun bedeutet in letzter Konsequenz, die Zufriedenheit in jeden Augenblick einzuladen.

Wer mit dem Finger auf andere zeigt, zeigt mit drei Fingern auf sich selbst!

Was uns am Gegenüber am meisten stört, nervt, ärgert, aufbringt, ist oft nur eine alte, unverarbeitete Wut. Wir sollten dem

Gegenüber dankbar sein, dass er uns auf eine Verletzung unserer Seele, die geheilt werden will, aufmerksam macht!

Jede Person besteht aus tausenden Facetten. Wir können an ihr die positiven Seiten betrachten oder die negativen. Wenn uns jemand durch sein Verhalten, seine Bemerkungen, oft schon durch seine bloße Anwesenheit extrem provoziert, hat dies damit zu tun, dass er an eine schwärende seelische Wunde in uns rührt, an eine Ur-Sache, die in einem viel früheren, nicht wirklich verarbeiteten Erlebnis zu finden ist.

Wenn wir innerlich völlig »heil« wären, würden wir seine Marotten und Besonderheiten zur Kenntnis nehmen, uns darüber aber nicht aufregen. Es gibt unendlich viel Ungerechtigkeit und Elend auf der Welt, worüber wir zu Recht entsetzt sein sollten – das provoziert uns aber nicht im Entferntesten so sehr wie das objektiv viel kleinere Übel eines ungerechten Vorgesetzten, einer intriganten Fitnesstrainerin, eines lästernden Kollegen. Unser Ärger sollte uns als Richtschnur dienen, die wahre Quelle unserer Wut aufzuspüren und zu heilen. Dies ist nicht immer einfach und es dauert oft einige Zeit, bis das ursprüngliche Trauma tatsächlich identifiziert werden kann. Ebenso mühselig kann es sein, die ursprüngliche Verletzung zu heilen. Wenn wir diese wirklich bearbeitet haben, wird sie uns endlich in Ruhe lassen.

Der Erfolg ist eindrucksvoll: Wer innerlich »heil« ist, lässt sich durch nichts Äußeres mehr provozieren. Er nimmt das Verhalten seines Gegenübers oder einer Institution als *bloße Information* auf und überlegt, wie er am besten mit der aktuellen Lage umgehen kann. Wer sich maßlos ärgert, wer sich innerlich aufreibt wegen einer Sache, kämpft in Wirklichkeit mit seinem eigenen unbewussten, ungelösten Problem. Er kann von der Aufarbeitung seiner Vergangenheit aber unendlich profitieren. Gelingt ihm dieser Prozess, wird er seine Persönlichkeit um eine wichtige Dimension erweitern. Vor allem wird er die Kapazitäten, die er zuvor für seine Wut verbrauchte, nun für sinnvolle Aktivitäten und Lösungen einsetzen können.

Am Ende einer erfolgreichen Bearbeitung steht häufig, was wir zu Anfang für völlig unmöglich gehalten hätten: Wir entdecken liebenswerte Seiten an jemandem, über den wir uns früher maßlos aufregen konnten. Sollte das nicht gelingen, hilft vielleicht der weise Spruch: Kannst du ein Problem nicht lösen, löse dich von dem Problem. Wem das gelingt, der muss nicht mehr mit dem Finger auf andere zeigen (und auf sich selbst).

Wenn etwas zu Ende geht, beginnt etwas Neues.

Jedes seelische Wachstum, jeder Reifeprozess verändert uns. Manche Beziehungen wachsen mit uns, von anderen lösen wir uns. Wir sehnen uns nach Konstanz, nach Beständigkeit. Jeder Abschied verursacht Angst – vor Verlassenheit, Einsamkeit, Angst vor dem Verlorensein.

Wer seine Kinderschuhe anbehält, passt in keine neuen. Wir müssen loslassen, um für Neues frei zu sein. Es geht immer weiter. Niemand geht verloren. Wenn wir frei sind und offen, werden wir immer neue Begegnungen erleben. Wer an nicht mehr Passendem haftet, blockiert sich für Neues. Oft sind Beziehungen längst am Ende, sie sind kein Quell der Freude mehr, sie belasten und kosten Kraft, statt uns zu beschenken. Wir haben sie fortgeführt aus Gewohnheit, aus Anhänglichkeit, aus Angst vor Einsamkeit. Von einem toten Pferd sollte man absteigen, sagt der Indianer. Selbst zu Fuß ist man schneller. Wenn etwas zu Ende geht, beginnt etwas Neues. Das werden wir erkennen, wenn wir loslassen.

Manchmal werden wir selbst zurückgelassen, während ein anderer weiterzieht. Diese Erfahrung kann schmerzhaft sein. Jede extreme seelische Regung sollte uns in Erinnerung rufen, dass es sich beim äußeren Auslöser wahrscheinlich nicht um die eigentliche Ur-Sache unseres Schmerzes handelt (→Kapitel »Woran erkenne ich psychosozialen Stress?«), sondern das aktuelle Ereignis lediglich ein frühes, unverarbeitetes Trauma reaktiviert. Ein ausgeglichener Mensch ohne unbearbeitete Defizite wird mit einem Verlassenwerden fertig. Er wünscht demjenigen, der sich verabschiedet, auch nichts Schlechtes. Er mag die Trennung bedauern – verzweifeln wird er nicht an ihr. Und: Ein Partner, der sich so entspannt in seiner Beziehung bewegt, wird sehr viel seltener verlassen, denn er lässt dem anderen Luft zum Atmen. Liebe kann niemand erzwingen. Wirkliche Partnerschaften basieren auf Freiwilligkeit und Leichtigkeit, ohne dass wir oder unsere Partner sich dafür verbiegen müssen. Lieben heißt loslassen. Loslassen können wir, wenn wir genügend Halt in uns selber haben. Eine Beziehung bedeutet keine »Rettung«. Eine Beziehung auf Augenhöhe können wir führen, wenn wir keine Beziehung mehr »brauchen«. Wer autonom ist, weiß: Wenn ein Kapitel zu Ende ist, beginnt ein neues.

Wer den letzten Halt verliert, lernt, wie schön das Fliegen ist.

Auch Beziehungen, denen wir längst entwachsen sind, geben uns Halt. Kaum etwas macht uns mehr Angst als Beziehungslosigkeit. Und doch muss, wer sich entwickeln will, bereit sein, lieb gewonnene Gewohnheiten loszulassen, darunter auch Abhängigkeiten, die zwar nie erfüllend waren, aber doch Halt, Richtung und Orientierung verliehen. Der Sprung in die Freiheit, die Unabhängigkeit führt niemals ins Nichts.

Solange wir uns irgendwo festklammern, erkennen wir nicht, wohin wir stürzen werden. Lassen wir los, fallen wir aber nicht: Wir fliegen. Und niemand hindert uns, ganz sanft zu landen und zu bleiben, wo es uns gefällt, solange es uns gefällt. Und wieder loszulassen, woandershin zu fliegen, wieder zu landen, uns umzusehen, Beziehungen einzugehen und zu lösen, weiterzufliegen, zurückzukehren, wieder zu landen, bis wir den Platz gefunden haben, an dem wir länger bleiben wollen, vielleicht sogar für immer.

Es gibt keine letzte Sicherheit. Wir verändern uns, unsere Freunde, unsere Partner, unsere Kinder, alles verändert sich. Wir alle können einander nur liebevoll begleiten und, wenn es so sein soll, loslassen. Jeder muss seine Erfahrungen selbst »zusammenleben«. Wir können Bindungen haben, tiefe Beziehungen, liebevolle Partnerschaften. Aber jede mündige, erwachsene Beziehung beruht auf Freiwilligkeit. Auf unserem freien Willen und dem unseres Gegenübers. Erst das Loslassen befreit den anderen und uns selbst. Erst das Fliegen macht uns liebesfähig. Und – hier schließt sich der Kreis – erst die Liebe verleiht uns wirklichen Halt. Die erwachsene, unabhängige, selbstlose und freiwillige Liebe. Wahre Liebe eben.

Wichtige Aspekte auf dem Weg zur Gesundung – zusammengefasst
Jedes Symptom sollte schulmedizinisch abgeklärt werden.
Jedes psycho-somato-soziale Symptom besitzt einen Sinn, es ist wertvoll, es ist hilfreich.
Meist entsprechen psycho-somato-soziale Symptome einem in frühen Kindheits- und Jugendjahren erforderlichen Anpassungsprozess, der seinerzeit zum Überleben notwendig war.
Das Auftreten von psycho-somato-sozialen Symptomen ist Zeichen eines seelischen Reifungsprozesses.
Eine symptomunterdrückende Therapie verlängert die Beschwerdedauer, verzögert den Reifeprozess und verstärkt die Gefahr der Chronifizierung von Beschwerden.
Der Zusammenhang zwischen fehlerlernten, nicht mehr passenden Verhaltensmustern und psycho-somato-sozialen Symptomen ist den Betroffenen zu Beginn in der Regel unklar.

Wichtige Aspekte
Jedes psycho-somato-soziale Symptom ist vom Patienten »gewollt«, um an gewohnten Konstellationen und Verhaltensmustern festhalten zu können.
Bekannte, aber bereits als schädlich erkannte Verhaltensmuster sind für die Betroffenen immer noch attraktiver als neue, unbekannte, die Angst erzeugen.
Angstvermeidung führt zu einer Verschlimmerung der Angst.
Das beste Mittel, Angst zu heilen, ist, »durch sie hindurchzugehen«.
Gesunde Verhaltensweisen ziehen gesunde Verhaltensweisen nach sich.
Schädliche Verhaltensweisen ziehen schädliche Verhaltensweisen nach sich.
Die Heilung erfolgt durch Erkennen der Muster und das Ausprobieren neuer Verhaltensweisen.
Die Umwelt reagiert auf neues, gesundes Verhalten häufig abweisend.
Das Wiederauftreten von Symptomen nach erfolgreichen Entwicklungsschritten weist darauf hin, dass ein Rückfall in alte Verhaltensweisen stattgefunden hat, oder auch, dass weitere Bereiche »befreit« werden wollen.
Psycho-somato-soziale Symptome dienen – richtig verstanden – als zusätzliches Sinnesorgan für psychosozialen Stress.
Auch bei scheinbar sicheren psycho-somato-sozialen Auslösern muss jedes Mal wieder eine schulmedizinische Untersuchung zum Ausschluss einer organischen Erkrankung erfolgen.
Psycho-somato-soziale Probleme lassen sich durch Verfahren beeinflussen, die die eigentlichen Ursachen bewusst machen. Sie lassen sich aber auch durch Verfahren behandeln, die absichtlich auf einen rationalen Ansatz verzichten. Beide Wege lassen sich miteinander kombinieren. Sie ergänzen sich sehr gut.

Tab. 2-3: Wichtige Aspekte auf dem Weg zur Gesundung.

3 Beschwerdebilder als Wegweiser zu mehr Gesundheit

Welche Zusammenhänge lassen sich erschließen?

Gleiche Stressauslöser erzeugen nicht gleiche Symptome

Die frühere Vermutung, dass spezifische Stressoren zu spezifischen Beschwerden führen, hat sich nicht bestätigen lassen. Menschen, die alle vom selben Stressauslöser betroffen sind, z.B. einem Erdbeben, reagieren individuell unterschiedlich. Der eine bekommt nach dem Verlust seines Hauses beispielsweise Magenschmerzen, die andere reagiert mit Kopf- oder Rückenschmerz, der nächste mit Depressionen. Ebenso kann der zeitliche Reaktionsabstand von Mensch zu Mensch variieren. Und immer gibt es unter den Betroffenen auch Menschen, die keinerlei körperliche oder seelische Beschwerden entwickeln.

Selbstverständlich ist Trauer oder Traurigkeit eine menschliche und oft eine den Umständen angemessene Reaktion. Trauer über einen Verlust ist aber etwas anderes als eine Depression, auch wenn Trauer und Depression ähnliche Symptome haben können, nämlich Freudlosigkeit, Niedergeschlagenheit, Appetitlosigkeit, unmäßiges Essen, Interessenverlust, Gedankenkreisen, Verlust der Libido, Impotenz und vieles mehr.

Der entscheidende Unterschied zwischen Trauer und Depression liegt in der Dauer: Traurigkeit nach einem belastenden Lebensereignis mit all den genannten Symptomen ist eine normale und gesunde Reaktion. Diese Traurigkeit kann dazu führen, dass der Betroffene kaum mehr in der Lage ist, Alltagstätigkeiten wie Körperpflege, Essen, Arbeiten zu verrichten. Hält diese Reaktion aber über zwei, drei Wochen an, bleiben Freudlosigkeit, Interessenverlust, Niedergeschlagenheit, Appetitlosigkeit und körperliche Beschwerden also über diesen Zeitraum hinaus bestehen, ist dies ein deutlicher Hinweis auf das Vorliegen einer krankhaften Depression. Das bedeutet nicht, dass ein Mensch nach einem Verlust nicht ein oder mehrere Jahre lang traurig sein dürfte. Diese bleibende Traurigkeit bezieht sich auf ein konkretes Ereignis und breitet sich nicht auf das gesamte Leben aus, wie es bei einer – behandlungswürdigen – Depression der Fall ist.

Ähnliche Charaktere entwickeln nicht ähnliche Symptome

Ebenso wie es keine Reizspezifität gibt, gibt es eine Persönlichkeitsspezifität. Bei systematischen Untersuchungen hat sich herausgestellt, dass eine gleichartige psychische Konstitution – beispielsweise Schüchternheit, Unsicherheit, die Neigung zu Neid, übertriebener Ehrgeiz oder eine bestimmte Art, auf Konflikte zu reagieren, z. B. sich entwertet zu fühlen oder mit Angst oder Aggressionen zu reagieren – nicht zu gleichartigen körperlichen Beschwerden führt. Die Annahme, dass Neid Magengeschwüre verursacht, Eifersucht einen Asthmaanfall auslöst oder eine überstrenge, zwanghafte Erziehung eine chronische Verstopfung hervorruft, lässt sich wissenschaftlich nicht belegen. Wir können also im Einzelfall nicht vorhersagen, auf welchen Reiz wir mit welchen Symptomen reagieren, genauso wie eine bestimmte Art der Stressverarbeitung nicht mit spezifischen Symptomen seelischer, körperlicher oder sozialer Art verknüpft werden kann.

Vielmehr existieren *individuelle Reaktionsbereitschaften*, die die Betroffenen im Laufe ihres Lebens immer besser kennenlernen. Manch einer weiß, dass er auf beruflichen Stress mit Magenbeschwerden reagiert oder mit Verspannungen und Rückenschmerzen. Wieder andere haben verstanden, dass sie beim Auftreten von Ohrgeräuschen Stress reduzieren und sich nötigenfalls eine Auszeit gönnen sollten. Kompliziert wird dieser Sachverhalt durch die Tatsache, dass sich die individuelle Reaktion auf Stressoren im Laufe des Lebens auch verändern kann: Eignen sich in frühen Jahren z.B. Magenschmerzen als »Stressbarometer«, neigt der ältere und gereifte Mensch vielleicht eher zu einer Änderung des Essverhaltens oder zu Depressionen. Wie das Leben selbst sollten psycho-somato-soziale Reaktionen immer wieder neu betrachtet und auf ihre Hinweisfunktion untersucht werden. Unser sechster Sinn spielt gern Verstecken.

Vor diesem Hintergrund wird es verständlich, dass die im Folgenden vorgestellten Symptome und Krankheitsbilder nur sehr bedingt Rückschlüsse auf die zugrunde liegenden Konflikte zulassen. Psychosomatische Krankheitssymptome und die mit ihnen häufig verbundenen volkstümlichen Redewendungen bieten zwar generell einen guten Ansatz zur Erkundung der psychosozialen Befindlichkeit, weisen aber nicht spezifisch auf einen konkreten Konflikt hin.

Was bereitet Ihnen Kopfzerbrechen?

Kopfschmerzen

Kopfschmerzen sind ein häufiges, aber sehr unspezifisches Symptom. Fast jeder Mensch leidet gelegentlich unter Kopfschmerz. Selten sind die Beschwerden so heftig und lang andauernd, dass ärztliche Hilfe in Anspruch genommen wird. In diesem Fall erfolgt eine entsprechende Abklärung zum Ausschluss gravierender körperlicher Grunderkrankungen. Eine organische Ursache für Kopfschmerzen ist glücklicherweise ausgesprochen selten zu finden.

Vor jeder psychosomatisch orientierten Therapie müssen dennoch Hirntumoren und andere Krankheiten wie ein Grüner Star (Glaukom), erhöhter Blutdruck, Kiefergelenksarthrosen u.a. ausgeschlossen werden. Eine sorgfältige Anamnese (Krankheitsvorgeschichte, vom Arzt beim Patienten zu erfragen) und eine gründliche körperliche Untersuchung sind hierfür im Allgemeinen ausreichend. Beim geringsten Verdacht auf das Vorliegen einer organischen Erkrankung sollte eine spezielle Abklärung erfolgen, um Fehldiagnosen auszuschließen, beispielsweise durch eine Kernspinuntersuchung des Kopfes oder die Bestimmung von Laborwerten. Der erfahrene Untersucher erkennt oft schon an der Art der Beschwerdeschilderung, dass für das Krankheitsgeschehen höchstwahrscheinlich psycho-somato-soziale Faktoren verantwortlich sind. Organisch bedingte Beschwerden lassen sich in ihrem Beginn fast immer zeitlich genau zuordnen, auch sind die beschriebenen Symptome in den allermeisten Fällen einem bestimmten Organsystem zuzuordnen. Patienten mit psycho-somato-sozial bedingten Beschwerden klagen zumeist über eine Vielzahl von Symptomen in mehreren Organbereichen, zwischen denen sich kaum ein schulmedizinischer Zusammenhang herstellen lässt, und weisen auch körperliche Zeichen der Anspannung (→ Tab. 3-1, S. 183) auf. Die meisten Patienten schildern außerdem auf Nachfrage erhebliche psychosoziale Belastungen, auch wenn sie sich über deren Bedeutung in Hinblick auf die Beschwerden nicht bewusst sind.

Kopfschmerzen treten häufig als Folge von Verspannungen im Bereich der Halswirbelsäule auf. Eine eventuell durchgeführte Röntgenaufnahme der Halswirbelsäule ergibt fast immer krankhafte Befunde wie eine Steilstellung der Wirbelsäule, Arthrosen der Zwischenwirbelgelenke oder eine Verengung der Zwischenwirbellöcher. Alle organischen Befunde werden vom Arzt wie vom Patienten gerne als Erklärung für die vorliegenden Beschwerden akzeptiert. Langfristige Verläufe zeigen jedoch, dass die festgestellten organischen Veränderungen letztlich keinen oder einen allenfalls geringen Zusammenhang mit dem Krankheitsverlauf besitzen. So verschwinden alle Symptome oft, ohne dass sich der Befund in den Röntgen- oder Kernspinbildern auch nur im Geringsten verändert hätte. Viel wichtiger als die scheinbar objektiven Befunde der bildgebenden Verfahren erscheinen veränderliche Faktoren wie Muskelverspannungen oder eben die subjektive Schmerzempfindlichkeit des Patienten, die stark von dessen psychosozialer Verfassung abhängt.

Nach der Untersuchung erfolgt in der konventionellen Schulmedizin eine Therapie, die das Symptom, den Kopfschmerz, beseitigen soll. Hierzu werden meist einfache Schmerzmittel wie Paracetamol verschrieben und gelegentlich, vor allem, wenn die Schmerzen von einer schmerzhaft verspannten Halswirbelsäule auszugehen scheinen, auch ein muskelentspannendes Medikament. Auch Reizstromtherapie, Krankengymnastik, Wärme, Massagen und Akupunktur kommen zum Einsatz.

Psycho-somato-soziale Behandlungsansätze

Spätestens, wenn all diese Verfahren zu keiner dauerhaften Besserung geführt haben, ist es Zeit, nach psycho-somato-sozialen Ursachen zu suchen. Besonders geeignet für den Einstieg ist die Redewendung: »Was bereitet Ihnen Kopfzerbrechen?« Vielfach antworten die Patienten auf diese Frage mit einem Schulterzucken: »Nichts, nur der übliche Stress eben.« Wenn den Patienten Zeit und Raum eingeräumt wird, ihre aktuelle Lebenssituation näher zu schildern, kommen häufig dennoch gravierende Konflikte zur Sprache: Unzufriedenheit und Ärger am Arbeitsplatz, Mobbing, Monotonie oder Spannungen in der Partnerschaft, Sorgen um Familienangehörige und vieles andere mehr.

> Keine Entscheidung zu treffen, blockiert, macht steif, verursacht Verspannungen, Kopfzerbrechen. Aus psycho-somato-sozialer Sicht ist es besser, eine falsche Entscheidung zu treffen, als sich nicht zu entscheiden. Entscheidungen machen beweglich, elastisch, flexibel. Eine nicht getroffene Entscheidung kann nicht korrigiert werden. Eine falsche Entscheidung hingegen lässt sich verändern oder rückgängig machen. Nicht selten stellt sich rückblickend heraus, dass eine vermeintlich falsche Entscheidung letztlich doch die richtige war. Die meisten Entscheidungen, die uns schwerfallen, sind überfällig. Oft lösen sich viele weitere Probleme, wenn die erste Entscheidung endlich getroffen ist.

Es ist geradezu typisch und bezeichnend, dass die Patienten ihre psychosozialen Probleme bagatellisieren und eben nicht für den Auslöser ihrer Beschwerden halten: Ebendieses Verneinen psychosozialer Einflussfaktoren führt dazu, dass sich die seelischen Spannungen einen körperlichen Weg suchen, um auf sich aufmerksam zu machen.

Jetzt ist der Behandler gefragt, darauf hinzuweisen, dass es sehr wahrscheinlich ist, dass die subjektiv als geringfügig angesehenen psychosozialen Probleme des Patienten sehr wohl Auslöser der Kopfschmerzen sein können. Selbst wenn der Patient nicht glaubt, dass der Konflikt am Arbeitsplatz, der Streit mit dem Ehepartner, die Auseinandersetzung mit den Eltern oder Schwiegereltern für die Beschwerden verantwortlich sein könnten, sollte er ermutigt werden, die Konflikte zu lösen und eventuell anstehende Entscheidungen zügig zu treffen.

Es gibt immer Gründe, warum Menschen sich nicht entscheiden. Jede Entscheidung bringt Vor- und Nachteile mit sich. Oftmals scheint jede Option unannehmbar. Trotzdem ist es wichtig, entscheidungsfreudig zu bleiben. Fassen Sie den Mut, sich auf Ihr Bauchgefühl zu verlassen. Ermutigen Sie sich, selbst in scheinbar aussichtslosen Situationen Entscheidungen zu treffen, auch wenn rational keine der möglichen Lösungen Erfolg versprechend erscheint. Erinnern Sie sich an das Ergebnis des in Tab. 2-1 durchgeführten Gedankenexperiments: Welche Entscheidung bringt Sie Ihren Traumzielen näher? Werfen Sie notfalls eine Münze. Selbst eine schlechte Entscheidung ist besser als gar keine. Wenn Sie sich nicht entscheiden, übernehmen andere das für Sie. Bis dahin verharren Sie unbeweglich wie das Kaninchen vor der Schlange und zermartern sich das Hirn, welcher Weg für Sie wohl der richtige sein wird.

Bleiben Sie beweglich. Zerbrechen Sie sich nicht den Kopf, indem Sie grübeln und überlegen, einen Entschluss fassen, ihn verwerfen, einen anderen Weg einschlagen und gleich wieder verzagt umkehren. Treffen Sie notwendige Entscheidungen zügig und stehen Sie dazu.

Wenn nötig, entscheiden Sie in der nächsten Situation anders. Noch einmal: Keine Entscheidung zu treffen blockiert. Jede Entscheidung bringt Bewegung ins Spiel. Sie gewährt Freiräume und klärt unbewusste Abhängigkeiten. Durch Entscheidungen treten Ängste zutage, die zuvor das Handeln blockierten. Eine fällige Entscheidung nicht zu treffen, bewahrt Sie zwar davor, sich Ihren Ängsten zu stellen. Das Aufschieben fixiert Sie aber auch in einer unkomfortablen Lage; es hindert Sie – wie alle unbewussten Hemmungen – am wirklichen Leben.

Viele Patienten erkennen keinen Zusammenhang zwischen ihren Sorgen und ihren Kopfschmerzen. Auch Ärzte veranlassen häufig eine fragwürdige Diagnostik, die nur scheinbar eine Erklärung für die bestehenden Beschwerden liefert. Eine aufgrund eines Zufallsbefunds eingeleitete Therapie bewirkt allenfalls eine vorübergehende Symptomlinderung. Beschränken sich Diagnostik und Therapie auf die rein körperlichen Erscheinungen, ist das Wiederauftreten psycho-somato-sozialer Beschwerden in gleichem oder auch neuem Gewand vorprogrammiert.

Kopfschmerzen haben als psycho-somato-soziales Symptom eine Funktion. Sie weisen auf belastende Lebensumstände hin, die bearbeitet und überwunden werden können und sollen. Der Versuch, sie durch Medikamente zu unterdrücken, führt auf Dauer zu einer Verschlechterung der Symptome sowie ihrer Ausbreitung auf andere Bereiche. Letztlich mündet eine rein auf Symptombeseitigung fixierte Dauertherapie in chronischen Schmerzsyndromen, nicht selten verbunden mit Fehlernährung, der Einnahme weiterer Medikamente, Depressionen und diversen sozialen Problemen. Weil die wirklichen Ursachen mit einer symptomorientierten Therapie nicht angegangen werden, bleiben in einem »unpassenden Leben« die Auslöser psycho-somato-sozialer Beschwerden bestehen. Die Ignoranz gegenüber den wahren Auslösern triggert über chronischen Stress letztlich die Entstehung »rein organisch bedingter« Krankheiten.

Schmerzmittelinduzierter Kopfschmerz

Wird bei Kopfschmerz nicht die eigentliche Ursache behandelt, verlieren alle Schmerzmittel mit der Zeit einen Großteil ihrer Wirkung. Dazu kommt ein paradoxer Effekt: Andauernd eingenommene Schmerzmittel *verursachen* selber Schmerzen. Deswegen wird bei Dauergebrauch häufig die Dosis erhöht. Dieser Mechanismus setzt einen Teufelskreis in Gang. Letztlich kommen die Patienten mit Kombinationen von Schmerzmitteln, muskelentspannenden Medikamenten und Antidepressiva wegen »nicht mehr therapierbarer« Kopfschmerzen in die Spezialambulanz einer Klinik. Dort müssen sie unter heftigen Schmerzen von Schmerzmitteln entwöhnt werden. Bis die heftigsten Kopfschmerzen überstanden sind, vergeht in der Regel eine Woche. Wenn sie Glück haben, finden sie in dieser Zeit einen psychosomatisch geschulten Arzt, der sich mit ihnen gemeinsam auf die Suche nach der eigentlichen Ursache der Kopfschmerzen begibt. In aller Regel finden sich Auslöser im psychosozialen Bereich, deren Bearbeitung dem Spannungszustand und dem permanenten »Kopfzerbrechen« ein Ende bereitet.

Migräne

Eine häufige Ursache für Kopfschmerz ist die Migräne. Migräneanfälle werden meist ausgelöst, wenn nach einer Phase von Stress endlich Ruhe einkehrt. Doch statt die ersehnte Entspannung genießen zu können, wird der Betroffene von heftigen Kopfschmerzen heimgesucht, die oft von Übelkeit und vermehrter Geräusch- und Lichtempfindlichkeit begleitet werden.

Die Ursache der Migräneanfälle ist bis heute nicht vollständig geklärt. Bei manchen Patienten können Nahrungsmittel wie Rotwein, Käse oder Schokolade Anfälle auslösen. Offenbar spielt vor allem die Blutgefäßweitung im Gehirn bei der Entstehung von Anfällen eine Rolle, denn sehr ähnliche Anfälle lassen sich durch die Verabreichung gefäßerweiternder Medikamente (Nitrate) bewirken. Weitere Hinweise auf die Beteiligung der Blutgefäße beim Krankheitsgeschehen ergeben sich aus dem Phänomen, dass sich die Schmerzen bei Kopftieflagerung (wodurch die Blutgefäße im Kopf vermehrt mit Blut gefüllt werden) im Anfall verstärken und dass gefäßverengende Medikamente Migränesymptome lindern.

Eine besondere Rolle für die Entstehung von Anfällen spielt Stress. Der Zeitpunkt des Auftretens (z. B. nach der Abgabe einer wichtigen Hausarbeit, nach überstandenem Besuch der Schwiegereltern, zum Urlaubsanfang) weist deutlich in diese Richtung. Seelische Anspannung verursacht die vermehrte Ausschüttung von Stresshormonen wie Adrenalin, was eine Verengung von Blutgefäßen im Schädel verursacht. Ist die stressige Situation überstanden, werden weniger gefäßverengende Botenstoffe ausgeschüttet. Dies bewirkt bei anfälligen Personen eine plötzliche Gefäßerweiterung. Offenbar reagieren bei manchen Menschen die Hirnhäute auf die plötzliche Blutfülle mit vermehrter Schmerzbereitschaft.

Auch neurologische Begleitsymptome wie Augenflimmern, Schwindel oder Übelkeit lassen sich durch die veränderte Hirndurchblutung erklären. Hinter einer Migräne-»Erkrankung« steckt wie bei allen psycho-somato-sozialen Erscheinungen letztlich die Chance auf die Entfaltung einer weiteren Facette der Persönlichkeit. Statt weiter die Symptome zu bekämpfen, sollten Migränepatienten nach der *Ursache* ihrer Beschwerden fahnden. Die eigentliche Krankheit sind eben nicht die Kopfschmerzen, die Übelkeit, die Licht- und Geräuschempfindlichkeit im *Anfall*. Die eigentliche Störung findet sich bei genauerer Betrachtung in den Phasen *zwischen* den Attacken. Zu den Attacken kommt es in dem Moment, wo sich das erhöhte Stresslevel *normalisiert*. Die Krankheitsursache liegt also (wie so oft bei psycho-somato-sozialen Störungen) in jenen Phasen, die der Patient als »normal« empfindet – was die ursächliche Behandlung von Migräne nicht einfacher macht. Denn für die Betroffenen ist das erhöhte Maß an Anspannung der Normalzustand, schon ihr ganzes Leben lang. Es ist für sie oft ein langer Weg, zu begreifen, dass sie mit *weniger Aufwand*, locker, unbeschwert und gut gelaunt *mehr* erreichen können. Dass sie *leistungsfähiger* werden, wenn sie auf die Einhaltung ihrer Grenzen achten, rechtzeitig für Pausen und Erholung sorgen, bevor sie überhaupt in Stress geraten.

Akupunktur

Ein häufig bei Migräne mit Erfolg angewandter Behandlungsansatz ist die Akupunktur. Nach der Lehre der chinesischen Heilkunde versucht Akupunktur nichts anderes, als den Energiefluss in den Meridianen wieder in Gang zu bringen. Von dort, wo »Fülle« herrscht, soll Lebensenergie, »Qi«, in Orte des Mangels fließen.

Es ist letztlich ohne Belang, ob Akupunkturnadeln tatsächlich einen Ausgleich schaffen zwischen Yin und Yang, ob es einem Therapeuten gelingt, dem Patienten mehr Ausgeglichenheit zu vermitteln, oder ob es das Leben und die Kopfschmerzen selbst sind, die den Patienten zu einem maßvollen, ausgeglichenen Leben führen. Ich denke, dass ein Patient, der sich einer zumindest doch leicht schmerzhaften und zeitaufwendigen Akupunkturbehandlung unterzieht, wirklich etwas an seinem Leben ändern möchte. Mit der Entscheidung zu dieser Therapieform hat er sich bereits zu einer tiefgreifenden Veränderung entschlossen. Ich selbst habe über viele Jahre gute Erfahrungen mit Akupunktur als therapeutische Methode gemacht. Dennoch halte ich es für denkbar, dass gerade bei Migräne – meine ebenfalls akupunktierenden Kollegen mögen mir verzeihen – die Therapie lediglich einen Wendepunkt im Leben des Patienten markiert, die auch ohne Akupunktur eingetreten wäre.

Ausschlaggebend für den Erfolg der Migränetherapie ist der Grad die Ausgeglichenheit in Bezug auf das Seelenleben und die Lebensführung des Patienten. Die Wege dorthin mögen unterschiedlich gestaltet werden. Das Ziel ist bei Migräne letztlich dasselbe wie bei allen anderen psycho-somato-sozialen Schwierigkeiten oder im Leben überhaupt: das Ankommen im Moment, ein achtsames Dasein, in dem sich jede Sekunde gut und sinnerfüllt anfühlt – und nicht nur die atemlosen Augenblicke vergänglicher Genüsse und kurzfristiger Erfolge.

Lassen sich die jeweiligen individuellen Migräneauslöser (bestimmte Lebensmittel, aber auch belastende Arbeitsbedingungen wie Schicht- und Nachtdienst, Zeitdruck, steile Hierarchien) identifizieren und vermeiden, ist das Problem natürlich gelöst. Typischerweise wollen viele Patienten z.B. auf Nachtschichten aber nicht verzichten. Hier stellt sich die Frage, ob wir uns mithilfe von Medikamenten tatsächlich an Bedingungen anpassen sollen, die uns augenscheinlich nicht bekommen. Die *Bereitschaft* zu einem an die eigenen Möglichkeiten und die Bekömmlichkeit angepassten Lebensstil spielt bei der Behandlung von Migräne – wie für alle anderen psycho-somato-sozialen Beschwerden – eine entscheidende Rolle.

Spannungskopfschmerz

Ebenfalls häufig ist der sogenannte Spannungskopfschmerz. Stress, intensive Beanspruchung der geistigen und seelischen Ressourcen in einem zeitlich zu knapp bemessenen Rahmen, kann auch bei seelisch vollkommen gesunden Personen zu Kopfschmerzen führen. Wobei anzumerken ist, dass wirklich Gesunde derartige Arbeitsbedingungen dauerhaft nicht tolerieren. Wenn sie die bestehenden Probleme nicht lösen können, lösen sie sich von den Problemen – was unter Umständen einen Wechsel des Arbeitsplatzes erforderlich machen kann.

Typisch für Spannungskopfschmerz ist die Lokalisation im Stirnbereich (*»frontaler Kopfschmerz«*). Selbstverständlich kann der Schmerz sich auch auf den ganzen Kopf erstrecken oder sich hauptsächlich im Hinterkopf abspielen. Letzteres geschieht insbesondere, wenn der Stress zu einer Verspannung der Muskulatur neben der Wirbelsäule geführt hat.

Ebenfalls typisch für stressinduzierten Kopfschmerz ist eine sogenannte »*Girlandenzunge*«, die durch Festsaugen der Zunge am Gaumen entsteht: Die Zähne hinterlassen hierbei girlandenförmige Abdrücke am seitlichen Zungenrand. Meist sieht der Untersucher, wenn er den Patienten bittet, die Zunge herauszustrecken, auch ein nervöses Zittern der Zunge (*Fibrillieren*). Gleichzeitig lässt sich häufig ein ähnliches Zittern der Augenlider bei geschlossenen Augen sehen (*Lidflattern*).

Ebenso klassisch sind muskuläre Verhärtungen (*Myogelosen*) im Wirbelsäulenbereich, die häufig über den beiden Schulterblättern im Bereich des Kapuzenmuskels (M. trapezius) lokalisiert sind.

Gleichzeitig findet sich bei stressinduziertem Kopfschmerz oft auch eine *nervöse Gastritis*, die mit Klopfschmerz unterhalb des Brustbeins sowie Übelkeit, Appetitlosigkeit und schlechtem Geschmack im Mund einhergehen kann.

Symptom-Trias bei Stress	
Kopf	Girlandenzunge, Zungenzittern (»Fibrillieren«), Lidflattern
Wirbelsäule	Muskelverhärtungen über den Schulterblättern
Bauch	Klopfschmerz über der Magengegend (nervöse Magenschleimhautentzündung)

Tab. 3-1: Symptom-Trias bei Stress.

Selbstverständlich lassen sich alle diese Symptome mit Medikamenten behandeln: Paracetamol gegen die Kopfschmerzen, ein Muskelrelaxans gegen die Verspannungen im Wirbelsäulenbereich und ein Säureblocker gegen die Überproduktion von Magensäure. Ein Beruhigungsmittel beseitigt durch seine entspannende Wirkung sogar die Zahnabdrücke am Zungenrand, das Zungenzittern und das Lidflattern. Die entsprechenden Medikamente führen innerhalb von wenigen Stunden zu einer deutlichen Besserung der Symptome.

Nur beseitigen Pharmaka eben nicht die Ursachen der Beschwerden, die häufig sofort nach Absetzen der Arzneimittel wiederkehren. Werden die Medikamente hingegen beibehalten, verlieren sie oft nach wenigen Wochen ihre Wirkung, sodass ihre Dosis gesteigert werden muss. Eine Therapie, die lediglich Symptome unterdrückt, kann nicht dauerhaft heilen. Selbst wenn es gelingt, einzelne Körperregionen durch Medikamente ruhigzustellen, wird die gepeinigte Seele immer neue Wege finden, ihre Not zu äußern: als Funktionsstörung in immer neuen Körperregionen, als immer weiter bestehendes psychisches Problem oder als wiederkehrender sozialer Konflikt – bis der Betroffene letztlich völlig erschöpft in Depression versinkt.

Daher ist es sinnvoll und effektiv, die wahren Ursachen von Beschwerden zu erforschen. Zwar ist der augenblickliche Aufwand für den Arzt und den Patienten deutlich höher; von Letzterem wird erwartet, dass er sein Leben überdenkt und möglicherweise sogar in einigen oder sehr vielen Punkten neu ausrichtet. Dafür ist der Erfolg unvergleichlich: Wer lernt, seinen Körper (und seine körperlichen Beschwerden!) als Seismografen für seine inneren Regungen einzusetzen, und sein Verhalten entsprechend umstellt, bringt oft seine über viele Jahre bestehenden Beschwerden zum Verschwinden. Aber damit nicht genug: Parallel zur Beschwerdefreiheit entwickelt sich ein völlig neues Lebensgefühl. Denn wer die Botschaften des Körpers, der sozialen Beziehungen und nicht zuletzt des psychischen Befindens entschlüsselt, wird seine wirklichen Bedürfnisse sensibler registrieren. Er wird schädliche, stressige Situationen meiden und jede Gelegenheit nutzen, die ihm innere Harmonie und Ruhe schenkt – statt, wie es in unserer Leistungsgesellschaft leider schon beinahe zum Standard geworden ist, seelenlos zu funktionieren oder immer neuen Genüssen und scheinbaren Erfolgen hoffnungslos hinterherzuhecheln.

Wer mit seinem Körper, seiner Seele und seiner Umwelt in Harmonie und Frieden lebt, tut das Beste für sich und den Erhalt seiner Gesundheit. Glück und Sinnerfüllung lassen sich nicht erjagen, wie es in folgendem Gedicht zum Ausdruck kommt:

Das Glück
ist ein Schmetterling
den Du niemals fängst.
Wenn Du
zu rennen
aufhörst
setzt er sich
vielleicht
auf Deine Schulter.
Carl Wilde

Zu viel um die Ohren

Ohrgeräusche (Tinnitus aurium)

Ohrgeräusche gehören zu den seelisch am meisten belastenden Symptomen psycho-somato-sozialer Beschwerden. Anders ausgedrückt: Ohrgeräusche, die die Lebensqualität infrage stellen, sind Ausdruck höchster seelischer Bedrängnis. Dabei ergeht es Tinnituspatienten nicht besser als anderen psychosomatisch erkrankten Menschen: Sie sind taub für die eigentlichen, ihre Symptomatik auslösenden Vorgänge und für manches, worauf sie besser hören sollten, bevor sie sich sinnlos weiterquälen und womöglich irreversible Schäden am Gehör und in anderen Organen erleiden.

Ohrgeräusche sind ein typisches Stresssymptom: Erhöhte Spiegel von Stresshormonen im Blut sorgen für eine vermehrte Bereitschaft der Blutgefäße, sich zu verengen. Eine Mangeldurchblutung im Innenohr durch eine Gefäßverengung sorgt für eine zeitweise oder dauerhafte Schädigung der Sinneszellen im Innenohr, die nachfolgend Unsinn (Ohrgeräusche) oder gar nichts mehr »funken«. Schwerhörigkeit oder (meist einseitige) Taubheit ist die Folge. So beginnen Ohrgeräusche häufig mit einem *Hörsturz*, bei dem die feinen Haarzellen im Innenohr aufgrund einer Mangeldurchblutung ihre Arbeit einstellen. Meist erholen sich die Zellen, wodurch das Hörvermögen nach dem ersten Hörsturz oft vollständig wiedererlangt wird. Manchmal verbleibt aber schon nach dem ersten Hörsturz eine Schwerhörigkeit, die häufig mit lästigen Ohrgeräuschen einhergeht.

Ein wirklicher organischer Schaden oder eine Mangeldurchblutung ist bei Ohrgeräuschen keine notwendige Voraussetzung: Schon Kinder können Ohrgeräusche haben. Auch Patienten ohne jede Durchblutungsstörung leiden gelegentlich unter Fiepen, Quietschen und Rauschen im Ohr.

Selten findet sich – insbesondere bei einseitigen Ohrgeräuschen – ein Ohrenschmalzpfropf im äußeren Gehörgang, der für die Hörminderung und auch die Ohrgeräusche auslösend ist. Nach Entfernung des Pfropfes normalisiert sich das Hörvermögen schnell und die Ohrgeräusche verschwinden. Ohrgeräusche, die auf diesem mechanischen Weg entstehen (Verlegung des Gehörgangs durch Ohrenschmalz), unterscheiden sich typischerweise von psychosomatisch verursachtem Tinnitus. Sie zeigen in aller Regel einen klaren zeitlichen Beginn, und die Symptome beschränken sich eindeutig auf ein einzelnes Organsystem. Sie haben auch keine Vorgeschichte mit über sehr lange Zeit bestehenden unspezifischen Beschwerden, und die Patienten waren noch nicht bei vielen Ärzten in Behandlung, die jeweils keine sichere Diagnose stellen konnten. Letztlich führt die somatische Therapie bei mechanisch bedingten Ohrgeräuschen zu einer unmittelbaren Heilung.

Auch sehr laute Geräusche (Silvesterböller) oder laute Konzerte können als Auslöser fungieren. Hierbei werden die feinen Haare auf den Haarzellen des Innenohres abgeknickt. Hörminderung und Ohrgeräusche geben sich nach einigen Tagen wieder, wenn kein erneutes Trauma folgt. Dauernde Lärmbelästigung führt in der Regel jedoch zu bleibenden Schäden, die sich – im Unterschied zu typischen psycho-somato-sozial verursachten Beschwerden – aber stets auf das betroffene Organ beschränken und sich durch Tests reproduzierbar nachweisen lassen.

In der Schulmedizin werden zur Therapie eines akuten Hörsturzes mit Ohrgeräuschen Infusionen mit durchblutungsfördernden Medikamenten eingesetzt. Häufig wird auch Kortison verabreicht. Bei chronischen Ohrgeräuschen kommen viele verschiedene Verfahren zur Anwendung wie die Sauerstoff-Überdrucktherapie, Höhlentherapie, Ohrkerzen u. v. m. Gemeinsam ist allen schulmedizinischen und vielen alternativen Verfahren, dass sie das Symptom – unangenehmes Piepen, Quietschen, Klirren, Rauschen im Ohr – möglichst bald zum Verschwinden bringen wollen.

Psycho-somato-soziale Behandlungsansätze

Keine Krankheit lässt sich dauerhaft heilen, ohne ihre Ursache zu beseitigen. Die Ursache für Ohrgeräusche und Hörsturz mögen Gefäßverengungen sein – doch was verursacht die Gefäßverengungen?

Die Antwort auf diese Frage scheinen wir eingangs schon gegeben zu haben: Stress führt zur Ausschüttung von Stresshormonen wie Adrenalin, das Gefäße verengt und zu einer Minderdurchblutung in verschiedenen Körperregionen führt und damit u.a. zu Ohrgeräuschen. Doch was setzt Patienten derartig unter Druck, dass sie funktionelle Störungen erleiden und möglicherweise später noch organisch nachweisbare Erkrankungen?

Selbstverständlich ist der Stressauslöser von Fall zu Fall verschieden. Gemeinsam ist den Patienten lediglich, dass ihr individuelles Maß an Belastbarkeit überschritten wurde – und sie dies nicht wahrhaben wollen. Sie schuften weiter, obwohl sie längst erschöpft sind, sie lassen sich weiter mobben, obwohl sie längst Abstand bräuchten, sie hören nicht auf gut gemeinte Ratschläge von Freunden und Verwandten, endlich einmal kürzerzutreten, sie gönnen sich nie eine längere wirkliche Auszeit.

Sich zurückzunehmen, sich zu schonen, die Grenzen der eigenen Belastbarkeit aktiv zu verteidigen, erscheint Patienten mit Ohrgeräuschen oft unmöglich – bis es zum Zusammenbruch kommt. Aber auch dann geht es den meisten nur darum, möglichst schnell die lästigen Geräusche loszuwerden, um baldmöglichst wieder einsatzbereit zu sein. Die Arbeit muss geschafft werden, und: Wer von Mobbing bedroht ist, hat Angst davor, dass er sich durch langes Fernbleiben von der Arbeit noch unbeliebter macht und dass wichtige Arbeiten liegen bleiben, ausgerechnet jetzt, wo es einem durch die Krankheit ohnedies schon schlecht geht und die Nerven blank liegen.

Im Grunde gehörte jeder Patient mit Hörsturz oder Ohrgeräuschen erst einmal krankgeschrieben, damit er aus der Überlastungssituation herauskommt. Dies allerdings fällt den meisten Patienten aufgrund ihres ausgeprägten Leistungsanspruchs an sich selbst schwer. Es ist Sache des behandelnden Arztes, den Patienten über den Warncharakter derartiger Symptome aufzuklären: Hörsturz und Ohrgeräusche sind Signale, auf die bei Nichtbeachtung schwerwiegendere Erkrankungen wie Herzinfarkt oder Schlaganfall folgen können.

Schon um dem Betroffenen die Ernsthaftigkeit der Erkrankung zu verdeutlichen, kann eine **Infusionstherapie** angezeigt sein. Mindestens ebenso wichtig wie die in der Infusionslösung enthaltenen Pharmaka ist die Symbolwirkung einer Infusion. Die aufgehängte Flasche, das langsame Tropfen der Flüssigkeit, das Anlegen eines Venenzugangs, der personelle Aufwand – all das signalisiert dem Patienten die Ernsthaftigkeit seiner gesundheitlichen Störung. Infusionen sind Therapien, die normalerweise im Krankenhaus durchgeführt werden. Selbst innerhalb einer Arztpraxis signalisieren sie eine besondere Schwere der Erkrankung. Zusätzlich zwingen die Infusionen den Patienten zum Innehalten; steht er sonst permanent unter Strom, darf er sich jetzt, »an die Leine gelegt«, für wenigstens eine halbe Stunde eine medizinisch gerechtfertigte Auszeit nehmen. Loslassen, zur Ruhe kommen, innehalten – all dies ist genauso bedeutsam wie die pharmakologischen Effekte der verwendeten Medikamente.

Ist die Akutsituation überstanden, sollte nach seelischen Spannungen gefahndet werden. Fragen wie: »Kann es sein, dass Sie etwas nicht hören wollen? Ist es möglich, dass Sie eine längst überfällige Entscheidung einfach nicht treffen können?« bieten einen guten Einstieg zur Erkundung des seelischen Terrains – ebenso wie die Frage: »Was, glauben Sie, könnte Ihnen in den Ohren klingeln?« Diese eng an das spezielle Symptom angelehnten Fragen geben allerdings nur eine erste grobe Stoßrichtung vor. Psycho-somato-soziale Symptome sind meist weniger symbolträchtig als allgemein angenommen. Eine direkte Antwort auf eine der eben genannten Fragen ist also kaum zu erwarten.

Typischerweise findet der Patient im Gespräch aber Faktoren, die für seinen Stress verantwortlich sein könnten – auch wenn er selbst bislang den Stress *nicht* als Auslöser seiner Ohrgeräusche identifiziert hatte. Dennoch ist es sinnvoll, die möglichen Stressoren aufzuspüren und sie, wo möglich, zu entschärfen: Konflikte und Überbelastungen sollten benannt, notwendige Entscheidungen zügig gefällt, Wünsche und Träume zu Ende fantasiert werden, um anschließend Ballast abzuwerfen und Anhaltspunkte für die weitere Lebensplanung zu erhalten.

Der Patient muss lernen, dass seine Ohrgeräusche kein lästiges Symptom, sondern ein wichtiges *Warnsignal* für ihn sind: eine Art zusätzliches Sinnesorgan, das anschlägt, sobald er seine persönliche Leistungsgrenze überschreitet. Er sollte daher seine Ohrgeräusche keinesfalls als Feind begreifen, sondern als Freund, als Helfer, als *Stressbarometer*, das auf ihn aufpasst, wenn er mal wieder »zu viel um die Ohren« hat.

So betrachtet, erweisen die Ohrgeräusche dem Betroffenen einen unschätzbaren Dienst: Sie beschützen denjenigen, der sie hat, vor Überbelastung und damit vor einem Burn-out und wirklichen organischen Krankheiten wie Herzinfarkt und Schlaganfall – wenn er sie zu deuten weiß.

Nach meiner Erfahrung kommen Patienten mit dieser Erklärung, dieser »Gebrauchsanweisung« für ihre Ohrgeräusche, sehr gut zurecht. Die konventionelle Therapie des Tinnitus aurium mit Infusionen, Kortison und durchblutungsfördernden Substanzen in der Akutsituation kann aus vielerlei Gründen sinnvoll sein. Ohrgeräusche als gesunden Schutzmechanismus vor Überbelastung zu betrachten, vermeidet chronische Verläufe und Folgekrankheiten. Die positive, psycho-somato-soziale Betrachtungsweise schützt die Patienten davor, sich immer tiefer im Teufelskreis Symptombekämpfung – Fortsetzung der Überbelastung – Symptomverstärkung – Depression und organische Krankheiten zu verstricken.

Ganz so einfach wie hier beschrieben funktioniert die Therapie allerdings nicht bei allen Patienten: Die Symptome haben für jeden Betroffenen auch eine Funktion: Sie »schützen« ihn davor, sein eigentliches Problem ansehen zu müssen. Für manchen wäre das mit erheblichen Konsequenzen für das Selbstbild, das Weltbild und den gesamten Lebensentwurf verbunden. Aus diesem Grund werden die rein somatischen Erklärungen der Schulmedizin viel lieber akzeptiert als die tiefergreifenden Ansätze der Psychosomatik. Deswegen gilt folgende Faustregel: Wer einfach akzeptiert, dass seine Beschwerden eventuell seelischen Ursprungs sind und die nötigen Veränderungen vornimmt, wird schnell geheilt. Wer aus seinen Beschwerden und Krankheiten kein Optimierungspotenzial ableiten kann, muss länger leiden. Er braucht viele Anläufe und vor allem viele Warnschüsse, bis er die zugrunde liegenden Probleme angeht. Den erfahrenen Therapeuten wundert das nicht: Je stärker die seelische Belastung, desto stärker ist auch das Bedürfnis, die entsprechende Schwachstelle zu verbergen. Die schwersten Traumata verstecken wir vor anderen wie vor uns selbst: Sie bleiben vor allem den Betroffenen selbst lange vollständig unbewusst. Für Außenstehende sind sie dennoch oft deutlich sichtbar. Sie zeigen sich in den sich wiederholenden sozialen Konflikten oder in den wiederkehrenden körperlichen Beschwerden, für die sich keine wirkliche körperliche Ursache findet. Gerade in den Kompensationsbemühungen manifestiert sich das ursächliche Problem oft überdeutlich. Klingelt's in den Ohren?

Phasen vermehrter Selbstbeobachtung

Haarausfall

Über Haarausfall wird in der Allgemeinarztpraxis häufig geklagt. Aber nur in wenigen Fällen liegt dem beklagten Haarausfall ein tatsächlich vermehrtes Ausfallen von Haaren zugrunde. Zumeist sind es Patienten, bei deren Anblick nicht einmal ein erfahrener Friseur ein Anzeichen für einen beginnenden Haarverlust erkennen könnte. Dennoch behaupten die Betroffenen unerschütterlich, sie verlören mehr Haare als früher und als andere Menschen. Wenn es mit dem Verlust der Haare so weiterginge, müssten sie bald mit Glatze durchs Leben schreiten.

Zunächst einmal: Es gibt wirklich organisch bedingten, das normale Maß überschreitenden Haarausfall, der sich manchmal – je nach Ursache – tatsächlich therapieren lässt. Entsprechende Krankheiten müssen also untersucht und ausgeschlossen werden. Allerdings fällt schon in der Phase der Diagnostik auf, dass viele Betroffene übermäßig besorgt erscheinen wegen des Haarausfalls.

Als Ursachen kommen Autoimmunerkrankungen wie die Alopecia areata (»kreisrunder Haarausfall«, eine Erkrankung, bei der an bestimmten Stellen des behaarten Kopfes alle Haare ausfallen), seltener auch endokrinologische oder Pilzerkrankungen in Betracht. Selten ist ein Mangel von Spurenelementen

(Eisen, Zink) oder eine einseitige, unausgewogene Ernährung verantwortlich für vermehrten Haarausfall oder brüchig werdende Haare oder Nägel.

Häufiger als wirkliche Erkrankungen oder Mangelzustände sind strapaziöse Haarbehandlungen mit Bleich- und Färbemitteln oder sonstigen Chemikalien. Auch hormonelle Schwankungen wie nach dem Absetzen der Pille, nach einer Entbindung, einer Hormonersatztherapie oder in den Wechseljahren können zu vorübergehend vermehrtem Haarausfall führen. In diesem Fall stabilisiert sich die Haardichte nach einer Phase tatsächlich verstärkten Verlusts auf einem niedrigeren Niveau.

In den meisten Fällen aber findet sich neben den fehlenden objektiven Zeichen eines vermehrten Haarausfalls kein schulmedizinisch fassbarer Grund für den beklagten Kopfhaarschwund. Die mitgebrachten ausgefallenen Haare übersteigen nicht das normale, bekannte Maß des täglichen Verlusts von 60 bis 80 Haaren, und selbst auf Zug lassen sich kaum Haare ausreißen oder abbrechen. Dennoch sind die Patienten deutlich beunruhigt über den Verlust von Haaren und dementsprechend kaum von der Harmlosigkeit des plötzlich festgestellten Haarausfalls zu überzeugen.

Viele habe schon Kuren mit täglicher Einnahme von Kieselerde versucht, andere haben viel Geld für eine Haarwurzelanalyse und entsprechende Medikationen oder Nahrungsergänzungsmittel bezahlt. Meist hilft nur die Zeit, die beweist, dass für den scheinbaren Haarausfall lediglich eine Phase vermehrter Selbstbeobachtung verantwortlich war. Nach einem halben oder ganzen Jahr hat sich das Thema meist von allein erledigt.

Psycho-somato-soziale Behandlungsansätze

Warum es zu Phasen vermehrter Selbstbeobachtung kommt, kann ganz unterschiedliche Gründe haben. Manchmal ist es ein Fall echter Alopecia totalis (dem Ausfall *aller* Haare an Kopf und Körper) im Umfeld eines Patienten, der eine ähnliche Krankheit für sich selbst befürchten lässt. Manchmal ist es lediglich die hypochondrische Befürchtung, im eigenen Körper sei etwas nicht in Ordnung.

Auch normale jahreszeitliche Schwankungen wie etwas vermehrter Haarausfall im Frühjahr, wenn wir unser »Winterfell« verlieren, können Anlass zur Beunruhigung sein. Häufiger sind psychosoziale Stresssituationen für die Empfindung verantwortlich, mehr Haare als gewöhnlich zu verlieren, manchmal auch depressive Verstimmungen oder Depressionen. Ob das sprichwörtliche »Sich-die-Haare-Raufen« oder das »In-jeder-Suppe-ein-Haar-Finden« eine Rolle spielt, sei dahingestellt.

Wie für alle psycho-somato-sozialen Beschwerden ist auch für den »eingebildeten« Haarausfall Folgendes charakteristisch: Der vermehrte Haarverlust ist beinahe nie das einzige beklagte Symptom. Von selbst oder auf Nachfrage schildern die Betroffenen in aller Regel weitere Beschwerden aus dem Formenkreis der »funktionellen Beschwerden«: Verdauungsstörungen, Nahrungsmittelunverträglichkeiten, Rückenschmerz, Ohrgeräusche, Sehstörungen und Unzufriedenheiten im sozialen Bereich sind klassische Begleiterscheinungen – und all dies meist schon über viele Jahre. Selten treten alle diese Beschwerden gleichzeitig auf; in der Regel aber reichen sie sich die Hand. Symptomfreiheit gab es allenfalls in Phasen psychosozialen Wohlbefindens – woraus sich die ersten Anhaltspunkte für die *eigentlichen* Ursachen der lästigen Beschwerden ableiten lassen.

In jedem Fall sind Überlegungen, inwieweit sich Ansätze ergeben, Spannungen im eigenen Leben abzubauen und sein

Dasein zu harmonisieren, eine sinnvollere Investition als eine noch so ausgefeilte Haaranalyse. Ich habe in meinem Praxisalltag noch nie von einer Haaranalyse gehört, die tatsächlich eine behandelbare Ursache für einen Haarausfall erbracht hätte, ausgenommen medizinische Haaranalysen beim Dermatologen.

Mit der Haarwurzelanalyse verhält es sich mutmaßlich wie mit vielen – auch schulmedizinischen – Maßnahmen: Sie überbrückt die Zeit bis zur Spontanheilung.

Schleimhäute in Abwehrstellung

Chronische Nasennebenhöhlenentzündung (Sinusitis chronica)

Wer hat nicht manchmal »die Nase voll« von irgendetwas? Auch wenn Sprichwörter nur sanfte Hinweise geben, in welcher Richtung nach einer Ursache für Beschwerden gesucht werden kann, scheint mir die Frage, von welchen Zusammenhängen ein Patient die Nase voll haben könnte, in Bezug auf die chronische Nasennebenhöhlenentzündung sehr angebracht.

Selbstverständlich gibt es Verengungen der Ausführungsgänge der Nebenhöhlen (lat. *sinus*), die schon bei geringer Schleimhautschwellung zu einem kompletten Verschluss des Ausgangs führen können. Der von der Schleimhaut in der betroffenen Nasennebenhöhle produzierte Schleim fließt nicht mehr ab und bietet Bakterien jenen Nährboden, den sie zur Vermehrung benötigen. Die Bakterien produzieren Giftstoffe, die die Nasenschleimhaut weiter anschwellen lassen, was den Ausgang der betroffenen Höhle noch weiter verengt und das Problem in eine »chronischen Sinusitis« verwandelt.

Für gewöhnlich erfolgt in dieser Situation eine Therapie mit Antibiotika, die die schädlichen Bakterien vernichtet. Antibiotika schaden aber auch den nützlichen Mitbewohnern unserer Schleimhäute – so z. B. den »Mundpolizei-Bakterien«, lateinisch *Streptokokkus viridans*, die unsere gesunden Schleimhäute besiedeln und schädliche Bakterien fernhalten. Die Beseitigung dieser nützlichen Bakterien bereitet dem nächsten Befall mit krankheitserregenden Bakterien den Boden. Ein Teufelskreis gerät in Gang, der nicht selten auf dem OP-Tisch des HNO-Arztes endet. Dort werden dann die Ausführungsgänge der Nasennebenhöhlen erweitert, ein Eingriff, der gelegentlich von Erfolg – sprich, Infektfreiheit – gekrönt ist, manchmal aber auch nicht.

Dann wird eine Begradigung der Nasenscheidewand vorgenommen, was gelegentlich tatsächlich die zuvor bestehenden Beschwerden beseitigt. Allerdings nicht in jedem Fall. Die Frage, die sich spätestens in diesem Moment stellt, lautet: Warum führt ein Schiefstand der Nasenscheidewand nach 30, 40 oder mehr Jahren plötzlich zu einer chronischen Nasennebenhöhlenentzündung? Warum sind Ausführungsgänge von Nasennebenhöhlen nach 30, 40 oder mehr Jahren plötzlich zu eng? Die Antworten auf diese zwei Fragen lauten laut Schulmedizin: Die Nasenscheidewand war bei einigen Patienten von früher Kindheit an schief. Wenn sich nun in einer gereizten Nasennebenhöhle Bakterien ansiedeln, mit denen der Körper nicht mehr allein fertigwird, ist eine chronische Schleimhautschwellung mit einer chronischen Verlegung des Ausgangs einer Nasennebenhöhle die Folge. Der Abfluss des zur Abwehr produzierten Schleims ist behindert, im verbleibenden Schleim siedeln leicht und häufig Bakterien, die zu vermehrter Schleimproduktion, zu Schleimhautschwellung und Abflussbehinderung führen und damit zu immer wiederkehrenden Nasennebenhöhlenentzündungen. Kopfschmerz, Abgeschlagenheit, Fieber und nasal klingende Sprache sind die Folge, typisch für diesen Fall ist das Auftreten eitrig gelb oder grün verfärbten Sekrets. Oft schafft eine gezielte Antibiotikatherapie, zusammen mit abschwellenden Nasentropfen und einem Schleimlöser, tatsächlich Abhilfe.

Auch können Polypen in der Nase wachsen, die den Ausgang einer Nasennebenhöhle einengen. Ein solches Abflusshindernis muss durch den HNO-Arzt gefunden und gegebenenfalls beseitigt werden.

Auch Allergien können zu einer chronisch verstopften Nase führen, die wiederum den Boden bereitet für ständige Nasennebenhöhlenentzündungen. Verschwinden die Symptome bei Ortswechsel (z.B. im Urlaub), ist dies ein deutlicher Hinweis auf einen allergischen Ursprung der Beschwerden. Allerdings unterliegen gerade Allergien erheblichen psycho-somato-sozialen Einflüssen, was im Kapitel »Allergien« näher erläutert wird.

Psycho-somato-soziale Behandlungsansätze

Die Schleimhäute des Menschen, seine »innere Oberfläche«, seine »innere Begrenzung zur Außenwelt«, dient – wie das Immunsystem – der Abgrenzung des Selbst gegen die Umgebung. Ähnlich wie die Haut bei manchen Menschen auf Stress mit Rötung reagiert, überempfindlich und reizbar wird und Ausschläge und Ekzeme ausbildet, können auch die inneren Oberflächen reagieren. Für den Magen bedeutet dies, dass er eine Magenschleimhautentzündung (*»nervöse Gastritis«)* entwickelt. Diese kann sich unter Stress innerhalb von Minuten oder Stunden entwickeln. Der Darm reagiert mit vermehrter Bewegung und Bildung von Flüssigkeiten, was krampfartige Bauchschmerzen und Durchfälle verursachen kann (*»Reizdarm«*).

Für die Schleimhaut der Nase und der Nasennebenhöhlen ist ein derartiger Reflex bislang nicht beschrieben. Es könnte aber gut sein, dass diese Schleimhäute in Stresssituationen ebenso in »Abwehrstellung« gehen, sprich, vermehrt durchblutet werden, anschwellen und gesteigert Sekret absondern. Denkbar ist, dass das vermehrt gebildete Sekret durch die verlegten Ausgänge der Nasennebenhöhlen schlecht abfließen kann und so krank machenden Bakterien einen Nährboden liefert für immer neue Infekte.

Wie gesagt: Ein spezifischer Auslöser für chronische Nasennebenhöhlenentzündungen lässt sich wie für andere psychosomato-soziale Symptome sicher nicht dingfest machen. Prinzipiell aber sollte sich jeder Patient vor weiterreichenden therapeutischen Konsequenzen überlegen, welche psychosoziale Konstellation seine innere Abwehr in Aufruhr versetzt haben könnte.

Es sind immer wieder dieselben Felder, die abgefragt werden sollten: Gibt es in der Partnerschaft unausgesprochene Konflikte? Gibt es dauerhaften, unausweichlichen Ärger am Arbeitsplatz? Kann ich in meinen Beziehungen authentisch sein? Wo lebe ich in Kompromissen, die ich eigentlich nicht eingehen will? Genieße ich mein Leben? Oder ist im Grunde jeder Augenblick von einem Problem überschattet, das mich schon lange begleitet?

Patienten, die unter immer wiederkehrenden Nasennebenhöhlenentzündungen litten, bemerken häufig erst, nachdem sich eine für sie belastende Lebenssituation endgültig aufgelöst hat, dass ihre jahrelangen Infekte plötzlich verschwunden sind. »Es stimmt«, heißt es dann, »offenbar hatte ich wirklich die Nase voll!«

Ärger, der im Hals feststeckt

Kloßgefühl im Hals (Globus pharyngeus)

In der Hitliste psycho-somato-sozialer Beschwerden ganz oben steht das Kloßgefühl im Hals. Die betroffenen Patienten klagen über einen Druck im Hals, der manchmal sogar das Schlucken und das Sprechen erschwert. Viele Patienten klagen über ein neu aufgetretenes oder nach einer Erkältung verbliebenes Kratzen im Hals, das sie immer wieder zum Hüsteln zwingt.

Oft wird eine Schilddrüsenvergrößerung als Ursache angenommen, häufig besteht auch die Befürchtung, an einem Kehlkopf- oder Speiseröhrenkrebs erkrankt zu sein. Bei vielen Patienten wurde allerdings eine Schilddrüsenvergrößerung mittels Ultraschalluntersuchung bereits ausgeschlossen, ebenso – durch eine Vorstellung beim HNO-Arzt und beim Gastroenterologen – eine bösartige Neubildung des Kehlkopfes und der Speiseröhre. Eine Kernspinuntersuchung des Halses vervollständigt das Bild: Es findet sich keine organische Ursache.

Aber der Patient hat Beschwerden. Manchmal kommt beim Räuspern oder Husten sogar etwas, meist farbloser oder leicht gelblicher Schleim zum Vorschein, in seltenen Fällen sogar mit etwas Blut vermischt. Und: Man fühlt, dass da etwas sitzt, tief unten im Hals. Ganz hinten, am Zungengrund, wachsen so merkwürdige Warzen! Und da soll nichts zu finden sein?

Es ist bei diesem Beschwerdebild tatsächlich keinerlei organische Veränderung festzustellen, abgesehen vielleicht von einer Rötung im Rachen- oder Kehlkopfbereich, was aus dem ständigen Zwang zum Räuspern resultiert, das tatsächlich die Schleimhäute reizt und manchmal sogar zu den erwähnten Blutbeimengungen führt. Aber eine körperliche Krankheit findet sich so gut wie nie. Bei den Warzen, die besonders gründliche Patienten bei der Selbstuntersuchung ganz weit hinten auf ihrer Zunge entdecken, handelt es sich um normale Zungengrundpapillen, die sogenannten *Papillae vallatae*. Jeder Mensch hat sie. Aber entdeckt werden sie typischerweise nur von Patienten, die sich aus Sorge um ihre Gesundheit intensiv selbst beobachten.

Schilddrüsenvergrößerungen sind meist von außen sichtbar und lassen sich spätestens mit einer Ultraschalluntersuchung beweisen. Außerdem führt selbst eine krankhaft auf das Doppelte oder vielfach vergrößerte Schilddrüse nur in Ausnahmefällen zu einem Druckgefühl im Hals. Wenn nach einer Therapie mit Schilddrüsenmedikamenten das Druckgefühl im Hals nachlässt, spricht dies eher für einen Placebo- als für einen tatsächlich pharmakologischen Effekt. Das Gefühl, dass eine harmlose »Ursache« für die Beschwerden entdeckt wurde, gegen die etwas unternommen wird, entlastet die Seele und reduziert damit subjektiv den Stress. Die tatsächliche Größenabnahme der Schilddrüse unter einer Therapie ist meist nur minimal und kann das nach Therapiebeginn verringerte Druckgefühl allein kaum erklären.

Krankheiten wie das *Kehlkopfkarzinom* fallen fast niemals durch ein Druckgefühl im Hals auf, sondern eher durch dauerhafte Heiserkeit oder vergrößerte Halslymphknoten. Ein *Speiseröhrenkrebs* verursacht typischerweise erst in fortgeschrittenem Stadium Schluckbeschwerden und eigentlich nie Druckgefühl im Hals.

Die hier beschriebenen Globus-pharyngeus-Beschwerden an sich sind so charakteristisch, dass eine apparative Diagnostik beinahe entbehrlich erscheint. Dennoch sollte eine Ultraschalluntersuchung der Schilddrüse und Halsweichteile zum Standard gehören, damit eine organische Erkrankung ausgeschlossen werden kann. Ergänzend sollte beim geringsten Verdacht auch eine Vorstellung beim HNO-Arzt erfolgen und/oder beim Gastroenterologen. Um sehr verunsicherte Patienten von der

Harmlosigkeit ihrer Beschwerden zu überzeugen, kann es sogar sinnvoll sein, eine Kernspinuntersuchung der Halsweichteile durchzuführen, um letzte Zweifel zu beseitigen.

Wird der Patient keiner ausführlichen apparativen Abklärung zugeführt, können Restzweifel die Beschwerden verstärken und sogar Symptome in anderen Organsystemen provozieren. Fühlt sich der Patient hingegen gründlich untersucht und beraten, geben sich die Globusbeschwerden nach kurzer Zeit. Manche Patienten bleiben trotz aller Abklärungen skeptisch, verzichten aber auf aufwendige apparative Untersuchungen. Bei ihnen geben sich die Beschwerden eigentlich immer im Laufe der folgenden ein oder zwei Jahre. Der Grund hierfür ist, dass sich ihre Befürchtung, an einer schwerwiegenden Erkrankung zu leiden, objektiv nicht erfüllt hat: Nach so langer Zeit sollte sich selbst ein verborgener Tumor ja irgendwie bemerkbar gemacht haben. Häufig treten dann allerdings neue Symptome in einem anderen Körperbereich auf, was eine weitere Runde von Haus- und Facharztbesuchen einläutet.

Psycho-somato-soziale Behandlungsansätze

Den wirklichen Grund für Globusbeschwerden – Globus bedeutet Kugel und bezieht sich auf das Gefühl, einen Fremdkörper im Hals zu haben – kennt der Volksmund am besten: Ausdrücke wie »Mir platzt der Kragen«, oder »Ich habe so einen Hals«, gepaart mit der entsprechenden Geste, deuten am ehesten auf den wahren Ursprung des Druckgefühls.

Oft sind es nicht ausgelebte Aggressionen, die uns »den Kragen platzen« lassen, »die Sprache verschlagen« oder »die Luft abschnüren«. Manchmal schlägt uns vor Aufregung auch »das Herz bis zum Hals« oder wir verspüren den sprichwörtlichen »Kloß im Hals«, wenn uns eine Situation überhaupt nicht behagt. Physikalisch dürfte es sich – analog zu stressbedingten

Rückenbeschwerden – um schmerzhafte Verspannungen der Muskulatur um das Zungenbein handeln. Ärger und Stress wirken sich auf den ganzen Organismus aus: Selbst in den Stimmbändern sitzen Muskeln, deren stressbedingte Verspannung tatsächlich die Stimme verändert. Schluckbeschwerden haben in den meisten Fällen (glücklicherweise!) nur »funktionelle« Ursachen, die am ehesten auf eine Veränderung der Muskelspannung im Rachen- und Speiseröhrenbereich zurückzuführen sind.

Eine spezielle Behandlung ist für das Globusgefühl nicht nötig. Es reicht, den Patienten über die Harmlosigkeit dieser Beschwerden aufzuklären und ihn – wie bei allen psychosomato-sozialen Beschwerden – auf den Signalcharakter des Symptoms hinzuweisen: Jedes Globusgefühl sollte uns Anlass dafür geben, die Ursache für unsere Anspannung zu identifizieren. Der Globus pharyngeus ist ein sensibles Stressbarometer. Stressige Situationen sollten wir auflösen – oder unseren Umgang damit verändern.

Wenn du ein Problem nicht lösen kannst, löse dich von dem Problem!
Manche Situationen lassen sich schlecht bewältigen. Manchmal ist es das Einfachste, sie schlicht zu meiden. Was im Zweifelsfall heißen kann, stressige Situationen zu verlassen, um sich in einem geeigneten Umfeld dauerhaft tatsächlich wohlzufühlen.

Tonnenschwer unter Druck

Zähneknirschen (Bruxismus)

Zunächst einmal: Das Knirschen mit den Zähnen kann etwas völlig Normales sein. Insbesondere bei Kindern erfolgt im Schlaf durch das Gegeneinanderreiben der Zahnreihen des Ober- und Unterkiefers eine Feinabstimmung der Zähne. Die Zähne wachsen nicht notwendigerweise bis auf den Zehntelmillimeter exakt aufeinander zu, sodass eine feine Nachbearbeitung durch ein eigenständiges Nachschleifen sinnvoll erscheint. Nächtliches Zähneknirschen bei Kindern stellt also als alleinige Verhaltensauffälligkeit keinen Grund zur Beunruhigung dar.

Es existieren allerdings kaum Untersuchungen zu diesem Phänomen. Insbesondere ist unklar, ob Zähneknirschen auch bei Erwachsenen noch als physiologisch, d.h. gesund zu betrachten ist. Einige Wissenschaftler halten das Zähneknirschen für ein Relikt aus grauer Vorzeit, das dem Schärfen des Gebisses gedient haben könnte, wie es bei einigen Raubtieren heute noch zu beobachten ist.

Nach eigenen Beobachtungen existieren zwei Arten des Zähneknirschens: Einmal wird der Unterkiefer gegen den Oberkiefer seitlich verschoben. Hierbei werden die Zahnspitzen miteinander verschliffen, wobei der tangentiale Stress auf die Zähne überwiegt. Die zweite Form des Zähneknirschens besteht hauptsächlich aus einem Zusammenpressen der Kiefer mit nur geringen Seitwärtsbewegungen des Unterkiefers. Vor allem die letztere Form führt zu Folgeschäden. Wird beim normalen Kauen schon ein Druck von unglaublichen 400 N (was einer Belastung von ca. 40 kg/cm^2 entspricht) aufgebaut, kann die Belastung beim *Zähneknirschen* noch zehnfach höhere Werte erreichen. Es ist klar, dass unter einer derartig hohen Belastung sogar der harte Zahnschmelz zerspringen kann.

Eindeutigen Krankheitswert gewinnt das Zähneknirschen, wenn es zu abnormer Abnutzung der Zahnkronen oder einer Lockerung des Zahnhalteapparates führt. Hierbei entstehen häufig gleichzeitig Schmerzen im gesamten Kieferbereich. Die Kiefergelenke können durch die abnorm hohe Belastung ebenso stark schmerzen und wie die Zähne und der Zahnhalteapparat. In aller Regel geht dies einher mit einer erheblichen Muskelverspannung oberhalb der Schulterblätter sowie einem Klopfschmerz über der Magengegend als Ausdruck der psychovegetativen Erregung (→Tab. 3-1 , S. 183).

Zahnärzte verschreiben gegen das Zähneknirschen häufig eine »Aufbissschiene«. Der durch diese Schiene hergestellte geringe Abstand zwischen Ober- und Unterkiefer soll dafür sorgen, dass sich die Kaumuskulatur im Schlaf entspannt. Außerdem ist das Material, aus dem die Schienen gefertigt werden, weicher als Zahnschmelz, sodass bei dennoch auftretendem Zähneknirschen die Schiene verschleißt und nicht das Gebiss.

Manche Patienten berichten tatsächlich von einem Rückgang ihres nächtlichen Zähneknirschens durch das Tragen der Schiene. Andere kommen mit ihr nicht zurecht. Nicht selten werden die Schienen im Schlaf vom Träger auch zerbissen. In aller Regel lohnt sich die Fahndung nach psychosozialen Stressoren, um den wahren Grund der Anspannung zu beseitigen. Die Rückbildung weiterer Beschwerden und eine Verbesserung der sozialen Beziehungen sind ein erfreulicher Nebeneffekt des tiefergreifenden ganzheitlichen Ansatzes.

Psycho-somato-soziale Behandlungsansätze

Mit dem Zähneknirschen gehen häufig Verspannungen im Nackenbereich, Kopfschmerzen, Schwindel und Ohrgeräusche einher. Ob die letztgenannten Symptome Folge des Zähneknirschens sind oder jeweils eigenständige Krankheitsbilder darstellen, ist müßig zu diskutieren. Letztlich kann es in der Behandlung nur darum gehen, Beschwerden zu lindern und Folgeschäden zu minimieren. Natürlich geht es letztlich immer um die größtmögliche Lebensqualität.

Generell findet sich bei erwachsenen Patienten, die mit den Zähnen knirschen, ein deutlich erhöhter Muskeltonus. Nicht nur die Kiefermuskeln sind angespannt, auch die Zunge wird häufig am Gaumen festgesaugt, was die sogenannte *Girlandenzunge* zur Folge hat: Der Zungenrand ist durch die Zahnabdrücke gewellt wie eine Girlande. Die Schultermuskulatur ist meist übermäßig fest. Auch entlang der Wirbelsäule lassen sich so gut wie immer verhärtete Muskelstränge tasten.

Über die psychosoziale Verfassung von Zähneknirschern lässt sich nichts Spezifisches feststellen. Auffällig ist lediglich, dass die Betroffenen selbst eine Zunahme ihrer Beschwerden in Situationen psychosozialer Anspannung feststellen – was voraussetzt, sie sind sich des Zusammenhangs von Stress und körperlicher Reaktion überhaupt bewusst. Auch auf die Gefahr hin, dass ich mich wiederhole: In der Wahrnehmung der meisten Patienten existiert kaum eine Verbindung zwischen Stress und körperlichen, seelischen und sozialen Problemen. Der chronische psychosoziale Stress wird als »Normalität« empfunden, die körperlichen und seelischen Probleme als »schicksalhaft«. Fatalerweise erliegt die heute zumeist praktizierte Medizin dem gleichen Irrtum, was sich natürlich im »Krankheitsverständnis« der Patienten niederschlägt.

Ein therapeutischer Ansatz sind Entspannungsverfahren (Progressive Muskelrelaxation nach Jacobson, Autogenes Training u.a.) sowie natürlich Stressreduktion. Manche Patienten können ihre Anspannung durch diese Maßnahmen tatsächlich reduzieren.

Manchmal ist es sinnvoll, den zweiten Schritt vor dem ersten zu tun. Wenn Sie immer wieder Verspannungen haben und weder Zeit noch Muße für den Besuch eines entsprechenden Kurses – buchen Sie trotzdem einen! Die Ruhe kommt mit der Ruhe, die Muße mit der Muße, sei es durch Autogenes Training, Progressive Muskelentspannung nach Jacobson, Yoga oder Meditation.

Es ist wie bei vielen psychischen Vorgängen: Der erste Schritt in die richtige Richtung zieht weitere richtige Schritte nach sich (was für Entwicklungen in die umgekehrte Richtung leider genauso gilt!). Die Schwierigkeit besteht darin, dass ein Mensch, um sich überhaupt für Entspannungsverfahren zu interessieren, eine basale Ruhe, eine grundsätzliche Bereitschaft zur Veränderung mitbringen muss. Gerade Menschen, die von Natur aus immer unter Strom stehen, fällt es oft schwer, sich auf entsprechende Übungen einzulassen. Immer gibt es wichtigere Dinge zu erledigen, nie existiert »Luft« für derartige »Zeitverschwendung«. Gerade jene Patienten also, die Entspannung am dringendsten nötig hätten, sind für diese Verfahren am schwersten zu begeistern.

In diesem Fall kann es sinnvoll sein, psychodynamisch zu arbeiten, d.h. innerseelische Konflikte aufzuspüren und zu lösen. Was bringt einen Menschen dazu, die Kiefer zusammenzupressen und sich gegen alle Widerstände durchzubeißen? Warum kann jemand nicht lockerlassen? Die Beantwortung derartiger Fragen kann zu einer spürbaren Entspannung führen, die im nächsten Schritt auch die Durchführung der o.g. Übungen oder die Entdeckung der wohltuenden Wirkung von Yoga oder Meditation ermöglicht.

Da grundsätzliche Änderungen des Lebensstils schwerfallen, möchte ich Ihnen an dieser Stelle einen »Erste-Hilfe-Tipp« geben: Befestigen Sie an Stellen, die Sie häufig ansehen – am Flurspiegel, dem Armaturenbrett des Autos, dem Computermonitor – einen farbigen Klebepunkt. Entspannen Sie jedes Mal, wenn Sie einen dieser Punkte erblicken, die Kiefermuskulatur, lösen Sie die am Gaumen festgesaugte Zunge, entspannen Sie bewusst die Schultern, kommen Sie bewusst zur Ruhe. Fahren Sie nach dieser Übung, die nur wenige Sekunden Zeit in Anspruch nimmt, gelockert in Ihrer aktuellen Tätigkeit fort. Wenn diese »Mini-Meditationen« keinen anhaltenden Effekt bewirken, ist es Zeit für eine längere Pause, vielleicht sogar für einen ausgedehnten Urlaub und ein grundsätzliches Überdenken des aktuellen Lebensstils.

In psycho-somato-sozialen Fragen geschulte Patienten ohne eine grundlegend ungelöste Problematik können ihr Verspanntsein zum Anlass nehmen, über die aktuelle Situation nachzudenken: Worüber ärgere ich mich? Warum bin ich angespannt und aggressiv? Wer oder was hetzt mich eigentlich? Was verursacht den Stress in mir?

Manchmal lässt sich auf diese Weise ein bis dahin unentdecktes Problem identifizieren und nachfolgend lösen. Oft reicht es, den Mund zu öffnen und belastende Dinge auszusprechen, anstatt die Zähne zusammenzubeißen und jeden Ärger zu schlucken oder nachts mit den Zähnen zu knirschen.

Kein Schlaf der Gerechten

Schlafstörungen

Schlafstörungen sind weitverbreitet. In den seltensten Fällen liegt ihnen eine körperliche Erkrankung zugrunde.

Es gibt tatsächlich durch organische Veränderungen hervorgerufene Schlafstörungen. Extrem selten (und extrem selten bedeutet, dass selbst ein Arzt, der sich sein Leben lang mit Patienten und Krankheiten beschäftigt, kaum jemals einen derartigen Fall zu Gesicht bekommt) sind Hirntumoren Ursache für Schlaflosigkeit. Häufiger ist eine Umkehr des Schlaf-wach-Rhythmus bei sehr alten und dementen Menschen. Hier allerdings führen meist viele kleine Nickerchen tagsüber dazu, dass abends die notwendige Schlafdauer bereits erreicht ist und in der Nacht nicht mehr geschlafen wird.

Patienten mit Schlafapnoe-Syndrom klagen selten über eine Störung des Nachtschlafs. Schlafapnoe-Patienten leiden eher unter extremen Tagesmüdigkeit, Konzentrationsstörungen, Abgeschlagenheit und hohem Blutdruck. Das Schlafapnoe-Syndrom sollte einer spezifischen Behandlung zugeführt werden.

Manchmal ist das ergebnislose Kreisen von Gedanken um unlösbar erscheinende Probleme die Ursache von Schlafstörungen. In diesem Fall kommen Depressionen als Auslöser in Betracht. Sicher gibt es organische Ursachen für Depressionen. Diese dürften allerdings weitaus seltener für Schlafstörungen verantwortlich sein als rein »funktionell« bedingte Störungen, die auf einen unbekömmlichen Lebensstil und einer dem wirklichen Wesen nicht entsprechenden Lebenseinstellung beruhen. Genaueres über die Entstehung zivilisationsbedingter seelischer Störungen erfahren Sie im Kapitel »Die Zuckerkrankheit der Seele«.

Psycho-somato-soziale Behandlungsansätze

Die weitaus häufigsten Ursachen für Schlafstörungen sind psycho-somato-sozialer Natur. Von besonderer Bedeutung in dieser Gruppe sind falsche Vorstellungen über die natürliche Schlafdauer des Menschen, die sich im Laufe des Lebens ändert.

Während der Säugling noch die meiste Zeit des Tages schläft und beinahe ausschließlich zu den Mahlzeiten aufwacht, verringert sich das Schlafbedürfnis mit zunehmendem Lebensalter von ungefähr zwölf Stunden pro Nacht beim Kleinkind auf zehn bis acht Stunden beim Schulkind und auf acht bis sechs Stunden beim Erwachsenen. Manche Menschen, besonders Ältere, benötigen noch weniger Schlaf. Wenn ein siebzig Jahre alter Mensch abends um zehn ins Bett geht und um drei oder vier Uhr morgens wieder aufwacht und nicht wieder einschlafen kann, fühlt er sich tagsüber unausgeschlafen und wenig leistungsfähig. Oft wird dann ein Mittagsschlaf gehalten, der durchaus ein oder zwei Stunden dauern kann. Viele Menschen geben an, sie hätten auch hier gar nicht geschlafen, sondern nur »gedöst« – obwohl ihr Schnarchen deutlich zu hören war. Ein solcher Patient benötigt sicher kein Schlafmittel, sondern Erklärungen zur normalen Schlafdauer des Erwachsenen.

Zudem sollte geklärt werden, mit welchen Aktivitäten der Tag verbracht wird: Wer keine Aufgaben hat, ist abends auch nicht »rechtschaffen müde«. Leider ist diese Erkenntnis nur schwer zu vermitteln. Wird dem Hausarzt das Symptom »Schlaflosigkeit« geklagt, wird dieses viel eher mit einem Medikament bekämpft, als dass er sich auf die oft fruchtlose Diskussion einlässt, dass (angemessene) Herausforderungen in jedem Lebensalter Bestandteil eines erfüllten Daseins sind.

Die modernen Schlafmittel sind sehr wirksam. Sie können Schlaf erzwingen. Wer eine Schlaftablette schluckt, fühlt sich wunderbar müde und wird länger – und zunächst entspannter und scheinbar erholsamer – schlafen, als er es zuvor ohne Medikament vermochte. Probleme, die ihn sonst vor dem Einschlafen quälten, muss er nach Einnahme einer Schlaftablette nicht mehr wälzen. Wohlige Müdigkeit übermannt ihn, auch wenn er am Tag nichts vollbracht hat, was ihn selig in die Kissen sinken ließe. Ohne Frage: Schlafmittel besitzen zunächst eine wohltuende Wirkung. Doch auch die Einnahme von Schlaftabletten hat – wie jede rein am Symptom orientierte Therapie – ihre Gefahren:

Wirksame Schlafmittel haben eine lange Halbwertszeit. Sie wirken bis in den nächsten Tag hinein. Verminderte Achtsamkeit und erst recht das Fehlen von Lust auf Aktivitäten, die erholsamen Schlaf erforderlich machen könnten, sind die Folge.

Bedenklich ist, wie schnell es zu einer Gewöhnung kommt: Während die erste Tablette eine nahezu himmlische Wirkung hat, sieht es bei der zehnten Einnahme schon anders aus: Der wohlige Effekt hat nachgelassen, was Betroffene schnell zu einer höheren Dosis, einem stärkeren Mittel oder zusätzlichen Substanzen (wie Alkohol oder anderen Drogen) greifen lässt. Dieser Mechanismus kann sich auf verschiedenen Stufen mehrfach wiederholen.

Außerdem unterdrücken Schlafmittel Traumphasen. Wer sie nimmt, bearbeitet im Schlaf die Ereignisse des Tages weniger intensiv. Werden Schlafmittel wieder abgesetzt, kann es zu einer vermehrten Traumtätigkeit kommen, wobei dann besonders häufig Albträume auftreten, was viele Patienten zur erneuten Einnahme von Schlaftabletten verleitet. Im Wachzustand kann das Absetzen zu vermehrter Unruhe bis hin zu Angst- und Panikattacken führen. Durch beide Effekte geraten viele Patienten schon nach kurzer Einnahmedauer in eine Abhängigkeit.

Bei älteren Patienten führen Schlafmittel zu einer Zunahme der Sturzhäufigkeit. Knochenbrüche, Operationen und im Krankenhaus erworbene Infektionen können die Folge sein.

> Eine durchwachte Nacht ist das beste Schlafmittel
> für die nächste.
> *Nachtschwestern-Weisheit*

Die Einnahme von Schlafmitteln führt zu keiner besseren Schlafqualität. Schlafmittel bewirken weder, dass wir uns ausgeschlafener fühlen, noch steigern sie das Leistungsvermögen. Sie verbessern auf Dauer auch nicht das subjektive Glückserleben. Schnell verursachen sie auch tagsüber Benommenheit, Müdigkeit, Konzentrationsschwäche und die weitere Verminderung von Aktivitäten, die normalerweise für eine Schläfrigkeit abends gesorgt hätten.

Schlafmittel sollten am besten überhaupt nicht eingenommen werden – nicht einmal nach Schichtdiensten (»um wieder in den Rhythmus zu kommen«), genauso wenig wie nach Interkontinentalflügen mit Zeitverschiebung. Der Körper hat seine eigene Geschwindigkeit. Manipulationen in diesem System können unabsehbare psychische Folgen haben. Wer nach einer Serie von Nachtdiensten nicht mehr ohne »Einschlafhilfe« zurechtkommt, sollte lieber die Stelle wechseln, als sich durch Schlafmittel an einen Rhythmus anzupassen, der ihm nicht bekommt.

In der Tat gibt es keinen nachhaltigen Grund für die Einnahme von Schlafmitteln. Als Arzt werde ich häufig gebeten, Patienten nach Schicksalsschlägen ein Schlafmittel zu verordnen. Auch Schicksalsschläge müssen seelisch verarbeitet werden. Wenn der Körper nicht schlafen will, gibt es einen Grund dafür. Schlafmittel behindern die Bearbeitungen von Traumen – die notwendige Trauerarbeit wird nur verschoben oder verhindert, was später zu Depressionen führen kann. Selbstverständlich schlafen wir nach dem Verlust eines geliebten Menschen ein oder zwei oder drei Nächte lang nicht oder kaum, selbstverständlich fühlen wir uns tagelang zerschlagen, unausgeruht, müde. Aber irgendwann holen sich der Körper und Geist den Schlaf, den sie benötigen. Es gibt keinen vernünftigen Grund, vorher den Schlaf mit chemischen Mitteln zu erzwingen. Im Gegenteil: Wenn wir das Symptom, die Schlaflosigkeit, unterdrücken, behindern wir die Bearbeitung des Traumas und riskieren andere tiefergreifende Schädigungen.

Das Gleiche gilt für Einschlafstörungen. Wer nicht einschlafen kann, ist eventuell nicht müde genug. Er sollte sich Gedanken machen, ob er seinen Tag sinnvoll verbracht hat, ob er etwas dafür getan hat, um müde zu sein. Gelegentlich habe ich junge Leute in der Sprechstunde, die ein Schlafmittel verschrieben haben möchten, weil sie abends nicht einschlafen können. Ein typisches Beispiel: Christian ist gestern Abend extra früh ins Bett gegangen. Er wollte morgens ausgeruht sein, um frisch an seinem Arbeitsplatz zu erscheinen. Aber statt einzuschlafen, hat er sich bis morgens um vier oder fünf Uhr im Bett gewälzt. Als der Wecker klingelte, hat er sich so erschlagen gefühlt, dass er unmöglich aufstehen konnte. Wäre er zur Arbeit gegangen, hätte er dort sicher nur Fehler produziert. Schließlich hat er in der Nacht nur eine, höchstens zwei Stunden Schlaf gehabt. Deswegen ist er liegen geblieben, um fit zu sein für den nächsten Tag. Allerdings weiß er jetzt schon, dass er heute Nacht wieder nicht werde schlafen können. Er leide an unerträglichen Schlafstörungen, sagt er, und brauche eine Krankschreibung – und ein Schlafmittel, damit ihm morgen das Gleiche nicht wieder passiere.

Der Fehler liegt auf der Hand: Wer von fünf Uhr früh bis zwei oder drei Uhr nachmittags im Bett liegt, hat das für einen Erwachsenen übliche Schlafquantum erreicht. Wer ansonsten gesund ist, kann nicht erwarten, am gleichen Tag bereits um zehn oder elf Uhr abends erneut einzuschlafen, zumal, wenn sein Tag keine körperlich oder geistig anstrengenden Leistungen erfordert hat. Christian hat keine »Schlafstörung«, die mit einem Schlafmittel zu behandeln wären.

Seinem Wunsch nachzukommen, ihm ein Schlafmittel zu verschreiben, wäre ein Behandlungsfehler. Christian braucht eine Aufklärung über das normale Schlafverhalten eines Erwachsenen. Ein Gespräch über seine Arbeitsmotivation und sein Verhältnis zu Chef und Kollegen sowie über seine Lebensplanung wäre sicherlich hilfreicher als der Griff zum Rezept.

Neben Einschlafstörungen gibt es ein »*depressives Früherwachen*«. Die Ursache für das frühe Erwachen vieler Depressiver ist nicht bekannt. Vermutlich ist für das frühe Erwachen die aus der Depression resultierende innere Unruhe verantwortlich. In jedem Fall ist auch hier die Behandlung der Depression sinnvoller als die Gabe eines Schlafmittels – wobei an dieser Stelle mit einer antidepressiven Therapie vorrangig das Aufspüren und Lösen psychosozialer Konflikte gemeint ist und nicht die Verordnung von Antidepressiva. Sogenannte Serotonin-Wiederaufnahme-Hemmer (SSRI, *Selective-Serotonine-Reuptake-Inhibitioners*) besitzen nach Studienergebnissen ohnedies keine von Placebo sicher zu unterscheidende Wirkung (wobei sie im Einzelfall durchaus indiziert sein können).

Neben *Ein*schlafstörungen sind *Durch*schlafstörungen weitverbreitet. Sie finden sich vor allem bei vegetativ erregten Personen, Menschen, die unter Druck stehen und nicht mehr richtig entspannen können. Alltagsaufgaben können sie vielleicht noch erfolgreich erledigen. Konzentrationsstörungen, Kopfschmerzen oder eine erhöhte Infektanfälligkeit sind aber bereits Hinweise auf eine chronische Über- oder Fehlbelastung. Im fortgeschrittenen Stadium laufen die Patienten innerlich auf Hochtouren, während sie äußerlich kaum mehr leistungsfähig sind. Sie fühlen sich nur noch schlapp und müde, ohne jemals den erholsamen Schlaf zu finden, nach dem sie sich so sehnen.

In beiden Fällen wäre die Verordnung eines Schlafmittels schädlich: Zwar würde eine Tablette sicher zu festem Schlaf in der ersten Nacht führen. Durch die lange Wirkung bis in den nächsten Tag hinein wäre aber kaum mit einer Verbesserung der Leistungsfähigkeit zu rechnen. Im Gegenteil: Die Unfähigkeit, die anstehenden Probleme anzugehen und zu lösen, würde zunehmen und auf mittlere Sicht in einen kompletten psycho-somato-sozialen Kollaps münden – oder in Folgekrankheiten wie Burn-out, Bluthochdruck oder Herzinfarkt.

Statt ein Schlaf- oder Beruhigungsmittel zu verordnen, sollte mit einem solchen Patienten über die Ursachen seiner Anspannung, seiner innerlichen Unruhe gesprochen werden. Auch die vegetativ bedingte Durchschlafstörung ist ein psycho-somato-soziales Symptom, das sinnvollerweise nicht durch Medikamente wegtherapiert werden sollte. Die zugrunde liegenden Konflikte gehören aufgedeckt und beseitigt. Denn hinter ihnen versteckt sich immer die Möglichkeit, Sein und Dasein in eine bessere Übereinstimmung zu bringen. Die Verordnung von Schlaf- und Beruhigungsmitteln sollte daher *extremen* Ausnahmefällen vorbehalten sein. Wenn eine Trauerreaktion über eine psychovegetative Erschöpfung eine Eigendynamik entwickelt hat oder zu entwickeln droht, kann eine solche Ausnahme vorliegen. Die Verordnung sollte sich aber auf die kürzestmögliche Dauer beschränken. Begleitende, entlastende Gespräche müssen ein fester Bestandteil jeder medikamentösen Therapie sein. Schon eine wenige Tage überschreitende Verschreibung von Schlafmitteln ist prinzipiell abzulehnen. Denn Schlafstörungen besitzen wie *alle* psycho-somato-sozialen Symptome einen Sinn, der verstanden und umgesetzt gehört. Nur auf diese Weise gelangen wir dauerhaft zu jenem ausgeglichenen und gesunden Leben, für das wir eigentlich geboren sind. Schlafmittel erhöhen genauso wenig die Leistungsfähigkeit, wie die »höher-schneller-weiter-Philosophie« unseres täglichen Lebens irgendjemanden dauerhaft glücklich und zufrieden macht. Psycho-somato-soziale Symptome, zu denen auch die Schlafstörungen gehören, weisen uns den Weg in die einzig nachhaltig bekömmliche Richtung. Auch wenn uns der Weg zur Einsicht so manche schlaflose Nacht beschert: Der Gebrauch von Schlafmitteln liefert mit Sicherheit keine nachhaltig gesunde Antwort.

Stress, Anspannung, selbstschädigendes Verhalten

Sodbrennen (Refluxösophagitis)

Für Sodbrennen gibt es viele medizinische Erklärungen. An erster Stelle wird meist ein Defekt des Mageneingangverschlusses genannt, wodurch vor allem nachts, im Liegen, Säure aus dem Magen zurück in die säureempfindliche Speiseröhre laufen kann. Spätes Essen, sehr große Portionen, Alkohol und weitere Genuss- bzw. Nahrungsmittel können den geschwächten Verschlussmechanismus am Mageneingang zusätzlich belasten. Auch Übergewicht kann auf den Magen drücken und damit den Rückfluss sauren Speisebreis in die Speiseröhre begünstigen. Ebenso wird eine »Übersäuerung« des Magens als Ursache genannt.

Die therapeutischen Empfehlungen sind einfach: keine Nahrungs- oder Flüssigkeitsaufnahme nach 16 oder 17 Uhr, Schlafen mit erhöhtem Oberkörper oder in Linksseitenlage (beides vermindert den Rückfluss von Mageninhalt in die Speiseröhre), Vermeiden größerer Portionen, Verzicht auf Alkohol, kohlensäurehaltige Getränke und insbesondere Cola sowie Nikotinabstinenz und Gewichtsreduktion.

Wenn diese Maßnahmen nicht ausreichen, erfolgt schulmedizinisch eine zusätzliche Therapie mit einem Säureblocker, ggf. in Kombination mit einem die Magenentleerung beschleunigenden Mittel. Im Extremfall kann mittels eines operativen Verfahrens sogar der Mageneingang wieder abgedichtet werden, wobei dieser Eingriff möglichst vermieden werden sollte, da hierbei anschließend kaum mehr aufgestoßen oder erbrochen werden kann, was zu quälendem Völlegefühl und sehr unangenehmen Bauchschmerzen führen kann.

Die scheinbar objektiven Ursachen – wie der Schließdefekt am Mageneingang oder die »Übersäuerung« des Magens – täuschen gern über die Existenz möglicher psychosozialer Einflüsse hinweg. Aber: Warum treten bei den meisten Menschen die Refluxbeschwerden nicht kontinuierlich auf, sondern in Phasen?

Psycho-somato-soziale Behandlungsansätze

Selbstverständlich spielen seelische Einflüsse eine Rolle. Warum ernährt sich der Betroffene schlecht? Warum kann er nicht auf Alkohol am Abend und spätes, überreichliches Essen verzichten? Warum verträgt er manchmal all seine »Sünden« – und warum bezahlt er dafür an anderen Tagen mit heftigen Schmerzen und saurem Aufstoßen?

Es ähnelt sich bei allen psycho-somato-sozialen Beschwerden: Stress verursacht allgemeine Anspannung. Von dieser Anspannung sind auch die Bauchmuskeln betroffen. Sind diese vermehrt angespannt, belastet dies auf der anderen Seite nicht nur deren Gegenspieler, die Rückenmuskeln. Die hohe Muskelspannung erhöht gleichzeitig auch den Druck im Bauchraum. Erhöhter Druck im Bauch pflanzt sich auf den Magen fort, sodass von dort verstärkt saurer Mageninhalt in die Speiseröhre gepresst wird und dort die Schleimhaut verätzt. Interessanterweise zeigt das Ausmaß der Verätzung – ob bei der Spiegelung nur eine leichte Rötung der Speiseröhre zu beobachten ist oder ein tiefes Geschwür – keinen sicheren Zusammenhang mit den empfundenen Beschwerden. Es gibt Patienten mit gravierenden Folgeschäden, die nie starke Schmerzen hatten, genau wie Patienten mit heftigem Leidensdruck bei allenfalls angedeutet erkennbaren Verätzungszeichen.

Letztlich geht es für alle um die gleiche Frage: Wie lassen sich Stress und Anspannung reduzieren, wie kommen wir zu einem harmonischen, gesünderen Leben? Auch hier können die Beschwerden helfen, den Dingen auf die Spur zu kommen, die uns stressen und belasten. Jede Art von Beschwerde, jedes gesundheitsschädliche Verhalten kann Anlass geben, sich die Frage zu stellen: »Warum lebe ich anders, als mein Verstand es mir rät?« Oder auch: »Was kompensiere ich, indem ich zu viel esse und trinke? Was spannt mich an?«

Eine ehrliche Antwort auf diese Fragen kann helfen, sein Leben zu harmonisieren und mehr das zu leben, was unserer eigentlichen Bestimmung entspricht. Es ist nicht der Arbeitsplatz, es ist nicht der Chef, es sind auch nicht die Freunde und Bekannten, für die sich all der Stress lohnt – er lohnt sich nicht einmal für uns selbst. Wir sollten unsere Aufgaben mit Freude erledigen und weder Ärger noch Frustration in uns hineinfressen. Wir leben nicht mehr im Mittelalter und in Knecht- oder gar Leibeigenschaft. »Die Würde des Menschen ist unantastbar«, heißt es im Grundgesetz: Danach sollten wir leben.

Es ist eine philosophische Frage, die unsere Gesellschaft noch nicht abschließend beantwortet hat: Braucht der Mensch Druck, um sinnvoll zu funktionieren? Oder kann er mit Freude und Leichtigkeit mehr und dieses Optimum auch noch mit geringerem Kraftaufwand erreichen?

Dies muss wohl jeder Mensch individuell für sich entscheiden. Psycho-somato-soziale Beschwerden sollten immer Anlass geben, den Ist- mit dem Wunschzustand zu vergleichen. Die Antwort auf die Frage nach dem Sinn des eigenen Lebens wird von vielen Faktoren beeinflusst. Nach meiner Erfahrung sind psycho-somato-soziale Beschwerden die ehrlichsten Ratgeber überhaupt, wenn es darum geht, die beste subjektive Antwort auf die Frage aller Fragen zu finden.

Unsere sogenannte Vernunft ist oft klein und schwach und abhängig von der Meinung anderer. Viel zu leicht lässt sie sich abbringen von dem, was uns wirklich entspricht. Brauchen wir den Lebensstandard wirklich, der uns in eine Mühle zwingt, die uns weder jetzt noch auf lange Sicht guttut? Für wen oder was hetzen wir uns ab? Für das neue Auto? Die Bewunderung von Leuten, die uns in Wirklichkeit nicht wichtig sind? Entspringt dies unserem Streben nach Anerkennung, Geltung, Wichtigkeit – obwohl uns das alles möglicherweise viel mehr schadet als nutzt? Unsere psycho-somato-sozialen Beschwerden lassen sich nicht betrügen: Sie sagen uns, wann wir uns wirklich richtig entschieden haben – und wann nicht.

Wenn ein Mensch zu dick ist, er sich wieder einmal überfressen hat, zu viel getrunken und geraucht und ihm die Speiseröhre brennt wie Feuer, heißt das in den allermeisten Fällen: Er ist vom Idealzustand der weitgehenden psycho-somato-sozialen Ausgeglichenheit ein gutes Stück entfernt. Natürlich kann er Säureblocker schlucken, Bullrich-Salz, Paspertin®-Tropfen. Die sinnvollere Alternative aber lautet: nachzuforschen, warum er unbefriedigt ist, herauszufinden, in welchen Bereichen er sich einem Druck ausgeliefert hat, der ihm letztlich nicht bekommt. Was sind die Gründe dafür, dass er sich falsch ernährt? Welches Defizit will er kompensieren? Welche Probleme lassen sich lösen? An welcher Stelle kann der Betroffene bei sich selbst mit Veränderungen beginnen?

Immer wieder höre ich bei der Erörterung der Stressfaktoren von Patienten, dass sie an der gegenwärtig belastenden Situation gar nichts ändern könnten. »Nicht können« bedeutet in die Sprache der Psychotherapeuten übersetzt fast immer »nicht wollen«. Diejenigen, die nichts ändern »können«, werden oft organisch und irreversibel krank. Dann *müssen* sie etwas ändern und womöglich einiges mehr als das, was zuvor angeblich nicht möglich war. Zumindest in der heutigen Zeit bedeutet »Ich kann nicht!« immer »Ich will nicht!«. Denn derjenige, den ein Schicksalsschlag zu Boden streckt, wird dennoch nicht verhungern oder erfrieren. Er wird nur eben die Tätigkeit, die ihn krank gemacht hat, nicht länger ausüben können – selbst wenn er es vorgeblich immer noch »wollen« sollte.

Ich habe einige Patienten, die aufgrund dieser Einsicht ihr Leben vollständig umgestaltet haben. Manche haben die Arbeitsstelle gewechselt, andere einen ganz anderen Beruf ergriffen. Viele haben belastende soziale Beziehungen geklärt oder beendet. Niemand *muss* sich aufopfern. Wer sich opfert, hat dafür meist eine Motivation, die ihn Dinge ertragen lässt, die weder ihm selber nutzen noch jenen, für die er sich zu opfern glaubt. Es gibt kein »Ich kann nicht!«. Wir können immer. Wir müssen nur wollen. Jeder bewegt sich so lange, bis er sich an der Stelle befindet, die seinem momentanen Entwicklungsstand entspricht. Wenn er nicht zufrieden wäre, würde er sich weiterbewegen. Wer jammert und schimpft und unerträgliche Belastungen erduldet, *will* jammern und schimpfen. Wenn das Jammern und Schimpfen nicht seinem augenblicklichen Bedürfnis entspräche, würde er seine Situation ändern. Selbstverständlich sind Prioritäten zu setzen. Natürlich muss man manchmal auf scheinbare Vorteile verzichten, Güter gegeneinander abwägen. Grundsätzlich aber gilt die simple Rechnung: Was wiegt höher als mein körperliches, seelisches und soziales Wohlbefinden? Was ist wichtiger als meine Gesundheit, jeder einzelne Moment des Lebens?

Wer sich bewusst wird, dass ihn seine gegenwärtige Situation nicht glücklich macht, weil sie körperliche und seelische Symptome verursacht und negativ auf das soziale Umfeld ausstrahlt (Eheprobleme, Probleme am Arbeitsplatz, Verlust von Interessen und Freundschaften), und trotzdem nichts ändert, verliert alles – und zwar nicht erst am Ende. Der Verlust ist bereits da, jeden Tag, der nicht zufrieden begonnen, gelebt und beendet wird.

Wer hingegen auf seine innere Stimme hört, auf seinen Körper, auf die Botschaften seiner Seele, wer sich bewegt, um seinem »idealen Leben« Stück für Stück näherzukommen, wird belohnt. Vielleicht verzichtet er eine Zeit lang auf den gewohnten Lebensstandard. Nach meiner Beobachtung aber werden alle, die aus einer unbefriedigenden, belastenden Situation heraus eine grundlegende Veränderung wagen, für ihren Mut belohnt. Nicht nur durch körperliches Wohlbefinden und Ausgeglichenheit, sondern auch in einem wesentlichen anderen Bereich: Wer sich bewegt und nicht länger einfach nur funktioniert, wer auf seine eigenen Ziele und Träume zuarbeitet, steigt in der sozialen Hierarchie auf. Es sind häufig tüchtige und intelligente Menschen, die am falschen Ort keinen Ansatz gefunden haben, ihre Talente einzusetzen. Mich erinnert ihr oft jahre- und jahrzehntelanges Bemühen an ungeliebte Kinder, die für ihre sie prügelnden Eltern *alles* tun würden für ein einziges liebes Wort, ein winziges Lob – das natürlich niemals kommt. Erst wer sich auf sich selbst besinnt, wer die eigenen Ziele lebt, wird seine Kraft effektiv einsetzen. Statt zu schlucken, gibt er plötzlich die Richtung an. Und ist erfolgreicher als jemals zuvor – mit einem Aufwand, der nicht länger belastet, sondern Freude schenkt.

Natürlich gehört zu jedem Schritt der Mut zur Veränderung. Sodbrennen und andere psycho-somato-sozialen Erscheinungen helfen, den eigenen Weg zu finden.

Ernährungsgewohnheiten des Steinzeitmenschen

Verdauungsstörungen

Verdauungsstörungen sind häufig. Viele Patienten leiden unter Blähungen und Verstopfung, andere an Durchfällen, manche an beidem im Wechsel.

Selbstverständlich gehören länger andauernde Beschwerden abgeklärt. Dauern Durchfälle länger als vier bis acht Wochen, sollte eine organische Ursache wie eine chronisch entzündliche Darmerkrankung (Colitis ulcerosa, Morbus Crohn) oder eine infektiöse oder allergische Ursache, die Unverträglichkeit von Nahrungsmitteln oder Medikamenten ebenso ausgeschlossen werden wie das Vorliegen eines Tumorleidens.

Glücklicherweise sind die meisten Beschwerden im Magen-Darm-Trakt funktioneller Natur: Der Darm ist gesund, nur seine Funktion ist gestört. Viele Patienten kennen die Auslöser ihrer Bauchschmerzen bzw. Durchfälle, die sie jedes Mal vor Prüfungen oder dem Antritt einer Reise oder ähnlichen Aufregungen befallen.

Lässt sich anhand von Untersuchungen keine organische Ursache finden und halten die Beschwerden über Monate und Jahre an, spricht man von einem *Reizdarm-Syndrom*. Das Reizdarm-Syndrom, für das früher auch die Begriffe »irritables Kolon« oder »spastisches Kolon« gebräuchlich waren, entsteht häufig im Anschluss an einen Infekt oder eine Antibiotika-Therapie. Typische Symptome sind vor allem krampfartige Bauchschmerzen mit Besserung nach Darmentleerung, häufig in Verbindung mit Durchfällen, seltener auch im Zusammenhang mit Verstopfung oder beidem im Wechsel. Dem Durchfall können Schleimfetzen oder auch geringe Mengen an Blut beigemischt sein.

Früher wurden häufig Röntgenuntersuchungen des Dickdarms mit Kontrastmitteln durchgeführt. Bei dieser »Durchleuchtung« wurde sichtbar, wie sich der Dickdarm über weite Strecken bis zum Durchmesser einer Stricknadel zusammenzog. So konnten Patienten anschaulich nachvollziehen, dass derartige peristaltische Wellen zu Schmerzen führen, zumal der Darm bei den heftigen Kontraktionen für gewöhnlich ja nicht leer, sondern mit Stuhl gefüllt ist.

Heutzutage geht es weniger um den Nachweis von extremen Engstellungen des Dickdarms als um den Ausschluss einer organischen Erkrankung, die die Beschwerden verursachen könnte. Deswegen sollte im Grunde bei jedem Patienten mit den Symptomen eines Reizdarms wenigstens einmal eine Dickdarmspiegelung (Koloskopie) durchgeführt werden. Hierbei können krankhafte Veränderungen wie Schleimhautpolypen erkannt und beseitigt werden, bevor sie zu irreparablen Schädigungen führen. Außerdem kann durch die schmerzlose Probenentnahme eine chronisch-entzündliche Darmerkrankung ausgeschlossen werden, die anders behandelt werden muss als der einfache Reizdarm.

Sind organische Ursachen für die Beschwerden ausgeschlossen, wird der Patient zunächst beraten, wie er Ernährung und Verhalten umstellen kann. Zunächst einmal sollte er auf blähende und hochkalorische Nahrungsmittel verzichten. Grundsätzlich ist eine ballaststoffreiche Kost von Vorteil. Ein geregelter Tagesablauf, körperliche Betätigung, Wärme, Bauchmassagen und Stressregulation können hilfreich sein. Auch das Trinken von magenberuhigenden Tees (Kamille-, Fenchel-, Anis-, versuchsweise auch Pfefferminztee) kann sich positiv auswirken. Alkohol und Nikotin sind zu vermeiden.

An letzter Stelle sollte die medikamentöse Behandlung der Beschwerden stehen. Hierfür stehen verschiedene Präparate zur Verfügung. Am bekanntesten ist die Therapie mit Meaverin, das unter dem Namen Duspatal retard® im Handel ist. Meaverin verringert die Spasmen im Darm und vermindert so die Schmerzen und die Durchfälle. Ebenso wie bei anderen psycho-somato-sozialen Erkrankungen kann eine Therapie mit dem normalerweise als Antidepressivum verwendeten Mittel Amitriptylin hilfreich sein.

Im Gegensatz zu der Dosierung, die bei Depressionen wirksam ist, reichen zur Therapie funktioneller, psychosomatischer

Beschwerden oft schon weniger als ein Zehntel bis ein Drittel der üblichen antidepressiven Dosis (10 bis maximal 50 mg; zum Vergleich: zur Behandlung von Depressionen werden Dosen von 150 mg und höher eingesetzt).

Psycho-somato-soziale Behandlungsansätze

Vor jeder medikamentösen Therapie sollte nach unbewussten psychosozialen Stressoren gefahndet werden. Gelegentlich ist es das Reizdarm-Syndrom selbst, das mit seinen negativen Folgeerscheinungen wie häufigen Toilettengängen, häufigem Abgang von Winden, Bauchschmerzen und der Sorge über das Vorliegen einer ernsthaften Erkrankung eine Eigendynamik angestoßen hat. Befürchtungen, unterwegs nicht schnell genug eine Toilette zu erreichen oder durch die Symptome unangenehm aufzufallen, können dazu führen, dass sich Betroffene kaum mehr aus dem Haus wagen. So entsteht ein zusätzlicher sozialer Stress, der neben den vorbestehenden Beschwerden und Ängsten eine zusätzliche innere Anspannung bewirkt, die Symptomatik verstärkt und zum Selbstläufer werden lässt.

Die Prognose ist dennoch im Allgemeinen gut, vor allem, wenn es gelingt, dem Patienten die Gutartigkeit seiner Beschwerden zu vermitteln. Wenn es gelingt, ihm darüber hinaus die Augen zu öffnen für eine bis dahin möglicherweise unbewusste innere Anspannung, kann auch das Reizdarm-Syndrom sich für den Betroffenen – wie alle psycho-somato-sozialen Erscheinungen – letztlich sogar in einen Gewinn für die Lebensqualität und die Gesundheit des Patienten verwandeln. Manchmal reichen wenige Gespräche, um die ursächlichen Konflikte aufzuspüren und aufzulösen.

Patienten mit tiefer sitzenden Problemen sind oftmals schwer davon zu überzeugen, dass es die Seele ist, die auf ihre Nöte mit körperlichen Symptomen aufmerksam machen möchte. Um es noch einmal zu betonen: Selbstverständlich müssen körperliche Beschwerden immer ernst genommen und abgeklärt werden. Das Bestreben, sich möglichst nicht mit den wahren Auslösern zu beschäftigen, führt zu einer Odyssee zwischen Spezialisten und alternativen Heilern, bei der meist nur eine kurzfristige Besserung erreicht wird. Daher sollte der Allgemeinmediziner die notwendigen Untersuchungen nach Möglichkeit auf ein sinnvolles Maß beschränken, um den Patienten nicht zu sehr auf die organische Sichtweise (»Es muss doch eine Ursache haben!«) zu fixieren. Die Beschäftigung mit den nahezu unbegrenzten Möglichkeiten apparativer und laborchemischer Diagnostik dient häufig nur dazu, sich mit den eigentlich psychosozialen Ursachen der Beschwerden nicht befassen zu müssen.

Eine weitere große Patientengruppe mit funktionellen Magen-Darm-Beschwerden klagt weniger über Durchfälle als über Verstopfung und Blähungen. Beide Beschwerden hängen häufig mit falschen Ernährungsgewohnheiten und Bewegungsmangel zusammen. Eine ballaststoffarme Kost führt zu festem Stuhl, was zu einer erschwerten Stuhlentleerung führt. Hinzu kommen falsche Vorstellungen über die Häufigkeit der normalen Stuhlentleerung, sodass die Betroffenen viel zu früh zu Abführmaßnahmen greifen.

Die normale Stuhlhäufigkeit beim Erwachsenen schwankt zwischen zwei Entleerungen pro Tag und einer Entleerung alle zwei Tage. Sie ist abhängig von der Art und Menge der aufgenommenen Nahrungsmittel.

Ballaststoffarme Kost kann zu einem Großteil vom Darm aufgenommen werden, deshalb wird bei einer solchen Ernährung seltener und meist sehr harter Stuhl ausgeschieden. Ballaststoffreiche Kost hingegen hinterlässt viele Schlacken im Darm, die für größere und weichere Stuhlmengen und eine häufigere Entleerung sorgen.

Die beste Maßnahme gegen Verstopfung ist es, genügend

Ballaststoffe zu sich zu nehmen. Auf hochkalorische Nahrungsmittel wie Süßigkeiten, Weißmehlprodukte wie Nudeln oder Weißbrot aus ausgemahlenem Getreide statt aus Vollkorn sollte konsequent verzichtet werden. Damit die Ballaststoffe richtig aufquellen können, muss man darauf achten, genug zu trinken. Auch ein ausreichendes Maß an körperlicher Betätigung ist als Mittel gegen Darmträgheit unabdingbar.

Die Verwendung von Abführmitteln (Laxanzien) führt zu einer vermehrten Sekretion von Flüssigkeit und einer Anregung der Peristaltik: Damit wird der Darminhalt schneller, flüssigkeitsreicher und weicher ausgeschieden. Allerdings führen Abführmittel schnell zu einer Gewöhnung, sodass nach einiger Zeit ohne Laxanz oft kein normaler Stuhl mehr abgesetzt werden kann. Mit den Abführmitteln verhält es sich wie mit anderen Medikamenten, die bei psychosomatisch verursachten Beschwerden eingesetzt werden können, aber besser nicht eingesetzt werden sollten: Sie beseitigen nicht die Ursache (Fehlernährung, Bewegungsmangel, falsche Erwartungen an Stuhlfrequenz und -menge), sondern lediglich das Symptom (härterer Stuhl, seltenere Darmentleerung).

Was führt zu falscher Ernährung mit hochkalorischen, ballaststoffarmen Nahrungsmitteln und zu Bewegungsmangel? Der Mensch verhält sich, wie es über Jahrhunderte und Jahrtausende für ihn am vernünftigsten war: Er bevorzugt hochkalorische, ballaststoffarme Energieträger, die im Vergleich zu den zur Verfügung stehenden Nahrungsmitteln den größten Nutzen, sprich, die höchste Energieausbeute versprechen. Zusätzlich spart er Energie, indem er sich möglichst wenig bewegt. Nur: Ein Verhaltensmuster, das für den Steinzeitmenschen zum Überleben wichtig war, ist unter den heutigen Voraussetzungen eine Gefahr für ein gesundes Leben. Der moderne Mensch muss sich heute viel weniger bewegen als unsere Vorväter und -mütter, und er braucht sich auch keine Fettvorräte für kalte

Winter in ungeheizten Erdhöhlen oder Pfahlbauten mehr anzufressen.

Es ist natürlich schwierig, nach Tausenden von Jahren die früher überlebensnotwendigen Ernährungsgewohnheiten zu ändern. Unser Belohnungssystem im Gehirn (»Lustzentrum«) ist so ausgestattet, dass es uns dazu veranlasst, mehr Kalorien aufzunehmen, als wir eigentlich brauchen. In der Steinzeit war das sinnvoll, um sich einen Vorrat (Speck!) für das Überleben in kargen Zeiten zuzulegen. Heute leidet beinahe jeder zweite Deutsche an Übergewicht. Die Folgen sind Bluthochdruck, Zuckerkrankheit, Gicht, Herzinfarkt, Schlaganfall, vorzeitigem Gelenkverschleiß – und chronische Verdauungsbeschwerden.

Die Ernährung umzustellen, ist möglich und sinnvoll. Die Veränderung beginnt bereits beim Einkauf: Auf »schlechte«, das heißt, hochkalorische, ballaststoffarme Nahrungsmittel sollte grundsätzlich verzichtet werden. Ebenso sollte man Fertiggerichte vom Speiseplan streichen, denn diese enthalten oft Geschmacksverstärker, die zu vermehrter Nahrungsaufnahme verleiten. Zudem ist die aufwendigere Selbstzubereitung von Speisen ja keine Zeitverschwendung: Nach einer Zeit der Umgewöhnung verwandelt sie sich in einen sinnlichen Genuss, der obendrein noch mit schmackhafterem und gesünderem Essen belohnt wird.

Auch Süßstoffe sollten keinen Platz in der Küche oder auf dem Esstisch finden: Untersuchungen ergaben, dass diese den Körper über die tatsächlich aufgenommene Nahrungsmenge täuschen. Die Geschmacksnerven melden (fälschlicherweise) die Aufnahme süßer, d.h. hochkalorischer Nahrung, der Magen-Darm-Trakt und die Blutzuckerwerte registrieren hingegen, dass von der vorgeblich kalorienreichen Nahrung nichts ankommt. Dieser Widerspruch führt zur Aufnahme von noch mehr Nahrung.

Fleischfabrikanten machen sich diesen Effekt bei der Schweinemast zunutze und verwenden Süßstoffe, damit die Tiere mehr fressen und schneller Gewicht zunehmen. Süßigkeiten sollten selbstverständlich ebenfalls nicht gekauft werden, denn sind sie im Haus, werden sie auch gegessen. Dabei ist der Verzicht auf Süßigkeiten nicht besonders schwer: »Schlechte« Nahrungsmittel mit Geschmacksverstärkern, Süßstoffen und schnell resorbierbaren Kohlenhydraten machen gierig. Sie befeuern einen Teufelskreis, der immer schwieriger zu befriedigen ist. Insbesondere schnell resorbierbare Kohlenhydrate führen zu einer Ausschüttung von Insulin, das über Stunden wirkt. Die Kohlenhydrate hingegen sind schnell verstoffwechselt. Weil die blutzuckersenkende Insulinwirkung auch noch anhält, wenn die Kohlenhydrate längst verdaut sind, kommt es nach der Zuckerschwemme zu einer relativen Unterzuckerung, die zu erneutem Essen verleitet – mit dem gleichen, sich fortsetzenden Effekt. Die Folge sind Fettsucht und weitere Krankheiten.

Wer seine Ernährung auf gesunde Nahrungsmittel umstellt, verspürt ein Nachlassen der Gier nach süßen und hochaufbereiteten Nahrungsmitteln. Die Veränderung der Ernährungsgewohnheiten ähnelt dem Effekt der Nikotinentwöhnung: Nach einiger Zeit versteht man kaum noch, wie man sich zuvor so viel Schädliches hat antun können.

Auch dieses Kapitel schließt mit dem Hinweis, dass die Lösung unbewusster Konflikte zu einem ausgeglichenen Seelenhaushalt führt. Wer seelisch ausgeglichen ist, kann sein Verhalten, auch seine Ess- und Trinkgewohnheiten, viel leichter ändern als jemand, der Kompensationen benötigt. Wobei immer wieder der Grundsatz gilt: Psychische Vorgänge besitzen eine Eigendynamik. Wer sich aus Frust falsch ernährt, wird seinen Frust durch falsches Essen nur vergrößern. Schlechte Nahrungsmittel machen Appetit auf schlechte Nahrungsmittel. Das Aufgeben von Kompensationsmechanismen hingegen setzt Kapazitäten frei, die wahren Ursachen von Beschwerden anzugehen.

Wie zuvor im Negativen, kann sich auf diese Weise eine positive Dynamik entfalten.

Übermäßiges Essen und die fortgesetzte Aufnahme ungeeigneter Nahrungsmittel sowie ein Leben ohne ein ausreichendes Maß an Bewegung sind ein Hinweis darauf, dass wir mit uns selbst nicht wirklich im Reinen sind.

Statt mit Appetitzüglern, Abführpillen und Medikamenten gegen Blähungen die Symptome unseres Fehlverhaltens zu verschleiern, sollten wir uns mit den tieferen Ursachen unseres gesundheitsschädlichen Verhaltens befassen. Das Übel an der Wurzel zu packen, kann das ganze Leben verändern. Es gibt keine gesunde Alternative zur Ehrlichkeit gegenüber sich selbst. Selbsterkenntnis ist der erste Schritt zur Besserung.

Teufelskreis der Angst

Funktionelle Herzbeschwerden

Funktionelle Herzbeschwerden wie das *hyperkinetische Herzsyndrom* bzw. *vegetativ bedingte Herzrhythmusstörungen* sind häufig. Sie sind in keiner Weise lebensbedrohlich, neigen aber in ganz besonderer Weise dazu, chronisch zu werden, und führen nicht selten zu einer erheblichen Einschränkung der Lebensqualität sowie zu einer vorzeitigen Berentung.

Manche Patienten fühlen sich durch ihre Herzbeschwerden derartig bedroht, dass sie ihren Wohnsitz in die unmittelbare Nachbarschaft einer Klinik verlegen, wo sie im Bedarfsfall auch nachts Hilfe erhalten. Aus Angst, ihnen könnte das Herz versagen, können diese Patienten ihr Haus und das Umfeld der Klinik kaum mehr verlassen, eine weite Reise ist ihnen völlig unmöglich. Weil sie immer wieder Herzklopfen, Herzrasen, Druck in der Brust, Engegefühl und Luftnot, häufig gepaart mit kaltem Schweiß und einem trockenen Mund, verspüren, kommen sie wieder und wieder in die Klinik, um sich ein ums andere Mal zu vergewissern, dass ihr Herz nicht stehen bleibt, sie keinen Herzinfarkt haben und keine bedrohliche Herzrhythmusstörung. Solche Patienten stehen unter einem enormen Leidensdruck.

Daher ist es für Patienten mit funktionellen Herzbeschwerden sehr wichtig, gleich zu Beginn umfassend über ihre Beschwerden und die an sich harmlose Natur des Krankheitsbildes aufgeklärt zu werden. Da die Symptome dazu neigen, im Verlauf immer schlimmer zu werden, und über die Jahre immer häufiger auftreten, sollte bei Patienten mit »Herzangst« eine ausführliche kardiologische Diagnostik erfolgen, um mit Gewissheit eine organische Herzkrankheit auszuschließen.

Auch wenn sich ein Arzt aus seiner Erfahrung heraus sicher ist, dass der Patient völlig herzgesund ist, gehört die Diagnostik früh so weit vorangetrieben, dass auch beim Patienten alle Restzweifel beseitigt werden. Denn wenn auch nur die kleinste Unsicherheit bestehen bleibt, wird sich die Spirale aus Angst und Beschwerden, seelischer Unruhe und körperlichen Missempfindungen wie Herzklopfen, Druckgefühl, Atemnot und weiteren Symptomen erneut in Gang setzen und im Patienten die Sorge vor einer organischen Herzerkrankung weiterwachsen lassen.

Nach dem Abhören der Herztöne zum Ausschluss von Herzklappenfehlern, der Blutdruckmessung und dem Schreiben eines EKGs sollte bei weiterbestehender Besorgnis ein Belastungs- sowie ein Langzeit-EKG gemacht werden. Um letzte Zweifel zu beseitigen, sollte früh auch eine Ultraschalluntersuchung des Herzens veranlasst werden. Bei Engegefühlen des Herzens (*Angina pectoris*) muss frühzeitig auch eine Stress-Echokardiografie erfolgen.

Im Zweifelsfall sollte sich ein Arzt nicht einmal einer Koronarangiografie verschließen. Bei dieser Herzkatheter-Untersuchung werden die Herzkranzgefäße dargestellt, um Verengungen der den Herzmuskel versorgenden Blutgefäße auszuschließen.

Als weniger belastende Alternative zur Herzkatheter-Untersuchung ist es auch möglich, eine *Myokardszintigrafie* durchzuführen. Hierbei wird die Durchblutung des Herzmuskels mit radioaktiven Substanzen untersucht. Mangeldurchblutete Gebiete fallen durch eine geringere Anreicherung des injizierten radioaktiven Kontrastmittels auf.

Psycho-somato-soziale Behandlungsansätze

Bei funktionellen Herzbeschwerden geht es um zweierlei: Einerseits muss eine organische Herzerkrankung definitiv ausgeschlossen sein. Andererseits geht es aber auch um die Therapie einer Angsterkrankung in einem möglichst frühen Stadium. Hierfür ist es wichtig, die Befürchtungen des Patienten durch eine umfassende Ausschlussdiagnostik zu zerstreuen, bevor seine Erkrankung chronisch werden kann. Hier an Diagnostik zu sparen, würde im späteren Verlauf über viele Jahre sicher um ein Vielfaches höhere Kosten verursachen – vom Verlust an Lebensqualität und der eventuell notwendigen Frühberentung ganz zu schweigen.

Es ist wichtig, dem Betroffenen mitzuteilen, dass es viele Menschen mit genau den gleichen Beschwerden gibt, die herzgesund ein hohes Lebensalter erreichen. Es ist ebenfalls von Bedeutung, ihm zu sagen, dass sich hinter derartigen Beschwerden häufig eine Angsterkrankung verbirgt, die gut behandelbar ist. Hierbei sollte verdeutlicht werden, dass die Fixierung auf die Herzbeschwerden die Lösung des eigentlich ursächlichen Problems behindert, wovon der Patient aber vermutlich in vielen anderen Lebensbereichen profitieren würde. Denn auch bei funktionellen Herzbeschwerden handelt es sich in aller Regel keineswegs um ein isoliertes Problem, sondern lediglich um *ein* Symptom eines größeren Problemkomplexes.

Werden diese Maßnahmen unterlassen und der Patient – weil es dem Untersucher frühzeitig klar ist, dass es sich um keine organische Herzerkrankung handelt – wird mit seinen Befürchtungen nach Hause geschickt, gerät er in den für psycho-somato-soziale Beschwerden so verhängnisvollen Teufelskreis aus Angst und Symptomverstärkung: Angst verursacht Herzklopfen, Druckgefühl und Atemnot, was die Angst verstärkt, die wiederum das Herzklopfen verstärkt, das Druckgefühl in der Brust, die Atemnot. Hinzu kommen vegetative Symptome wie Mundtrockenheit und Kaltschweißigkeit, die ebenfalls die Angst verstärken und zur Todesangst anwachsen lassen, mit noch stärkerem Herzklopfen, Druckgefühl und Atemnot ...

Aus psycho-somato-sozialer Sicht ist es kein Wunder, dass sich manche Patienten eine Wohnung direkt neben ihrem Krankenhaus suchen, zumal die Behandlung dort mit Zuwendung und vor allem den wunderbar beruhigenden und Angst lösenden Medikamenten wie Diazepam eine Konditionierung in Gang setzt, die eine Auseinandersetzung mit dem zugrunde liegenden seelischen Problem des Betroffenen zunehmend erschwert.

Auch die häufig übliche Behandlung mit Betablockern beseitigt natürlich nicht die eigentliche Ursache der Herzbeschwerden. Betablocker vermindern die herzbeschleunigende Wirkung des in der Angstattacke vermehrt ausgeschütteten Stresshormons Adrenalin. Zwar unterdrücken sie das Symptom »Herzklopfen« oft sehr effektiv, aber wie bei allen rein symptomatischen Therapien steht auch hier zu erwarten, dass die eigentlich ursächliche Seelennot des Betroffenen einen anderen Weg findet, auf sich aufmerksam zu machen – sei es als Rückenschmerz, Migräne, Fehlernährung oder Depression.

Ideal ist es, wenn bereits der Erstbehandler an der Schilderung der Beschwerden erkennt, dass es sich »nur« um funktionelle Herzbeschwerden handelt. Schon die Klientel entspricht in der Regel kaum den üblichen, organisch kranken Herzpatienten. Patienten mit Herzphobie, also der Angst, herzkrank zu sein, ohne dass eine entsprechende Veränderung am Herzen festgestellt werden könnte, befinden sich normalerweise im dritten oder vierten Lebensjahrzehnt. Patienten mit organisch bedingter Herzenge sind meist wenigstens 50, eher 60 Jahre alt und älter. Wobei seltene Ausnahmen vorkommen können – was natürlich auch den Betroffenen bekannt ist, die ihre Symptome *körperlich* erfahren und daher auch einen *körperlichen* Auslöser annehmen. Das macht die Medizin so schwierig: Kein Fall ist wie der andere, und hinter jedem Symptom können etliche unterschiedliche Auslöser stehen. Deswegen gehört jeder Patient mit Herzbeschwerden gründlichst untersucht, wobei die Gefahr besteht, dass jede Abklärung den Betroffenen mit immer aufwendigeren Methoden zusätzlich auf einen möglichen organischen Beschwerdeursprung fixiert und häufig tatsächlich organische Befunde (mit gefährlich klingenden Namen wie *inkompletter Rechtsschenkelblock, Mitralprolaps, Extrasystolie, hämodynamisch irrelevante Aorteninsuffizienz, hyperkinetisches Herzsyndrom)* erhoben werden können, die zwar nichts mit den angegebenen Beschwerden zu tun haben, das Denken der Betroffenen aber vom eigentlichen Problem wegführen.

Häufig sind Patienten mit Herzphobie vor dem ersten Auftreten der Herzbeschwerden im Verwandten- oder Bekanntenkreis oder auch im Fernsehen mit einer Herzerkrankung konfrontiert worden. Wenn sie ihre Beschwerden schildern, weisen sie zur Verdeutlichung oft mit dem Finger auf die Stelle, an welcher sie die Beschwerden spüren. Auch dies ist ein deutliches Zeichen für das Vorliegen von funktionellen, nicht organisch bedingten Herzbeschwerden: Organisch bedingte Herzbeschwerden äußern sich eigentlich nie als punktförmiger Schmerz, sondern als diffuser Druck im Brustbereich mit Ausstrahlung in andere Körperregionen wie Schulter, Kinn, linken Arm oder Oberbauch. Auch treten organische Herzbeschwerden meist unter Belastung auf, während sich funktionelle Beschwerden eher in Ruhe einstellen.

Schon jetzt sollte das Umfeld des Patienten abgeklärt werden, die Aufmerksamkeit weg vom Organ hin zu den eigentlichen Auslösern, den Stressoren im psychosozialen Bereich. Die nachfolgende Herzdiagnostik sollte ausdrücklich lediglich zum *Ausschluss* einer ernsthaften organischen Erkrankung erfolgen.

Ist das Beschwerdebild der Herzneurose erst einmal manifest und chronifiziert – was durch einen Arzt, der sein Augenmerk ausschließlich auf organische Erkrankungen richtet, durchaus befördert werden kann –, sind die Chancen auf eine Heilung für den Patienten deutlich eingeschränkt. Ein Herzangst-Patient bezweifelt eher die Kompetenz eines jeden Kardiologen wie auch die Wertigkeit der gesamten modernen Apparatemedizin – was in psycho-somato-sozialer Hinsicht durchaus zutreffen kann –, als dass er auch nur im Entferntesten eine seelische Ursache als Grund für seine Beschwerden akzeptieren könnte.

Zwar erhofft er sich von der Apparatemedizin einerseits Hilfe. Andererseits aber spürt er – und dies in Anbetracht seines Krankheitsbildes ebenfalls völlig zu Recht –, dass auch der erfahrenste Herzspezialist ihm nicht wirklich helfen wird. Deswegen fürchtet so mancher Herzangst-Patienten, an einer noch unerkannten, bislang vielleicht sogar noch völlig unbekannten lebensbedrohlichen Herzerkrankung zu leiden, eine Überzeugung, die eine Behandlung extrem schwierig und manchmal sogar unmöglich machen kann.

Fassen wir zusammen: Um schicksalhafte, chronische Verläufe zu vermeiden, muss der Patient *frühzeitig und zweifelsfrei* überzeugt werden, dass sein Herz gesund ist. Das Augenmerk ist frühzeitig auf psycho-somato-soziale Zusammenhänge als Auslöser seiner Beschwerden zu richten.

Schon der Erstbehandler sollte betonen, dass sich hinter der geklagten Symptomatik die Chance auf einen echten Gewinn für die Lebensqualität verstecken kann.

Eine vergiftete Atmosphäre

Atemnot, Luftnot, Hyperventilation

Auch diese Beschwerden sind gar nicht so selten. Selbstverständlich gibt es organische, objektiv fassbare Gründe dafür, dass manchen Menschen die Luft knapp wird beim Gehen, Treppensteigen oder bei Aufregung.

Die häufigste Ursache für Atemnot ist sicher eine Herzschwäche, die überwiegend ältere Menschen betrifft. Oftmals findet sich als Auslöser auch eine Lungenerkrankung; hier wären an erster Stelle eine COPD (chronisch-obstruktive Lungenerkrankung) und Asthma bronchiale zu nennen, aber auch das Lungenemphysem oder eine Umwandlung funktionierenden Lungengewebes in funktionslose Fasern (Lungenfibrose). Es gibt eine Reihe von weiteren Erkrankungen wie Blutarmut oder auch Schilddrüsenfunktionsstörungen, die allesamt ausgeschlossen werden müssen, bevor bei Luftnot von einer funktionellen oder psycho-somato-sozialen Störung gesprochen werden kann.

Die erforderliche Diagnostik kann beim Hausarzt durch das Abhören von Herz und Lunge im Rahmen der üblichen Ganzkörperuntersuchung, durch Messung von Blutdruck und Sauerstoffpartialdruck sowie EKG, Lungenfunktionsprüfung und routinemäßigen Blutuntersuchungen (gegebenenfalls mit D-Dimeren zum Ausschluss einer Lungenarterienembolie) durchgeführt werden.

Ergeben alle diese Untersuchungen keine ausreichende Erklärung für die geklagte Atemnot, ist eine seelische Ursache für die Beschwerden anzunehmen.

Was verschlägt uns den Atem? Was raubt ihn uns? Es gibt viele Gründe, die uns förmlich um Luft ringen lassen. Psychosozialer Stress und Ängste sind die häufigsten Auslöser. Schon das *Gefühl*, nicht mehr ausreichend Luft zu bekommen, kann die Atemnot so weit verstärken, dass es zu einer Hyperventilation kommt.

Hierbei atmet der Betroffene viel stärker, als es die aktuelle Situation erfordern würde. Er bekommt hierdurch aber kaum mehr Sauerstoff ins Blut als bei der gewöhnlichen Atmung. Stattdessen atmet er vermehrt Kohlendioxid, das Abfallprodukt unseres Stoffwechsels, ab, wodurch der Anteil an Kohlensäure im Blut abnimmt und der pH-Wert ansteigt. Hierdurch werden Bindungsstellen an Bluteiweißen frei, die dann von freiem Kalzium im Blut besetzt werden. Kalzium stabilisiert normalerweise Nervenzellen. Da es jetzt fehlt, fangen besonders empfindliche Nervenzellen an, sich spontan und unwillkürlich zu entladen: Zunächst kommt es zu einem Kribbelgefühl im Mundbereich, später auch an Händen und Füßen. Atmet der Betroffene jetzt weiter zu heftig (was aufgrund der unheimlichen Kribbelgefühle in der Regel der Fall ist), steigt der Blut-pH-Wert weiter; noch mehr Kalzium wird an Bluteiweiße gebunden und steht damit nicht mehr zur Verfügung, Nervenzellen zu stabilisieren. Als Folge entladen sich neben den sensiblen auch die motorischen Neuronen: Die Unterarmmuskeln verkrampfen sich und zwingen die Finger in die sogenannte »*Pfötchenstel-*

lung«, was die Panik des Patienten, der sich diese unheimlichen Vorgänge in seinem Körper natürlich nicht erklären kann, bis zur Todesangst verstärkt.

Der Betroffene hyperventiliert im Gefühl, gleich zu ersticken, immer stärker. Gelingt es ihm nicht, sich zu beruhigen, und erhält er keine medizinische Hilfe, so kann er letztlich sogar das Bewusstsein verlieren. Kommt es tatsächlich so weit, normalisiert sich in diesem Augenblick seine Atmung von allein. Der Kohlendioxidgehalt seines Blutes beginnt zu steigen, der pH-Wert sinkt, Kalzium wird aus seiner Eiweißbindung verdrängt und steht im Blut wieder der Stabilisierung von Nervenzellen zur Verfügung. In der Folge lösen sich die Verkrampfungen. Auch das Kribbeln hat aufgehört, wenn der Patient erwacht.

Die ärztliche Behandlung besteht für gewöhnlich in beruhigendem Einwirken auf den Patienten. Reicht dies nicht aus, kann eine »*Beutelrückatmung*« erfolgen: Dem Patienten wird eine Tüte vor das Gesicht gehalten, sodass er einen Teil seiner Ausatemluft und damit einen Teil seines ausgeatmeten Kohlendioxids wieder einatmet. Hierdurch verbessern sich das Kribbeln und die Verkrampfung in seinen Händen, die Angst lässt nach, die Situation beruhigt sich, ohne dass der Patient in Todesangst das Bewusstsein verlieren muss.

Es ist auch möglich, dem Patienten ein Beruhigungsmittel und Kalzium intravenös zu spritzen. Ich halte wenig von diesem Verfahren. Denn so lernt der Patient nicht, sich in entsprechenden Situationen selbst zu helfen. Im Gegenteil: Die notwendige Auseinandersetzung mit der eigenen Angst wird durch eine derartige Therapie erschwert. Angstpatienten wünschen sich nichts so sehr, wie dass ihre Angst endlich aufhört.

Die Medikamente, in der Regel Benzodiazepine wie Valium, wirken derartig wohltuend, dass viele Patienten durch die Anwendung solcher Mittel die Bereitschaft verlieren, den mühevolleren Weg der Konfrontation mit ihren Ängsten zu beschreiten. Unser Gesundheitssystem trägt das Seine dazu bei: Symptombeseitigung bedeutet Effektivität, nachhaltige Heilung hingegen spielt kaum eine Rolle. Eine Spritze ist schnell gegeben; den Patienten verbal zu beruhigen und ihm die Hintergründe seiner Beschwerden zu erklären, erfordert einen sehr viel größeren Aufwand, der im Gegensatz zur »Spritze« nicht einmal im Entferntesten angemessen honoriert wird.

Psycho-somato-soziale Behandlungsansätze

Zurück zur Atemnot, für die sich keine organische Ursache finden lässt: Nicht immer sind es psychosoziale Faktoren, die zum Hyperventilations-Anfall führen. Häufiger bleibt es bei einem latenten Lufthunger, dem subjektiven Gefühl, nicht genügend Sauerstoff zum Atmen zu bekommen.

Hier kann es hilfreich sein, den Patienten nach Zusammenhängen in seinem Umfeld zu befragen, die ihn einengen, ihm die Atemluft verpesten, die Atmosphäre vergiften, dicke Luft erzeugen. Es ist immer wieder dasselbe Schema: Probleme gehören – auch gegen Widerstände – benannt, Konfliktsituationen aufgelöst.

Auch hier ist es immer besser, Entscheidungen zu treffen, als sie endlos aufzuschieben. Schwelende Konflikte nehmen uns die Luft zum Atmen. Wenn wir nicht selbst entscheiden, entscheiden andere für uns. Entscheidungen bringen frischen Wind und schaffen Freiräume für Bewegung und Entwicklung.

Lufthunger und Hyperventilation lassen sich aus psycho-somato-sozialer Sicht aus völlig neuer Perspektive lesen. Bei vielem, was aussieht wie eine Krankheit, handelt es sich in Wahrheit um eine Aufforderung zu einer Entwicklung: hin zu mehr Autonomie, Eigenverantwortung und Freiheit.

Überlastung, Erstarrung, Mangeldurchblutung

Rückenschmerz, Verspannungen

Schmerzhafte Rückenverspannungen sind eine Volkskrankheit. Sie sind – neben seelischen Erkrankungen wie Depressionen – der häufigste Grund für eine Frühberentung in Deutschland.

Unter psycho-somato-sozialen Gesichtspunkten stellt sich die Frage, ob es sich bei beiden Krankheiten – Rückenschmerz und Depression – nicht um zwei Ausdrucksweisen der gleichen Ursache handelt. Denn eines ist sicher: Rückenschmerzen haben mit den objektivierbaren Befunden an der Wirbelsäule nicht viel zu tun. Es gibt Röntgenbilder von Wirbelsäulen, die so krumm und degeneriert sind, dass man beim Betrachten nicht sicher weiß, ob das Bild von vorne oder von der Seite aufgenommen wurde. Trotzdem klagen die Betroffenen über keinerlei Rückenbeschwerden! Und – wer hätte es vermutet – auch über keinerlei Depression.

Andersherum gibt es Röntgenbilder, auf denen auch ein erfahrener Orthopäde keinerlei krankhafte Veränderungen erkennt. Und doch leiden die Patienten unter unerträglichen Schmerzen. Selbstverständlich sind diese Patienten auch in ihrem seelischen Befinden eingeschränkt. Was zuerst da war – Rückenschmerz oder Depression –, lässt sich kaum sicher herausfinden. Meist haben »beide« Beschwerdebilder eine lange Vorgeschichte. Wie Patienten mit Depressionen erleben Rückenschmerz-Patienten Phasen relativer Beschwerdefreiheit – und dies, obwohl sich an den »objektiven« Bildbefunden überhaupt nichts geändert hat.

»Rückenbeschwerden kommen vom Kopf«, heißt es vielfach in Medizinerkreisen. Selbstverständlich gibt es Ausnahmen von dieser Regel. Nicht immer ist Stress der Auslöser für akute Halswirbelsäulenbeschwerden. Und wer sich beim Kegeln das Iliosakralgelenk verrenkt, also das Gelenk, über welches die Wirbelsäule mit den Beckenknochen verbunden ist, hat noch lange keine seelischen Probleme. Der akute Hexenschuss oder ein Bandscheibenvorfall verursachen ebenfalls körperliche Schmerzen, auch wenn als Ursache des Bandscheibenvorfalls psycho-somato-soziale Effekte wie z.B. Verspannungen oder Haltungsprobleme in Betracht gezogen werden sollten. Über Jahre bestehende, therapeutisch kaum zu beeinflussende, immer wiederkehrende, belastende Rückenschmerzen hingegen dürften mit großer Sicherheit eine gewichtige psycho-somato-soziale Ursache beinhalten.

Was bedingt den Rückenschmerz? Die Wirbelsäule besteht aus in der Regel 32 Wirbeln, die mit zahlreichen Gelenken untereinander verbunden sind. Diese Säule aus Wirbeln muss nun durch Hunderte von Muskeln aufrecht gehalten werden. Sie soll den Organen, dem Kopf und den Extremitäten bei Bewegungen Halt und Widerlager geben. Für diese enorme Leistung sind permanente Mess- und Stellvorgänge erforderlich, welche über Tausende von Sensoren sowie über zahllose Nerven und Muskelfasern erfolgen. Die Wirbelsäule und die zugehörigen Muskeln benötigen dafür gleichzeitig eine hohe Sensibilität wie auch eine große Robustheit. Aufgrund der mechanischen Beanspruchung kann es leicht zur Reizung eines Gelenks oder auch eines Muskelansatzes im Bereich der Wirbelsäule kommen. Im Bereich der Wirbelsäule führen Schmerzen über einen Schutzreflex zu einer Anspannung der Muskulatur entlang der Wirbelsäule. Die betroffenen Segmente werden hierdurch versteift. Im Fall einer Verletzung schützt dieser Mechanismus das überlebensnotwendige Rückenmark vor einer irreparablen Schädigung. Die daraus resultierende Spannung erhöht aber auch bei gewöhnlichen Rückenschmerzen den Druck auf ein ohnedies gereiztes Gelenk, genau wie ein gereizter Muskelansatz hierbei unter permanenten Zug gerät. Beides verstärkt den Schmerz, der sich durch diesen Reflex innerhalb von Stunden vom Zipperlein zur ausgewachsenen Katastrophe mausern kann.

Dieser Teufelskreis kann in höllischen Schmerzen, extrem verhärteten Muskeln (*Myogelosen*) entlang der Wirbelsäule und manchmal auch weitgehender Bewegungsunfähigkeit münden.

Therapeutisch gilt es, den sich selbst aufschaukelnden Feedback-Mechanismus aus Schmerz und Verspannung zu durchbrechen. Dies gelingt, indem beispielsweise ein Schmerzmittel verabreicht wird: Durch die Schmerzreduktion entkrampfen sich die Muskeln, der Druck auf die Wirbel bzw. der Zug an gereizten Muskelansätzen nimmt ab. Der Patient wird wieder beweglicher, nach ein paar Tagen hat sich die Situation beruhigt. Meistens werden hierzu entzündungshemmende Schmerzmittel wie Diclofenac, Ibuprofen oder Meloxicam benutzt, die durch ihre abschwellenden Eigenschaften gleichzeitig auch den entzündlichen Reizzustand an den Wirbelgelenken oder Muskelansätzen bekämpfen. In schweren Fällen können Entzündungen auch mit Kortison behandelt werden.

Ein anderer Ansatz versucht primär, die Verspannungen zu lösen: Wärme und muskelentspannende Medikamente können Muskelverspannungen lösen, was über die Verminderung von Druck und Zug den Schmerz in den betroffenen Strukturen reduziert.

Auch die Chirotherapie versucht, den Teufelskreis aus Schmerz und Spannung zu durchbrechen. Ursächlich wird hier eine schmerzhafte Verkantung zwischen zwei Wirbeln angenommen, die durch Druck oder Zug gelöst werden kann. Insbesondere beim Iliosakralgelenk-Syndrom (ISG-Syndrom) ist diese Methode häufig sehr erfolgreich. Da sie im Bereich der Zwischenwirbelgelenke aber nur Blockaden löst, Reizzustände jedoch nicht beseitigt, kehren bei einer alleinigen chirotherapeutischen Behandlung die Beschwerden häufig nach ein paar Stunden oder Tagen zurück.

Ebenso lassen sich Muskelverkrampfungen durch Akupunktur lösen: Myogelosen verschwinden häufig, wenn sie mit einer Akupunkturnadel angestochen werden. Der genaue Wirkmechanismus hierbei ist unbekannt.

Häufig werden viele Methoden gleichzeitig angewandt: Durch Strom oder Wärme werden die Muskeln entspannt, Chirotherapie löst eventuelle Gelenkblockaden, Akupunktur löst Myogelosen und leitet – so die Theorie – gestautes in Regionen relativen Qi-Mangels. In schweren Fällen erhält der Patient noch ein Schmerzmittel und vielleicht auch ein muskelentspannendes Medikament.

Zudem tut – entgegen früherer Annahme – Bewegung gut: Je eher sich der Patient (trotz Restbeschwerden) wieder normal bewegt, desto schneller verschwinden seine Probleme. Für gewöhnlich ist ein steifer Hals oder ein akuter Hexenschuss nach einer, spätestens nach zwei Wochen überstanden. Ein akuter Bandscheibenvorfall kann vier bis sechs, vielleicht auch einmal zwölf Wochen Schmerzen verursachen. Danach sollten – sofern keine Lähmungen zurückbleiben – die Beschwerden weitgehend verschwunden sein. Ein ISG-Syndrom verschwindet sofort oder nach wenigen Tagen, wenn eine chirotherapeutische Behandlung erfolgreich war. Kann die ISG-Blockade nicht eingerenkt werden, können die Schmerzen zwei bis drei Monate anhalten. In extremen Fällen (ISG-Arthrose) können auch hier Kortisoninjektionen hilfreich sein. Überraschend häufig wirken auch Injektionen homöopathischer Aufbereitungen, wobei auch hier der Wirkmechanismus wissenschaftlich betrachtet unklar bleibt.

Warum aber gibt es chronischen Rückenschmerz? Schmerzen sind ein Warnsignal. Ohne Schmerzempfinden ist ein Mensch nicht lebensfähig. Ständig würde er Gelenke und Muskeln überbelasten, verletzte Gliedmaßen nicht ausreichend schonen und somit jede Heilung verhindern (→Ausfall des Schmerzempfindens bei Lepra im Kapitel »Welchen Sinn haben psycho-somato-soziale Beschwerden?«). Chronische Schmerzen haben keinen erkennbaren Sinn, außer, dass arthrotische, also verschlissene Gelenke durch den Schmerz, den sie verursachen, weniger belastet und damit geschont werden. Im Bereich der Wirbelsäule bleibt die Zweckmäßigkeit andauernder Schmerzen unverstanden. Da Rückenschmerzen zu Verspannungen der Wirbelsäulenmuskulatur führen, erhöht diese Verspannung den Druck auf die Zwischenwirbelgelenke und damit vermutlich auch den Verschleiß im Bereich dieser Strukturen. Augenfällig bleibt der Zusammenhang zwischen der häufig beeinträchtigten Stimmung der Betroffenen und ihren Rückenbeschwerden. Patienten mit Knie- oder Hüftgelenksarthrosen scheinen vergleichsweise viel seltener depressiv verstimmt, obwohl auch sie unter chronischen Schmerzen leiden. Auch Patienten mit einer erheblichen Wirbelsäulenverkrümmung durch Osteoporose mit Wirbelbrüchen leiden sicher häufig unter enormen Schmerzen. Dennoch sind bei ihnen begleitende chronische Depressionen (zumindest bei meinen Patienten) relativ selten. Auch der fehlende Zusammenhang zwischen der Schwere der röntgenologisch nachgewiesenen Verschleißerscheinungen und der Heftigkeit der Beschwerden liefert einen Hinweis auf die Bedeutung der psychosozialen Einflüsse auf chronische Rückenbeschwerden. Wie dem auch sei: Jeder Mensch dürfte vom Abbau seelischer und sozialer Spannungen profitieren – nicht nur im Bereich seiner Wirbelsäule.

Psycho-somato-soziale Behandlungsansätze

Chronische Rückenschmerzen sind daher weniger als ein organbezogenes Warnsignal zu begreifen denn als Symptom eines anderen Leidens.

Nochmals zur Entstehung von Rückenschmerz: Die Haltemuskeln der Wirbelsäule sind oft derartig verspannt, dass sie kaum mehr durchblutet werden. Wer einmal zu enge Schuhe getragen hat, weiß, welche Schmerzen eine Mangeldurchblutung verursacht. Die spannungsbedingte Einschränkung der Blutversorgung ist im Röntgenbild nicht zu sehen, was den fehlenden Zusammenhang zwischen Röntgenbefund und Schmerzintensität erklären könnte. Bei den Rückenmuskeln geht die Mangeldurchblutung so weit, dass innerhalb der größten Verspannungen, den Myogelosen, Muskelfasern zugrunde gehen und narbige Verkalkungen zurückbleiben.

Was aber verursacht die erhöhte Anspannung der Rückenmuskulatur? Hier befinden wir uns wieder einmal tief inmitten der psycho-somato-sozialen Medizin. Unausgeglichenheit, Überbelastung, Ärger, Zeitdruck, Stress und manchmal auch der Rückenschmerz selbst (vor allem, wenn er verbunden ist mit der Angst, einer chronischen, nicht heilbaren Erkrankung ausgeliefert zu sein!) verursachen die Ausschüttung von Adrenalin und anderen Botenstoffen. Adrenalin führt zu einer Angriffs- oder Fluchtbereitschaft, die mit einer erhöhten Muskelspannung einhergeht. Der im dauernden Stress erhöhte Muskeltonus verursacht unerträgliche Schmerzen, was jeder leicht selbst nachvollziehen kann: Versuchen Sie, eine gewöhnliche Wäscheklammer mit Daumen und Zeigefinger geöffnet zu halten: Schon nach wenigen Minuten zwingt Sie ein unerträglicher Schmerz, den Griff zu lockern.

»Die beste Körperhaltung ist immer die nächste.« Ein starres Verharren führt auf die Dauer immer zu Schmerzen. Wenn wir nicht ausreichend für Bewegung und Abwechslung sorgen, führen auch die »gesündeste« Sitzhaltung und das kontrollierteste Gangbild zu unerträglichen Beschwerden. Der gesündeste Rücken ist jener, den man vergisst.

Chronische Rückenbeschwerden sind fast nie eine eigenständige Krankheit. Sie sind das Symptom einer Überlastung, die mit dem Rücken primär nichts zu tun haben muss. Vor allem die Tendenz, Rückenbeschwerden als Folge einer im Röntgenbild nachgewiesenen Fehlstatik oder von »Abnutzungserscheinungen« zu betrachten, verursacht jene ängstliche Erwartungshaltung, die für die Chronifizierung der Beschwerden sicher mitverantwortlich ist.

Was soll ein Patient denken, wenn ihm der Orthopäde im Röntgenbild degenerierte Bandscheiben, Randzackenbildungen und eingeengte Zwischenwirbelräume als Ursache seiner Beschwerden demonstriert? Ihm wird bewiesen, dass seine Wirbelsäule Veränderungen zeigt, die er nie im Leben wieder loswird. Dass derartige Veränderungen für seine Beschwerden oft überhaupt nicht verantwortlich sind, wird ihm geflissentlich verschwiegen. Viele Mediziner glauben selbst, dass, was sie sehen, die Schmerzen verursacht – was in der Regel aber gar nicht stimmt. Glücklicherweise! Denn dann hätten die Betroffenen kaum eine Aussicht, ihre Beschwerden jemals wieder loszuwerden. Genau dies kann in Wirklichkeit aber recht häufig gelingen.

Der auf die scheinbar organischen Ursachen fixierte Patient jedoch schluckt brav seine Medizin, geht zur Physiotherapie und erwartet, dass sein Rücken immer und immer wieder schmerzen wird – was nach »Aufklärung« anhand von erschreckenden Röntgenbildern in vielen Fällen auch der Fall ist.

Ziemlich häufig höre ich von Patienten, dass ihre Rückenschmerzen zurückgekehrt seien, weil sie ihre krankengymnastischen Übungen oder auch ihren Freizeitsport vernachlässigt hätten. Bei näherer Betrachtung stellt sich allerdings regelmäßig heraus, dass weniger das Weglassen der Übung verantwortlich ist für das Wiederaufflammen der Beschwerden, sondern schlichtweg *Stress.* Die Überlastung mit sonstigen Aktivitäten und scheinbaren Notwendigkeiten führt zu Zeitdruck, der wiederum Verspannungen verursacht. Infolge der Zeitnot werden auch die Übungen vernachlässigt – was innerhalb eines ruhig fließenden Lebens nicht ins Gewicht fiele. Der Rückenschmerz ist in Wahrheit ein Stressbarometer, das uns vor Überlastung warnt.

Spezielle Übungen für den Rücken halte ich für fragwürdig. Ein Rücken, den ich beobachte, beginnt garantiert zu schmerzen. Wir sollten uns weniger auf unsere Beschwerden konzentrieren, vielmehr auf einen gesunden Flow in unserem Leben, auf Ausgeglichenheit und Freude im Alltag. Vielleicht bemerken es einige von Ihnen bereits beim Lesen: Wenn Sie auf Ihren Rücken achten, werden Sie häufig Gebiete lokalisieren, die sich verspannt anfühlen und tatsächlich schon leicht schmerzen. Paart sich dieser Schmerz mit der Erwartung von unerträglichen Schmerzzuständen, führt dies zu einer vermehrten Anspannung. Diese Anspannung verstärkt den Schmerz, der Schmerz die Sorge, die Sorge die Anspannung – und so weiter.

Die beste Körperhaltung ist immer die nächste. Sitzen Sie bequem? Oder ist Ihr Rücken verspannt? Gönnen Sie sich im Zweifelsfall eine Pause, bevor Sie weiterlesen!

Leben aus dem Gleichgewicht

Chronischer Schwindel (Vertigo)

Auch für Schwindel gibt es zahlreiche körperliche Ursachen. Bei Weitem überwiegen allerdings die Fälle, in denen sich keinerlei organische Ursache finden lässt.

Zunächst zum sogenannten »*symptomatischen Schwindel*«. Dieser beschreibt jene seltenen Fälle, in denen der Schwindel tatsächlich das Symptom einer *körperlichen* Erkrankung ist. Es gibt viele verschiedene Arten des organisch bedingten Schwindels. Manche Schwindelarten sind recht charakteristisch, sodass sich aus seiner Beschaffenheit schnell auf seine genaue Ursache schließen lässt oder zumindest auf das Organsystem, dessen Erkrankung für seine Entstehung verantwortlich ist.

Um symptomatischen Schwindel zu verstehen, sind Grundkenntnisse bezüglich des Gleichgewichtssinns unerlässlich.

Bestandteile des Gleichgewichtssinns:
Gleichgewichtsorgane im Innenohr (Vestibulärapparat, Corti-Organ)
Hör- und Gleichgewichtsnerv (Nervus statoacusticus)
Kleinhirn
Strukturen im Großhirn
Sehsinn (Augen)
Dehnungsrezeptoren der Muskeln, insbesondere im Bereich der (Hals-)Wirbelsäule und des Nackens
Druckrezeptoren, v. a. im Bereich der Fußsohlen
Nervenverbindungen

Tab. 3-2: Bestandteile des Gleichgewichtssinns.

Alle beteiligten Organe und Organsysteme ermöglichen in ihrem Zusammenspiel, dass wir unser Gleichgewicht halten können. Eine Störung in einem einzigen dieser Bereiche genügt, um das Gehirn mit widersprüchlichen Informationen zu versorgen, auf die es mit Unsicherheit und Schwindel reagiert. Auslösend für Schwindel können zudem Funktionsstörungen oder Erkrankungen von anderen Organen oder Organsystemen außerhalb des Nervensystems sein. Hierzu zählen vor allem:

Mögliche betroffene Organe oder Organsysteme bei Schwindel
Herz
Blutdruck
Blut
Hormone mit Auswirkungen auf das Herz-Kreislauf-System

Tab. 3-3: Mögliche betroffene Organe/Organsysteme bei Schwindel.

Bevor wir von funktionellem Schwindel oder Schwindel als psycho-somato-sozialem Symptom sprechen, müssen Erkrankungen oder Funktionsstörungen der in diesen Listen genannten Organe/Organsysteme ausgeschlossen werden. Dies geschieht wie immer zunächst durch eine gründliche Anamnese.

Erkrankungen des Innenohres beginnen fast immer plötzlich und eindrucksvoll mit einem charakteristischen Drehschwindelanfall, der mit heftiger Übelkeit und häufig auch Erbrechen verknüpft ist. Die Betroffenen können sich kaum auf den Beinen halten, geschweige denn, ohne Hilfe gehen. Meist können sie die Richtung angeben, in der sich ihr »Karussell« dreht. Selten besteht auch ein »Fahrstuhlgefühl«, als ob sie nach oben oder nach unten beschleunigt würden.

Ursachen für eine Erkrankung des Innenohres werden selten direkt nachgewiesen. Dies liegt daran, dass die betroffenen

Strukturen teilweise submikroskopisch klein sind. Beim sogenannten Menière-Schwindel soll ein Ungleichgewicht von Salzen an der zarten Membran des Corti-Organs für Fehlmessungen und die Schädigung des Gleichgewichtssinns verantwortlich sein. Häufig tritt der Menière-Schwindel in Kombination mit Hörverlust und Ohrgeräuschen auf (*Morbus Menière*).

Eine Ausnahme, die ebenfalls ohne sichtbare Veränderungen entsteht, ist der gutartige vorübergehende Lagerungsschwindel, in Fachkreisen bezeichnet als *benigner paroxysmaler Lagerungsschwindel.* Hierbei sollen sich Salzkristalle im Innenohr bilden, die bei Bewegungen über die empfindlichen Sinneshärchen des Corti-Organs streifen und dadurch Bewegungen vortäuschen, die der Patient in der vom Corti-Organ gemeldeten Weise in der Realität nicht durchgeführt hat. Dieser Schwindel lässt sich durch ein bestimmtes Training mit schnellen Kopfbewegungen therapieren. Hierbei werden die Kristalle im Gleichgewichtsorgan in einen Bereich des Corti-Organs befördert, in dem sie keine Sinneshärchen mehr irritieren. Erfolgt keine spezifische Therapie, können sich die Kristalle nach wenigen Tagen oder Wochen auch einfach wieder auflösen. Aufgrund der Kleinheit der betroffenen Strukturen ist der genaue Mechanismus der Heilung im Einzelfall nicht wirklich nachweisbar.

Der benigne paroxysmale Lagerungsschwindel ist durch Übungen also heilbar und kann auch von allein verschwinden. Bei manchen Menschen tritt er allerdings gern in Abständen von Jahren immer wieder auf, um jedes Mal erneut durch Übungen oder auch von allein zu verschwinden.

Selbstverständlich können auch andere Ursachen für eine Schädigung des Gleichgewichtsorgans verantwortlich sein, z. B. Traumen, Durchblutungsstörungen oder Tumoren. Die Grenze zu psycho-somato-sozialen Beschwerden ist nicht immer scharf zu ziehen, zumal eine zunächst körperliche Erkrankung eine psychische Erkrankung (z.B. Depressionen) nach sich ziehen kann, genau wie umgekehrt psychischer Stress (z.B. über Gefäßspasmen) zu körperlichen Erkrankungen führen kann.

In den meisten Fällen weist das Vorhandensein oder Fehlen zusätzlicher psycho-somato-sozialer Symptome und die Art der Beschwerdeschilderung in die eine oder in die andere Richtung. Lange bestehende, vielfältige, unspezifische Beschwerden in mehreren Organsystemen geben einen Hinweis auf die *psycho-somato-soziale Ursache* des Schwindels, ein klar bezeichneter Beginn mit kurzer Vorgeschichte und deutlich geschilderten, charakteristischen Symptomen, die sich einem einzelnen Organsystem zuordnen lassen, sprechen für das Vorliegen einer *körperlichen Erkrankung*.

Die folgende Tabelle stellt die Charakteristika organisch bedingter Krankheiten den Eigenheiten psycho-somato-sozial bedingter Beschwerden nochmals gegenüber. Zusammenfassend ließe sich festhalten, dass psychosomatische Störungsbilder »*charakteristisch uncharakteristisch*« in Erscheinung treten. Der erfahrene Untersucher erkennt bereits an der Art der Schilderung, wann er nach einer somatischen Ursache suchen muss und wo eher eine psychosomatische Störung zu vermuten ist. Letzteres sollte aber nie zu einer Vernachlässigung der somatischen Diagnostik führen: Auch chronisch somatisierende Patienten (Patienten, die seelische Anspannung als körperliches Symptom empfinden) können ernsthaft körperlich erkranken. Auch in diesen Fällen erleichtert die Tabelle die Abgrenzung einer organisch bedingten Krankheit von den »üblichen«, meist schon seit Jahren geklagten Beschwerden.

Organisch bedingte Krankheit	**Psycho-somato-sozial bedingte Störung**
klarer Zeitpunkt des Beginns	unscharfer Zeitrahmen des Beginns
kurze Vorgeschichte	oft jahrelange Vorgeschichte
Beschränkung auf ein Organsystem	Vielzahl unscharf begrenzter Symptome in zahlreichen Organsystemen
organspezifische Beschwerden mit charakteristischen Beschwerden	unspezifische Beschwerden ohne spezifische Symptome
kein oder nur wenige Vorbehandler	zahlreiche Vorbehandler, zahllose »alternativ-medizinische« Heilversuche in der Vorgeschichte
selten Zusammenhang mit psychosozialen Auslösern	Stressabhängigkeit der Symptome (wobei die Stressabhängigkeit gern bagatellisiert wird, um nicht in die »Psycho-Ecke abgeschoben« zu werden)
angemessener Leidensdruck	hoher, schon lange bestehender Leidensdruck
Weinen sehr selten	häufig Tränenspiegel oder Verzweiflung und Weinen
gutes Ansprechen auf Therapie	viele erfolglose Therapieversuche

Tab. 3-4: Unterscheidung organisch bedingte Krankheiten/ psycho-somato-soziale Störungsbilder.

Erkrankungen des Hör- und Gleichgewichtsnervs (Nervus statoacusticus) können durch Entzündungen verursacht werden, aber auch durch Tumoren. Für Entzündungen sind vermutlich häufig Viren verantwortlich, gegen die im Normalfall keine spezifische Therapie zur Verfügung steht. Unter den Tumoren sind die vom Nerv selbst ausgehenden *Neurinome* (»Akustikus-Neurinom«) sowie die ebenfalls an sich gutartigen *Meningeome* die häufigsten Ursachen. Beide Tumorarten bilden keine Metastasen; sie schädigen die benachbarten Strukturen nur durch ihr lokales Wachstum. Heutzutage können sie meist operativ entfernt werden. Zur Diagnosesicherung bzw. zum Ausschluss einer derartigen Erkrankung sollte bei unklarem Schwindel eine Kernspinuntersuchung des Kopfes durchgeführt werden.

Erkrankungen des Kleinhirns sind ebenfalls selten. Neben Schwindel verursachen sie vor allem Koordinationsprobleme und Störungen von Bewegungsabläufen sowie der Körperhaltung. Hier kann die Fähigkeit der Betroffenen eingeschränkt sein, schnell aufeinanderfolgende gegensätzliche Bewegungen auszuführen oder mit einer Bewegung plötzlich innezuhalten. Das Gehen in völliger Dunkelheit oder mit geschlossenen Augen ist mit ausgeprägter Kleinhirnschädigung kaum mehr möglich. Auch hier wird der klinische Verdacht durch eine Kernspinuntersuchung bestätigt oder widerlegt.

Die Dehnungsrezeptoren der Muskeln und Bänder, insbesondere im Bereich der Halswirbelsäule und des Nackens sowie der Gelenke, liefern einen bedeutenden Beitrag zur Stabilisierung des Körpers. Über die Lage des Kopfes im Raum sowie seine Stellung zum Rumpf informiert nicht das Vestibulärorgan, das lediglich Beschleunigungen zu messen vermag. Viel mehr Information zur Lage im Raum und zusätzlich zu Beschleunigungen entstammt der Messung der Dehnungs- und auch der Druckrezeptoren, die überall im Körper verteilt sind und einen wesentlichen Teil zum Erhalt des Gleichgewichts beitragen. Eine spezielle Erkrankung dieser Rezeptoren ist nicht bekannt: Eine Einschränkung ihrer Funktion kann aber durch eine Erkrankung oder Verletzung des sie umgebenden Gewebes entstehen.

Eine der häufigsten Ursachen für Messfehler der Druck- und Dehnungsrezeptoren entlang des besonders wichtigen Bereichs der Halswirbelsäule ist das *Schleudertrauma*, das durch eine Überdehnung der Muskeln und Bänder im Nackenbereich entsteht. Verletzungen und Schmerzen im Bereich der Wirbelsäule führen – als Schutzreflex – immer zu einer Anspannung der paravertebralen Muskulatur, also der Muskeln, die die Wirbelsäule stabilisieren. In starren, verhärteten Muskeln aber können keine sinnvollen Dehnungs- oder Druckmessungen mehr vorgenommen werden. Die Folge sind sinnlose oder falsche Meldungen an das Gehirn, das – wie immer bei sich widersprechenden Informationen aus verschiedenen Systemen des Lagesinns – mit Schwindel reagiert.

Auch das HWS-Syndrom, das aufgrund verschiedener – auch psycho-somato-sozialer – Ursachen entstehen kann, führt über diesen Mechanismus zu Schwindel.

Die Diagnose ergibt sich aus der Vorgeschichte. Typisch ist die erhebliche Verspannung der Schulter- und Nackenmuskulatur. Ist eine äußere Gewalteinwirkung vorausgegangen (beispielsweise ein Auffahrunfall), spricht man von »Schleudertrauma«; ohne physikalische Gewalteinwirkung nennt man das Krankheitsbild HWS-Syndrom. Selbstverständlich müssen in jedem Fall alle sonstigen Schwindelursachen ausgeschlossen werden.

Ebenso verantwortlich für die Entstehung von Schwindel kann eine Erkrankung der Nervenverbindungen der einzelnen Organe mit dem Zentralnervensystem sein. Sind die Leitungen beschädigt, erhält das Gehirn verspätete, unvollständige oder fehlerhafte Messwerte aus der Peripherie. Wie erwähnt, reagiert das Gehirn auf widersprüchliche oder unvollständige Informationen mit Schwindel. Die häufigste Ursache für eine Erkrankung der Nervenverbindungen ist eine *Polyneuropathie* (»Vielnervenerkrankung«), die oft als Folge einer Zuckerkrankheit oder durch chronischen Alkoholmissbrauch entsteht, häufig allerdings auch ohne nachweisbare Ursache (*idiopathische Polyneuropathie*).

Der Sehsinn spielt beim jüngeren Gesunden kaum eine Rolle bei der Entstehung von Schwindel, sieht man von den seltenen Augenmuskellähmungen einmal ab. Häufiger Auslöser für einen optisch verursachten Schwindel ist die Anpassung einer neuen Brille, oft mit Astigmatismus-Ausgleich, wobei die Ursache hier meist schon vom Patienten selbst diagnostiziert wurde. »Seitdem ich die neue Brille trage …«

Bei betagten Patienten spielt der Sehsinn eine viel größere Rolle bei der Entstehung von Schwindel. Da bei älteren Menschen zahlreiche Informationssysteme des Körpers für die Lage im Raum nur noch eingeschränkt und verlangsamt arbeiten, kommt der visuellen Information zur Ergänzung und Bestätigung der sonstigen Messwerte eine besondere Bedeutung zu. Typischerweise verlieren in dieser Weise eingeschränkte Menschen sofort die Stand- und vor allem die Gangsicherheit, wenn man sie auffordert, die Augen zu schließen. Die normale Beeinträchtigung des Gesichtssinns im Alter, beispielsweise durch die Entstehung eines Grauen Stars (*Katarakt*), kann die Raumorientierung erheblich verschlechtern und zur Entstehung von chronischem Schwindel beitragen. Dieser Schwindel heißt aufgrund seiner vielfachen Ursachen *multifaktorieller Schwindel*.

Auch das Herz kann verantwortlich sein für Schwindel. Eine Pumpschwäche kann zu Durchblutungsstörungen im Gehirn führen, insbesondere in Verbindung mit zu schnellem oder zu langsamem Herzschlag, vor allem aber auch in Verbindung mit Herzrhythmusstörungen und Herzpausen. Schon eine Pause von drei Sekunden führt ziemlich sicher zu Schwarzwerden-vor-Augen und Schwindelgefühl, längere Pausen verursachen plötzliche erhebliche körperliche Schwäche bis hin zum Kollaps mit Bewusstseinsverlust. EKG und Langzeit-EKG können hier, meist in Verbindung mit weiteren Untersuchungen (Belastungs-

EKG und Ultraschalluntersuchungen des Herzens) Auskunft über kardiale, d.h. vom Herzen herrührende, Ursachen des Schwindels geben.

Blutdruckschwankungen können ebenfalls zu Schwindel führen. Meist klagen die Betroffenen über ein Schwarzwerden-vor-Augen, verbunden mit einem Unsicherheitsgefühl, allgemeiner Schwäche, oft auch kaltem Schweiß und trockenem Mund bis hin zum Zusammenbruch mit Bewusstseinsverlust. Im Liegen kommen die Betroffenen stets schnell wieder zu Bewusstsein. Sofern der Sturz keine Verletzungen wie Prellungen oder Platzwunden hinterlässt, bestehen über den Anfall hinaus keine wesentlichen Beschwerden.

Auch Verengungen der hirnversorgenden Arterien können im Extremfall Schwindel auslösen. Hier ergibt sich die Diagnose ebenfalls aus der Vorgeschichte, ergänzt durch eine Ultraschall- oder Kontrastmitteluntersuchung der Halsgefäße. Extreme Blutarmut (Anämie) kann – selten – zu Schwindel führen, ebenso wie eine extreme Schilddrüsenüberfunktion oder eine erhebliche Einschränkung der Funktion der Nebennierenrinde. Es sei an dieser Stelle darauf hingewiesen, dass es sich bei diesen Zuständen um extreme Befunde handeln muss, bevor sie als Schwindelauslöser in Betracht kommen. In der weitaus überwiegenden Zahl der Fälle führen andere Beschwerden zu einer frühzeitigen Diagnose.

Um es zusammenzufassen: Schwindel kann sehr viele verschiedene Ursachen haben. Abgesehen von Verspannungen im Halswirbelsäulen-Nacken-Bereich und vielleicht noch Blutdruckschwankungen sind diese organischen Störungen aber extrem selten. Der häufigste Grund für Schwindel dürfte funktioneller, sprich, psycho-somato-sozialer Natur sein. Ein Großteil der Verspannungen im Wirbelsäulenbereich und auch Blutdruckschwankungen gehören in diesen Bereich, was in den entsprechenden Kapiteln besprochen wird.

Psycho-somato-soziale Behandlungsansätze

Befassen wir uns jetzt also mit den psycho-somato-sozialen Schwindelursachen. Naturgemäß gibt es keinen spezifischen psycho-somato-sozialen Schwindelauslöser, denn jeder Mensch reagiert hoch individuell auf seine persönliche Konfliktkonstellation. Auch soll nicht noch einmal auf Schwindel eingegangen werden, der aus Verspannungen im Bereich der Wirbelsäule resultiert, auch wenn gerade diese Schwindelursache im psycho-somato-sozialen Bereich eine hervorgehobene Rolle spielt. Überlegungen hierzu finden sich im Kapitel zu chronischen Rückenschmerzen und Verspannungen.

Die Rede soll sein von Schwindel, für den sich keine rein körperliche Ursache ausfindig machen lässt. Für diesen Schwindeltyp lässt sich dennoch häufig ein Grund finden, der, wie sollte es anders sein, seinen Ursprung in einer seelischen Konfliktsituation hat.

Kennzeichnend für einen *psychogenen Schwindel* ist – auch wenn das paradox klingt –, dass er sehr uncharakteristisch ist. Typischerweise fehlen alle Hinweise, die auf einen spezifischen Organschaden hindeuten. Oder es präsentiert sich eine Mischung aus Symptomen unterschiedlicher Organsysteme. Psychogener Schwindel kann anfallsweise auftreten, er kann sich sowohl als Drehschwindel äußern (wobei hier typischerweise die Richtung nicht mit Bestimmtheit angegeben wird) oder auch als Schwankschwindel. Immer wieder tut sich für den Betroffenen »der Boden unter den Füßen« auf oder es wird ihm schwarz oder auch farbig vor Augen. Nicht selten kommt eine allgemeine Unsicherheit hinzu, verbunden mit Zittern und Schwächegefühl. Häufig erscheinen die Patienten gequält von ihrer Erkrankung, die meist schon länger besteht und von weiteren Symptomen aus dem psycho-somato-sozialen Formenkreis begleitet wird. Außerdem scheinen sie oft noch stärker zu leiden als Patienten mit einer fassbaren Organkrankheit als Schwindelursache.

So unmöglich eine Organzuordnung beim psychogenen Schwindel ist, so deutlich scheint oft der Zusammenhang mit einer psychosozialen Konfliktsituation, die dem Patienten selbst allerdings nicht bewusst ist. In der Regel empfinden sie die psychosozialen Stressoren (den Ärger am Arbeitsplatz, die Auseinandersetzungen mit dem Ehepartner oder die Sorgen um die Kinder) als zusätzliche Belastung, aber nicht als Auslöser der Beschwerden.

Ich habe gute Erfahrungen damit gemacht, psychogenen Schwindel mit »nicht in seiner Mitte sein« zu übersetzen. Wenn wir aus dem Gleichgewicht geraten sind, ist Schwindel die logische Konsequenz. Als Hilfe bei der Suche nach dem Auslöser kann die Frage: »Wo befinden Sie sich in Ihrer gegenwärtigen Lebenssituation nicht in Ihrer Mitte?« eine Hilfe darstellen. Oftmals aber bringt diese Frage den Patienten auch nicht voran, weil die zugrunde liegenden Konflikte tiefer liegen, weit im Unbewussten vergraben. Hier gilt es zunächst, zuzuhören und nacheinander die wesentlichen Lebensbereiche zu durchforsten. Meist kommen die Patienten schnell von allein auf ihr zentrales Thema zu sprechen – allerdings, ohne dies bewusst wahrzunehmen. Es fällt der Aufmerksamkeit des erfahrenen Untersuchers anheim, die Veränderungen zu registrieren, die auftreten, wenn der Patient von einem ihm besonders nahegehenden Bereich erzählt. Vielleicht spricht er plötzlich lauter oder leiser und seine Sprechgeschwindigkeit ändert sich. Vielleicht verändert sich seine Körperhaltung und er beginnt, vermehrt zu gestikulieren. Das Gesicht kann blass werden oder sich röten. Manchmal werden auch die Augenbindehäute stärker durchblutet und erscheinen hierdurch ebenfalls gerötet: Dies ist regelmäßig zu beobachten, bevor ein Tränenspiegel sichtbar wird und tatsächlich Tränen fließen.

Auch wenn ein, zwei harmlosere Themen vorausgeschickt wurden, spürt der Patient die emotionale Bedeutung der von ihm selbst aufgebrachten entscheidenden Zusammenhänge selbst. Für gewöhnlich beginnt er – womöglich angetrieben durch die vermehrte Aufmerksamkeit des Therapeuten –, mehr von den ihn belastenden Verwicklungen zu berichten. Sehr oft kann er dabei seine emotionale Betroffenheit nicht mehr unterdrücken.

Es überrascht, dass viele Patienten auch nach dem Versiegen ihrer Tränen immer noch nicht verstanden haben, dass der eben mitgeteilte Konflikt, der »wie von selbst« aus ihnen hervorbrach, etwas mit ihren heftigen Beschwerden zu tun haben kann, ja, dass genau das von ihnen eben unter Tränen geschilderten Problem die Ursache für ihren Schwindel ist.

In der Psychotherapie gilt das Prinzip: *Ratschläge sind Schläge!* Es gibt keinen Grund, diese Regel außer Kraft zu setzen. Es ist völlig sinnlos, die eigenen Maßstäbe an das Leben und das Verhalten des Patienten zu legen; dies könnte dem Vertrauensverhältnis zwischen Therapeut und Patient schaden. Außerdem bergen Ratschläge die Gefahr in sich, eigene Konflikte (also die des Therapeuten) auf den Patienten zu projizieren, womit dem Patienten keinesfalls gedient ist.

Andererseits kann die eigene, sichere Überzeugung, dass der Patient in seiner Schilderung der Lösung seines Problems bereits sehr nahe gekommen ist, auch dazu führen, dass der Therapeut – in bester Absicht – beginnt, manipulativ zu arbeiten, um den Patienten in die von ihm für richtig und hilfreich erachtete Richtung zu lenken.

Ich persönlich rette mich aus diesem Dilemma, indem ich diesen Konflikt offen anspreche und meine Deutung gleichwohl anbiete. Wie gesagt: Der Patient erkennt oft nicht, dass sein aktuell belastendes Problem verantwortlich für seinen Schwindel ist oder zumindest sein kann. Es ist in meinen Augen aber durchaus legitim, den Patienten zu fragen, welche Lösungen er denn für den Konflikt *sähe*, wenn dieser denn der Auslöser für seine körperlich empfundenen Beschwerden *wäre*. An dieser Stelle relativiert sich häufig das vorangegangene Bagatellisieren. Oft fließen erneut Tränen – und dem Patienten wird klarer, dass dieses Problem doch eine größere Bedeutung für ihn besitzt, als er zuvor angenommen hatte.

Wie auch immer, vermutlich wird er seine eigenen Lösungsvorschläge in der folgenden Woche zumindest versuchsweise in die Tat umsetzen, auch wenn er selbst nur halb davon überzeugt ist, dass der von ihm selbst erwähnte Konflikt etwas mit seinem körperlichen Problem zu tun hat. Er wird seine Lösung ausprobieren, weil er ja auch in der Therapie weiterkommen will. Und er wird sein Problem angehen, weil es ihn belastet, auch wenn er den Zusammenhang seiner psychosozialen Probleme mit seinen körperlichen Beschwerden nicht vollständig erkennt. Dass er etwas tun sollte, hat er ja an seinen Tränen in der Sprechstunde selbst festgestellt. Und wenn sein Therapeut ein Vorgehen in einem Bereich für sinnvoll hält, das dem Patienten als wenig zentral und wenig bedeutsam für sein Problem erscheint, wird er seinem Arzt den Gefallen tun und den gemeinsam erarbeiteten Schritt tatsächlich gehen. Vor allem aber wird er den Konflikt ansprechen und lösen, weil er dadurch unterbewusst erheblich belastet ist und sich eine Befreiung davon wünscht, auch wenn er dieses für ihn zentrale Problem auf der bewussten Ebene als nur wenig bedeutsam abwehrt. Wenn dies tatsächlich wenig bedeutsam wäre, wäre es innerhalb der Therapie nicht zur Sprache gekommen und hätte den Patienten nicht zu Tränen gerührt.

Zurück zum psychogenen Schwindel: Er entsteht häufig, wenn sich der Betroffene nicht mehr »in seiner Mitte« befindet. Fangen wir andersherum an: Wann befindet sich ein Mensch »in seiner Mitte«? Ein jeder von uns ist abhängig vom Funktionieren seines Körpers, seiner Seele und seiner sozialen Einbindung. Jede Störung in jedem der von der WHO genannten Bereiche der Definition von »Gesundheit« kann zu Irritationen der beiden anderen Bereiche führen. Wir befinden uns »in unserer Mitte«, wenn wir uns in unserem Körper, unserem Seelenhaushalt und in unseren sozialen Beziehungen wohlfühlen.

Nicht für jeden von uns waren die Bedingungen, unter denen wir aufwuchsen, optimal. Das Leben besteht aus vielen Kompromissen, die wir mehr oder weniger bewusst geschlossen haben und täglich weiter schließen. Besonders in der frühen Kindheit und Jugend werden sie unbewusst eingegangen, sodass wir sie überhaupt nicht als Kompromisse empfinden, sondern als Normalität. Unsere Seele vollbringt erstaunliche Anpassungsleistungen: Selbst Menschen, die als Kind erheblichen Belastungen ausgesetzt waren, nehmen sowohl ihr Empfinden als auch ihr Verhalten als normal wahr, so beeinträchtigt ihr Seelenhaushalt von außen betrachtet auch aussehen mag.

Die Ausbuchtungen und Dellen in der auf Seite 84 dargestellten Figur symbolisieren diesen unbewussten Anpassungsprozess. Jeder von uns hat eine derartige Anpassung erfahren und empfindet seine »kurvenreiche« seelische Oberfläche als »Nulllinie«, als Normalität. Und damit nicht genug: Wir neigen in jenem Prozess, den Sigmund Freud *Projektion* genannt hat, auch dazu, unsere spezifisch angepasste seelische Oberfläche, unser persönliches Muster an Bedürfnissen und Aversionen unserem jeweiligen Gegenüber zu unterstellen – obwohl dieser, wie das Leben lehrt, ganz andere Vorlieben und Abneigungen und vollständig andere Bedürfnisse haben kann. Dennoch suchen wir uns intuitiv ein soziales Umfeld, das möglichst ebenso empfindet wie wir selbst. Freunde mit ähnlichen Werten, Partner mit scheinbar jenen Bedürfnissen, die wir bei ihnen und die sie bei uns zu stillen vermeinen. Auf diese Weise schafft sich jeder von uns sein passendes Soziotop. Nur, dass dieses Umfeld eben nicht jeden von uns glücklich macht. Was vorschnell als stimmig empfunden wird, entpuppt sich nach einiger Zeit als Hölle. Die Anhänglichkeit unseres neuen Partners, nach der wir uns nach so viel Treulosigkeit viele Jahre gesehnt haben, treibt manchen nach der anfänglichen Euphorie schier in den Wahnsinn. Die Freiheit, die wir uns in unserer neuen Beziehung nach endlosen Eifersuchtsdramen erhofft hatten, entpuppt sich als Unverbindlichkeit. Und am tollen neuen Arbeitsplatz müssen wir so viel schuften, dass wir am Wochenende viel zu schlapp sind, um uns der Familie, dem Hobby und dem Kulturangebot der Stadt zu widmen.

Wenn in einer solchen Situation plötzlich Schwindel auftritt – »Alles dreht sich!«, »Der Boden tut sich auf!«, »Meine Beine tragen mich nicht mehr« – und kein Arzt eine körperliche Ursache entdecken kann, findet sich bei genauem Hinsehen eigentlich immer eine bedeutsame Veränderung in unserem bis dahin stabilen sozialen Umfeld. Manchmal ist es der vor wenigen Wochen verstorbene Vater, dessen bloße Anwesenheit doch eine innere Sicherheit vermittelte, manchmal ist es das letzte Kind, das ausgezogen ist. In vielen Fällen spielt der Arbeitgeber eine bedeutende Rolle oder das Verhältnis zu den Kollegen. Jedweder Auslöser ist denkbar. Und es muss keineswegs eine nur nachteilige Veränderung sein, die zu Orientierungslosigkeit führt, zu körperlich empfundener Verunsicherung, zu Schwindel eben.

Therapeutisch ist es – nach Ausschluss organischer Ursachen – das Wichtigste, die Betroffenen über die Harmlosigkeit dieser Art von Schwindel aufzuklären. Meist genügt ein Gespräch, in dem die wahrscheinlichste Ursache des »Haltverlusts« herausgefunden wird. Wird der Patient sich hierbei gleich der neuen Anforderungen bewusst, kann er sich darauf einstellen und für neue Orientierung, für neuen Halt sorgen. Er kann gegenüber dem Arbeitgeber seinen Unmut über die stattfindende bzw. stattgefundene Umstrukturierung der Abteilung formulieren und mit ihm gemeinsam nach praktikablen Lösungen suchen. Sollte hier kein befriedigender Kompromiss zu finden sein, kann dies auch als Zeichen gesehen werden, dass die Zeit reif für eine berufliche Veränderung ist. Psycho-somato-soziale Probleme treten meist genau dann auf, wenn nicht nur die Notwendigkeit einer Veränderung ansteht, sondern auch die Möglichkeit dazu. Im Grunde gibt es für jedes Problem eine passende Lösung.

Das Ungünstigste, was in einer solchen Situation passieren kann, ist, dass psychogener Schwindel als »Krankheit« interpretiert und versucht wird, ihn mit Medikamenten zu unterdrücken. Beinahe regelhaft enden diese Versuche in der Verordnung von Antidepressiva. Psycho-somato-soziale Beschwerden sind aber keine Krankheit, sondern Ausdruck von Gesundheit, die sich Raum verschaffen will! Sie sollten stets als Anstoß zur Weiterentwicklung des Charakters verstanden werden. Dahinter steht immer die Chance auf die Entfaltung einer neuen Facette der eigenen Persönlichkeit!

Leider ist diese Einsicht nicht jedem zu vermitteln. Wenn von uns in der Vergangenheit extreme Anpassungsleistungen gefordert wurden und entsprechend große seelische »Beulen« und »Dellen« (→ Abb. 1-2, S. 100) zurückblieben, bewirkt dies, dass wir uns unbewusst immer wieder in ähnliche Situationen manövrieren: Vielleicht geraten wir immer wieder an treulose Partner, vielleicht werden wir auch immer wieder gemobbt oder zu Unrecht gekündigt oder wir fühlen uns grundsätzlich benachteiligt und tragen eine Wut in uns, die immer wieder in unpassenden Situationen aus uns herausbricht und uns sämtliche Chancen vermasselt. Die Tendenz ist stark, die Ursache für alles, was uns belastet, in unserer Umgebung zu suchen –, und dort auch fündig zu werden.

»Männer sind treulos!«, »Frauen sind falsch!«, »Mein Chef ist ein Idiot!« sind Beispiele, die verdeutlichen, auf welche Weise wir unsere Wut, Traurigkeit und all jene früh erworbenen miesen Gefühle auf unsere Umgebung projizieren.

In Wirklichkeit löst allerdings nicht unser soziales Umfeld negative Gefühle in uns aus; unsere früh erworbenen, unbewältigten Traumen suchen sich aus dem unendlichen Angebot unseres Umfelds genau die Dinge heraus, die unser vorbestehendes Gefühl bestätigen. Jedes extrem negative Gefühl in uns sollte uns skeptisch machen: Sind wirklich alle Männer treulos? Oder provoziere ich durch meine extreme Anhänglichkeit vielleicht selbst genau das Verhalten, über das ich mich immer wieder ereifere? Neigen Frauen wirklich generell zum Lügen? Oder liegt es daran, dass man mir gegenüber nicht leicht ehrlich und authentisch sein kann? Wenn der Chef ein Idiot ist, warum wechsle ich nicht einfach die Stelle? Oder kämpfe ich mit ihm genau jenen Kampf, den ich gegen meinen Vater nie gewonnen habe?

Viele Menschen treiben ihre ungelösten psychischen Konflikte mit den Jahren auf die Spitze: Die Enttäuschungen werden immer größer, bis sich zu den sozialen Schwierigkeiten psychosomatische Beschwerden gesellen, die letztlich zum Arzt führen. Und der schickt einen, weil er keine Lösung findet, zum Psychotherapeuten.

Leider bedeutet – zu Beginn jedenfalls – jedes emotionale Wachstum das Aufgeben von Sicherheit, Geborgenheit, Halt. Jedes bekannte, noch so windschiefe Dasein erscheint dem Betroffenen besser als das Unbekannte, Neue, Ungewisse. Deswegen ist er zunächst nur durch den Leidensdruck, den seine unvollständige Entwicklung in psycho-somato-sozialer Hinsicht verursacht, bereit, sein vertrautes Weltbild aufzugeben, um einen wirklichen Neuanfang zu wagen. Die eigene Wahrnehmung, die eigenen Gefühle radikal infrage zu stellen, bringt – zumindest zu Beginn einer Therapie – neben aller Verunsicherung auch das Selbstwertgefühl stark ins Wanken. Der Betroffene kann sich zur Frage verleitet sehen: War denn alles falsch, was ich bisher in meinem Leben gemacht habe?

Selbstverständlich war nicht alles falsch, was wir bis gestern getan haben. Doch warum sollten wir uns selbst behindern, heute weiser zu handeln als unser ganzes Leben zuvor? In einem fortgeschrittenen Stadium der Selbsterkenntnis oder einer Therapie kann die Antwort, dass wir immer klüger und besser werden, je mehr wir uns selbst hinterfragen, befreiend und befriedigend wirken. Aber in jenem Stadium, in dem uns Misserfolge und soziale Probleme, körperliche Beschwerden und seelische Belastungen plagen, wirkt das Hinterfragen von allem, was das Leben bisher bestimmt hat, beängstigend. Das ohnedies geschundene Ich fühlt sich existenziell bedroht, zumal, wenn es, wie so oft bei Wachstum und Ablösung, alle Fragen an die bisherige Existenz völlig allein beantworten will.

Der Betroffene spürt: Die alte Form passt nicht länger. Eine neue habe ich noch nicht gefunden. In einer solchen Situation ist es kein Wunder, wenn sich der Boden auftut, dass mir schwarz wird vor Augen, dass sich alles dreht, bis ich nicht mehr weiß, wo vorn und hinten ist, oben und unten.

Doch nicht nur Selbstzweifel können uns die eigene Mitte verlieren lassen. Auch die seelische Belastung durch einen anderen Menschen kann dazu führen, dass wir uns selbst verlieren. Ein gesunder Mensch spürt seine Grenzen und verschafft sich Entlastung. Psychosomatische Probleme entstehen, wenn wir unsere Grenzen nicht wahrnehmen und auch nicht verteidigen.

Die daraus resultierende Symbiose ist ungesund. Selbstverständlich können derartige Lebensgemeinschaften lange stabil bleiben. Nur darf sich keiner der Partner wesentlich verändern, sonst fällt das Gebäude in sich zusammen. In der Psychotherapie kommt es relativ häufig mit der Heilung des einen zur Krise des anderen Partners. Wird der chronisch schwache Partner plötzlich eigenständig, fällt der große, bis dato überlegene Partner, der lebenslange starke Pfeiler, plötzlich um. Der schiefen Stütze fehlt das Gegengewicht. Mit einem Mal wird klar, dass sich der Helfer in seiner scheinbar aufopfernden Beschützerrolle vor allem selbst geholfen hat.

Umfallen. Auch in diesem Wort wird deutlich, wie nahe psychische Stabilität (auch hier eine Anspielung!) und Gleichgewicht beieinander liegen. Wir sprechen von innerer Ausgeglichenheit, von In-sich-Ruhen, Ausgewogenheit und einer austarierten Beziehung oder auch Persönlichkeit. Es ist kein Wunder, wenn sich die Störung dieser Balance als Schwindel äußert.

Für die Behandlung des psychogenen Schwindels gelten die gleichen Grundsätze wie für alle psycho-somato-sozialen Beschwerden: Es gilt, innere Spannungen und soziale Konflikte aufzulösen, die eigenen seelischen Bedürfnisse in Einklang zu bringen mit dem tatsächlichen Sein.

Seelische Konflikte inszenieren sich immer wieder selbst. Ob im täglichen Leben oder im Gespräch mit einem Therapeuten: Sie entwachsen den Tiefen des Unbewussten, aber sie wirken bis über die Oberfläche. Wenn sie sich als körperliches, seelisches oder soziales Symptom bemerkbar machen, können wir sie fassen und mit all ihrem Potenzial und all den Kräften, die sie bis zur Heilung gebunden hielten, in unsere Persönlichkeit integrieren.

Auch der Schwindel als psycho-somato-soziales Symptom ist eine Chance zu Wachstum. Statt mit Medikamenten bekämpft, gehört er genau angesehen und analysiert. Er ist kein Gegner. Er ist ein wunderbares Instrument, um »ganz«, um »selbst«, um gesund und autonom zu werden.

Nervosität, Angst, Anspannung

Ständiger Harndrang, überaktive Blase (»Reizblase«)

Das Symptom »ständiger Harndrang« kann rein körperliche Ursachen besitzen. Vor allem bei älteren Männern verursacht eine gutartige Vergrößerung der Prostata (*Prostatahyperplasie)* eine unvollständige Harnblasenentleerung, woraufhin häufigere Toilettengänge notwendig werden. Zuletzt kommt es zu einem permanenten Harnträufeln (Überlaufblase). Heutzutage wird dieses Vollbild der sogenannten Prostatahyperplasie kaum mehr erreicht, weil die Erkrankung mittels Ultraschall früh diagnostiziert und entsprechend behandelt werden kann.

Frauen leiden ungefähr zehnmal häufiger als Männer an einem *Harnwegsinfekt.* Dieser äußert sich durch ständigen Harndrang und Schmerzen beim und nach dem Wasserlassen. Ursache sind Bakterien, die durch die relativ kurze Harnröhre der Frauen leichter als beim Mann in die Harnblase aufsteigen können, um sich dort zu vermehren. Steigen die Bakterien durch die Harnleiter bis in die Nieren auf, sind Nierenschmerzen und meist hohes Fieber die Folge. In der Vor-Antibiotika-Ära war diese Art von Infekt eine häufige Todesursache (Nierenbeckenentzündung, Urosepsis).

Eine Entzündung der Harnröhre kann ebenfalls zu ständigem Harndrang führen, ohne dass dabei größere Urinmengen abgesetzt werden. Weil bei der Harnuntersuchung »Mittelstrahlurin« verwendet wird, kann die ursächliche bakterielle Infektion der Harnröhre leicht übersehen werden. Die erste Portion des Urins, die verworfen wird, schwemmt fast alle Erreger aus. Deswegen finden sich in der untersuchten mittleren Portion weder die für Harnwegsinfekte typischen weißen Blutkörperchen noch irgendwelche Krankheitserreger. Ein Gynäkologe oder ein Urologe sollte aber bei der körperlichen Untersuchung zumindest eine Rötung der äußeren Harnröhrenöffnung feststellen. Im Zweifelsfall kann ein Harnröhrenabstrich zur diagnostischen Klärung führen.

All die bis hierher genannten Krankheitsbilder sind sicher größtenteils organischen Ursprungs. Zumindest haben sie in psycho-somato-sozialer Hinsicht keine besondere Bedeutung. Eine Therapie erfolgt durch chirurgische Verfahren oder Medikamente. Die Aussichten auf Heilung sind gut. Schwierig wird es, wenn alle Untersuchungen ohne eindeutiges Ergebnis bleiben. Eine sehr lange Vorgeschichte, verbunden mit einer Vielzahl weiterer typischer funktioneller Beschwerden, legt den Verdacht auf eine psycho-somato-soziale Störung nahe.

Keine körperliche Ursache findet sich für das Krankheitsbild der *hyperaktiven Blase*. Von den Symptomen dieser sog. *Reizblase* betroffen sind vornehmlich Frauen zwischen dem 20. und dem 50. Lebensjahr. Das charakteristische Symptom ist ständiger Harndrang, der zu häufigen Toilettenbesuchen führt, bei denen trotz des starken Anreizes, Wasser zu lassen, nur geringe Mengen Urin entleert werden können. Das Wasserlassen ist gelegentlich mit ziehenden Schmerzen oberhalb des Schambeins verbunden. Als Ursache wird ein Ungleichgewicht zwischen der Blasen- und der Beckenbodenmuskulatur diskutiert (dessen Ursache wiederum unklar ist) oder auch eine nicht nachweisbare Entzündung unterhalb der Blasenschleimhaut. Objektive krankhafte Befunde werden nicht erhoben.

Aufgrund des Fehlens von nachweisbaren körperlichen Veränderungen, dem oft hohen Leidensdruck, der häufig anzutreffenden, seit Jahren wechselhaft bestehenden funktionellen Begleitbefunde halten viele Ärzte eine psychosomatische Ursache der hyperaktiven Blase für wahrscheinlich. Chronischer seelischer Stress erhöht den Tonus des sympathischen Nervensystems. Zur Behandlung werden daher Medikamente eingesetzt, die die Wirkung des sympathischen Nervensystems auf die Harnblase schwächen (sogenannte Alpha-Rezeptoren-Blocker). Auch kommt ein Wirkstoff zum Einsatz, den wir aus der Behandlung von Depressionen und psychosomatischen Schmerzzuständen kennen: Das altbekannte Amitriptylin kann bei der Reizblase in niedrigen Dosierungen (10 bis 50 mg/Tag) Linderung verschaffen. Ebenfalls hilfreich sind östrogenhaltige Cremes oder krampflösende Medikamente.

Psycho-somato-soziale Behandlungsansätze

Jeder kennt die psychosomatische Symptomatik der Reizblase: Aufregung verursacht Harndrang. »Mach dir nicht in die Hose!« ist ein weitverbreiteter Ausspruch, der auf den harntreibenden Effekt von Stresssituationen anspielt. »Sich vor Angst in die Hosen machen« oder »Sich vor Lachen bepissen« sind andere Aussprüche, die den Einfluss seelischer Befindlichkeiten auf die Harnblasenfunktion versinnbildlichen.

Auch hier kann die volkstümliche Interpretation psycho-somato-sozialer Erscheinungen einen Einstieg in die Erkundung seelischer Befindlichkeiten liefern. Es bringt aber nichts, diese Schiene überzustrapazieren. Angst und Angespanntsein können Auslöser einer derartigen Symptomatik sein. Das Reden über mögliche Stressoren, das Erkennen von eigenen Problemen, die Abgrenzung von Problemen anderer, das Bearbeiten von Beziehungskonflikten ist immer sinnvoll und häufig hilfreich. Ich persönlich könnte mir vorstellen, dass sich während einer Therapie oft gar nicht so sehr die Häufigkeit des Wasserlassens ändert, sondern es verschwindet zunächst der Leidensdruck. Später sinkt im Zuge der allgemeinen Entspannung vielleicht sogar die Frequenz der Toilettengänge. Die Symptomatik verschwindet, weil ihr nicht mehr so viel Aufmerksamkeit geschenkt wird – möglicherweise auch, weil durch die

»lockernde« Wirkung Kapazitäten für sonstige Aktivitäten freigesetzt wird.

Hier sind wir bei einem interessanten Punkt: Jede Symptomatik besitzt auch eine Funktion. Welche Funktion häufige Toilettenbesuche haben können, lässt sich allgemeingültig sicher nicht beantworten.

Kann es sein, dass eine Patientin vor bestimmten Stressoren flüchtet? Welcher Realität will sie davonlaufen? In welchen Situationen tritt die Symptomatik besonders in Erscheinung? Gibt oder gab es beschwerdefreie Tage oder Wochen? Was war in dieser Zeit anders? Es ist eine Detektivarbeit, sich an die möglichen Auslöser für die Reizblase heranzutasten. Es erfordert eine genaue Beobachtungsgabe und Fingerspitzengefühl, an den richtigen Stellen in die zutreffende Richtung weiterzufragen.

Wenn ein Betroffener aus seinem Leben berichtet, zeigt er mit seiner Körperhaltung, der Stimmfärbung, der Lautstärke des Berichts, der Rötung seiner Augen oft sehr deutlich, an welcher Stelle sich ein Nachfragen lohnt. Oft genügt ein kleiner Anstoß, um einen Damm zu brechen. Auch hier ist es immer wieder überraschend, dass die Patienten die selbst berichteten Stresssituationen zuvor kaum für die Auslöser ihrer Beschwerden hielten. Das tatsächliche Ausmaß der Belastung wird ihnen erst durch ihr eigenes plötzliches Weinen bewusst. Hat ein Patient in einem solchen Gespräch den mutmaßlichen Auslöser seiner Beschwerden identifiziert, fühlt er sich meist beträchtlich erleichtert. Es ist Sache des Therapeuten, den oft als nahezu tödlich empfundenen Ernst der Konflikte zu relativieren. Die aktuellen Probleme dienen dazu, die ur-sächlichen Traumen und Defizite aufzuspüren, zu heilen und neue Facetten der Persönlichkeit zu entfalten. Das Leiden macht längst überfällige Veränderungen nötig, die in ein selbstständigeres, tieferes und intensiveres Leben führen.

Bei allem Ernst kann und sollte in den Sitzungen auch gelacht werden. Lachen schafft Abstand zur belastenden Situation und gleichzeitig Verbundenheit mit der gesünderen Sichtweise, die sich aus der Therapie ergibt. Viel stärker als jede rationale Einsicht sind es emotionale Momente, die zur Heilung von psychosomato-sozialen Konflikten beitragen.

Eine Psychotherapie sollte daher nicht nur aufdecken und entlasten; sie sollte ebenso Rückhalt geben und spielerisch zum Ausprobieren neuer Verhaltensweisen ermutigen. Wenn sich Patienten aus ihren Verstrickungen lösen, führt dies zu Entspannung. Gleichzeitig gewinnen sie Kapazitäten für neue Aktivitäten. Hierdurch vermindert sich ihr Leidensdruck und die Fokussierung auf ihr sichtbares Problem – und deswegen mit der Zeit auch die Symptomatik.

Ungewollte Nähe, Konflikte, Traumata

Schmerzen beim Geschlechtsverkehr (Dyspareunie)

Die Bezeichnung Dyspareunie stammt aus dem Griechischen: Die Vorsilbe dys- bedeutet »falsch« oder »fehl-«, »pareunos« heißt »Bettgenosse«. Gemeint ist das Nichtzusammenpassen der Sexualpartner, in engeren Sinn das Auftreten von Schmerzen beim Geschlechtsakt.

Selbstverständlich sind hierbei zunächst immer auch organische Veränderungen, z.B. anatomische Auffälligkeiten wie Vernarbungen oder Entzündungen im Bereich der Geschlechtsorgane und des Unterbauchs auszuschließen. Auch hormonell bedingte Veränderungen der Schleimhäute in den Wechseljahren können zu Beschwerden und Schmerzen beim Sex führen.

Organische Erkrankungen sind bei den meisten Patienten, die in eine psychosomatische oder psychotherapeutische Sprechstunde gelangen, bereits ausgeschlossen. Häufig hatten die Partner in ihrer Vergangenheit zumindest kurzfristige Phasen, in denen ihnen die sexuelle Vereinigung ohne Beschwerden möglich war. Oft sind die Schmerzen aber auch »alte Bekannte«, die mal mehr, mal weniger deutlich in den Vordergrund treten. Eine aktuelle erhebliche Verschlechterung der Symptomatik führt meist zum Beratungsgespräch beim Arzt oder Therapeuten.

Psycho-somato-soziale Behandlungsansätze

Zu erheben ist die vollständige Sexualbiografie (erste Regelblutung, erste sexuelle Erfahrungen, Masturbationserfahrungen, seelische Verletzungen, Gewalterfahrungen, positive Erlebnisse, Geschlechtskrankheiten und anderes mehr) sowie der bisherige Lebensweg mit besonderer Berücksichtigung der bisherigen Partnerschaften sowie der Geburt eventueller Kinder. Es gilt, ein mögliches Muster hinter den Beschwerden zu erkennen, um über das Bearbeiten der Ursachen letztlich die Beschwerden zu beseitigen. Auch hier kann die Frage nach der Funktion der Schmerzen, ihrem Effekt für den Betroffenen hilfreich sein.

Vordergründig leidet der Patient. Scheinbar wünscht er sich eine harmonische, unbeschwerte, vielleicht sogar wilde sexuelle Vereinigung mit seinem Partner. Im Hintergrund aber schlummert gar nicht so selten eine unbewusste Ablehnung des Sexualakts, die vielfältige Ursachen haben kann.

Häufig sind hier unausgesprochene Partnerschaftskonflikte zu finden. Vielleicht ermöglicht das Miteinander keinen authentischen Umgang im Alltag, was dort noch eher zu kaschieren ist als im Bett. Die tatsächlichen oder vorgegebenen Schmerzen, gelegentlich auch als Kopfschmerz verklausuliert, was im engeren Sinn natürlich nicht unter Dyspareunie fällt, schützen vor einer nicht (mehr) gewünschten Nähe. Ebenso kann in einer ansonsten verständnisvollen und intimen Partnerschaft eine Dyspareunie zum Problem werden. Beide Partner wünschen sich eine intime Vereinigung, die einem von beiden, häufiger der Frau, nicht (mehr) möglich ist. Diese Konstellation sollte hellhörig machen: Nicht selten verbirgt sich dahinter eine vielleicht schon Jahre oder Jahrzehnte zurückliegende sexuelle Gewalterfahrung, die jetzt, gerade innerhalb einer Halt gebenden, vertrauten Beziehung, an die Oberfläche strebt und geheilt werden will.

Die Behandlung einer posttraumatischen Belastungsstörung (PTBS) sprengt das übliche Setting der psychosomatischen Sprechstunde. Hier ist ein sehr behutsames, langsames Vorgehen notwendig, das auf einem äußerst vertrauensvollen therapeutischen Pakt beruhen muss. Selbstverständlich gilt auch für die Dyspareunie und die posttraumatische Belastungsstörung die Grundregel aller psychosomatischen Symptome: Beide sind Zeichen eines Heilungswillens. Doch ist bei der PTBS die Behandlung, die Bewusstmachung der ursächlichen Begebenheiten – in anderen Fällen der beste und direkteste Weg zur Heilung – mit der besonderen Gefahr einer Retraumatisierung verbunden. Bei Verdacht auf eine PTBS gehört die Behandlung in die Hände eines sehr erfahrenen Therapeuten, der über weitergehende Behandlungsmöglichkeiten verfügt (z.B. Schaffung eines »sicheren inneren Ortes«, EMDR, einer Therapiemethode, bei der traumatische Erfahrungen durch geführte, schnelle Augenbewegungen geheilt werden sollen oder Hypnotherapie und andere körpertherapeutische Verfahren).

Die tieferen Ursachen, die sich hinter einer Dyspareunie verbergen, sind so vielfältig wie die Schicksale der betroffenen Paare. Unbewusste Selbstbestrafungstendenzen können in der Behandlung genauso zutage treten wie Rachegelüste an einem früheren Partner oder gar einem übergriffigen Erziehungsberechtigten. In jedem Fall ist auch die Dyspareunie keine Krankheit an sich, sondern ein Symptom, das, richtig verstanden, wesentlich zur Heilung der eigentlichen Ursache beitragen kann.

Statt Abwehr von Eindringlingen Angriff auf das Selbst

Allergien

Allergien sind Immunreaktionen des Körpers gegen sich selbst. Die Abwehrsysteme, die eigentlich dazu gedacht sind, fremde Substanzen und Lebensformen wie Viren, Bakterien und Pilze aus dem Organismus zu entfernen, richten sich plötzlich gegen den Menschen, den sie eigentlich schützen sollen. Milde Formen von Allergie sind beispielsweise reversible Beschwerden wie Heuschnupfen und Hautausschläge, heftigere Formen können einzelne Organe oder den ganzen Körper dauerhaft schädigen oder zerstören. Obwohl man die meisten Zellarten und alle Antikörperklassen, die für die Vermittlung einer Immunantwort zuständig sind, kennt, sind die ur-sächlichen Auslöser einer Allergie nach wie vor unbekannt, genau wie bis heute unklar ist, warum manche Personen auf manche Stoffe allergisch reagieren, andere nicht.

Ebenso schleierhaft bleibt, warum Allergien ebenso plötzlich verschwinden können, wie sie gekommen sind, oder warum sie einer enormen Wandelbarkeit unterliegen: Wer früher vielleicht auf Pollen mit allergischem Schnupfen reagierte, kann später vielleicht keine Erdbeeren mehr essen, weil er von denen plötzlich Hautausschlag bekommt – während die Frühblüher nun gar keine Reaktion mehr auslösen. Noch beeindruckender ist ein Wandel von Bienen- oder Wespengiftallergien: Einmal reagiert der Betroffene mit heftigen Schwellungen, Herzrasen und Atemnot, ein anderes Mal kommt es nur zu den üblichen Schmerzen mit Schwellung und Rötung im Stichbereich.

Der Verlauf einer Allergie ist im Einzelfall nicht vorhersehbar. Nach den herkömmlichen Vorstellungen führt Stress zu einem erhöhten Cortisolspiegel. Stress müsste demnach über die immunsuppressiven Eigenschaften von Cortisol antiallergisch wirken. Das Gegenteil scheint der Fall zu sein. Dass Stress einen Einfluss auf die Heftigkeit der Attacken besitzt, lässt sich mittlerweile experimentell bestätigen. Auf welche Weise Stress allergiefördernd wirkt, ist allerdings weitgehend unbekannt.

Psycho-somato-soziale Behandlungsansätze

Nach psychoanalytischer Interpretation wurden Allergien mit verdrängten selbstzerstörerischen Tendenzen des Allergikers erklärt. Es gibt jedoch psychische Erkrankungen und Zustände mit erheblichem Autoaggressionspotenzial, die mit Allergien in überhaupt kein Verhältnis zu bringen sind.

Nichtsdestotrotz nimmt psychosoziales Wohlbefinden Einfluss auf Allergien. Der Betroffene fühlt sich in Phasen seelischer Ausgeglichenheit nicht nur fitter, er verbraucht auch tatsächlich weniger Medikamente und wird seltener krankgeschrieben. Wenn sich die Allergie bessert, wirkt sich das umgekehrt natürlich positiv auf das Wohlbefinden, den Medikamentenverbrauch und die Häufigkeit der Fehltage aus. Eine saubere Trennung von Ursache und Wirkung erscheint deswegen kaum möglich. Wir stehen vor einem klassischen Henne-und-Ei-Problem wie im Grunde überall in der Psychosoziosomatik: Jedes Symptom in einem Bereich kann durch die Interaktion mit den jeweiligen Nachbarbereichen eine Eigendynamik entwickeln. Erfreuliche soziale Ereignisse können sich wohltuend auf seelische Beeinträchtigungen auswirken, was wiederum körperliche Probleme in den Hintergrund treten lässt. Oder: Körperliche Symptome verbessern sich, was einen positiven Einfluss auf die seelische Befindlichkeit ausübt, wodurch sich auch das soziale Leben erfreulich entwickelt – usw.

Im Grunde ist es sinnlos, körperliche, seelische und soziale Probleme isoliert zu betrachten, auch wenn dies bis heute im Gesundheitssystem immer noch den Standard darstellt.

Diejenigen, die an dieser Stelle eine spezifische Antwort auf die Frage nach den psycho-somato-sozialen Ursachen von Allergien erwartet haben, muss ich enttäuschen. Es gibt kein Rad, an dem speziell zu drehen wäre, damit eine Allergie verschwindet. Es gelten lediglich die grundsätzlichen Regeln der Psychosoziosomatik, die zu beachten für jede Krankheit – wie für jedes gesunde Leben – sinnvoll erscheint. Um Wiederholungen zu vermeiden, seien sie an dieser Stelle nur in knapper Form angeführt: Konflikte auflösen, Spannungen abbauen, sich auf das Wesentliche begrenzen, sich abgrenzen, Verantwortung übernehmen für das eigene, nicht das fremde Tun, die eigenen (Leistungs-)Grenzen beachten, für Erholung und Entspannung sorgen, mit anderen so umgehen, wie man selbst behandelt werden möchte, sich von jenen abkehren, die diesen Grundsatz nicht beachten, innere und äußere Harmonie herstellen.

Die Schulmedizin kümmert sich um all diese Faktoren allenfalls nebenbei. Liegt der Spiegel für einen besonderen Antikörper im Blut (*Immunglobulin E, IgE*) und die Zahl einer bestimmten Sorte weißer Blutzellen (*eosinophile Granulozyten*) im Normbereich, erachtet sie eine Allergie als Auslöser von Beschwerden für unwahrscheinlich. Viel eher vermutet die Schulmedizin dann funktionelle Beschwerden – und resigniert. Funktionelle Beschwerden sind die Domäne der Psychosoziosomatik – hier kann das Symptom sehr wohl den Weg weisen zu einem psychischen oder sozialen Konflikt, der sich zunächst als rein körperliches Symptom manifestiert.

Auch im Fall von Allergien können die volkstümlichen Interpretationen von Körpergefühlen den Einstieg zur Erkundung der seelischen Hintergründe der Beschwerden liefern. »Sich nicht wohlfühlen in seiner Haut«, »Aus der Haut fahren wollen«, »Eine Laus im Pelz haben«, »Vom Hafer gestochen sein« oder »Die Haut ist der Spiegel der Seele« – alle diese Aussprüche deuten auf körperliche Wahrnehmungen, die durch psychosoziale Empfindungen ausgelöst werden können. Häufig lehnen Patienten einen solchen Zugang als Erklärung für ihre Beschwerden ab. Es hat keinen Sinn, auch bei noch so offensichtlichen psycho-somato-sozialen Zusammenhängen darauf zu bestehen, der Patient möge doch bitte akzeptieren, dass seine Beschwerden seelisch bedingt seien. Ihm wird diese Feststellung nicht helfen, und er wird einen auf diese Weise vorgehenden Therapeuten nicht nochmals aufsuchen.

Der hilfesuchende Patient wendet sich, wenn ihm weder Schulmedizin noch ein Psychotherapeut helfen können, gern an einen alternativen Heiler. Dieser erzielt tatsächlich in manchen Fällen Erfolge. Vielleicht befriedigen die Betroffenen mit dem Weg an der Schulmedizin vorbei ein Autonomiestreben, das sie letztlich befähigt, mit ihren Beschwerden selbst und ganz ohne (ärztliche) Hilfe zurechtzukommen. Umgekehrt gibt es auch Ärzte, die hinter allen möglichen somatischen Beschwerden allergische Reaktionen vermuten und diese mit umfangreichen Diät- und sonstigen Vorschriften behandeln. Es ist möglich, dass sie damit bei manchen Menschen ein Lenkungsbedürfnis befriedigen und gleichzeitig ein Bedürfnis nach Nähe erfüllen. Derartige »Partnerschaften« können lange Zeit funktionieren. Den Anspruch an ein autonomes, seelisch, körperlich und sozial ausgewogenes Leben erfüllen sie nur bedingt.

Therapeuten können Angebote machen. Sie können niemanden schneller heilen, als es sein Entwicklungsstand zulässt. Wenn die Zeit reif ist für eine tiefere Einsicht, wird der Patient die für ihn richtigen Anstöße annehmen. Vielleicht heilt er sich auf diese Weise selbst, oder er findet einen Therapeuten, der ihm die seinem Entwicklungsstand und seiner Vorstellungswelt angemessenen Impulse vermittelt. Er wird auf die entsprechenden Angebote eingehen, soweit ein Entwicklungsschritt nötig und möglich ist. Kann er dies nicht, sind die zugrunde liegenden Verwerfungen oder auch die subjektiven sozialen Zwänge noch zu mächtig, als dass er sich augenblicklich von ihnen befreien könnte. Erzwingen lässt sich therapeutisch nichts, was abgesehen von ethischen Bedenken überdies wenig sinnvoll erscheint. Funktionelle Störungen besitzen immer auch die Funktion, das Leben des Betroffenen in eine bestimmte Richtung zu lenken; jedes Leiden kann zudem kreative Entwicklungen anstoßen und für Veränderungen sorgen. Beschwerden »zwangsweise« beseitigen zu wollen, setzte ein determiniertes Menschenbild voraus und die Freiheit des individuellen Willens außer Kraft. Der *Sinn* funktioneller Beschwerden erschließt sich oft erst nach Jahren in der Rückschau. Jeder Therapeut sollte sich eingestehen, dass er nicht jeden Patienten heilen kann, genau wie kein Patient erwarten darf, dass ihm jeder Therapeut zu jedem Zeitpunkt zu helfen vermag.

Jeder Mensch hat seine eigene Geschwindigkeit zu reifen. »Don't push the river«, sagt Barry Stevens, die große amerikanische Gestalttherapeutin, in ihrem gleichnamigen Buch und fährt fort, »it flows by itself ...«

Allzeit zu Höchstleistungen bereit?

Sehnenansatzentzündungen

Erkrankungen von Sehnen an jenen Stellen, wo sie am Knochen festgewachsen sind, sogenannte *Insertionstendopathien*, bewirken im Gegensatz zu anderen psycho-somato-sozialen Erkrankungen ziemlich eindeutig fassbare körperliche Symptome. Dazu gehört vor allem ein klar umschriebener Schmerz in der Gegend eines Knochenvorsprungs, der sich durch lokalen Druck oder die Belastung der Sehnen durch den Muskelzug bei entsprechenden Bewegungen auslösen lässt. Für den häufigen Tennisellenbogen ist beispielsweise charakteristisch, dass der Ellenbogenschmerz durch gleichzeitige Streckung von Mittel- und Ringfinger gegen Widerstand deutlich mehr Schmerz auslöst als die Streckung von Zeige- und Kleinfinger.

Die Ursache für den Schmerz ist eine Entzündung der Sehnenansätze, die sich manchmal sogar in der Ultraschalluntersuchung durch eine Auflockerung des Sehnengewebes und durch geringe Mengen freier Flüssigkeit nachweisen lässt. Als Auslöser kommen chronische Überbelastung wie vor allem Arbeit an der Computertastatur oder mit der PC-Maus oder – selten – auch Tennisspielen oder andere Dauerbelastungen infrage.

Sehnen sind mechanisch hoch belastete, aber wenig durchblutete Strukturen. Sie übertragen den von Muskeln erzeugten Zug auf Knochenvorsprünge und sind damit wesentlich für jede Art von Bewegung. Wie ein Bowdenzug am Fahrrad, der immer dort reißt, wo er die Kraft auf das nächste mechanische Teil überträgt, sind Sehnen an ihrem knöchernen Ansatz besonders anfällig für »Materialermüdung«. Materialermüdung heißt im Fall von Sehnen, dass dort bei Belastung kleinste Faserrisse auftreten, die der Körper zu reparieren versucht.

Wie bei allen Reparaturvorgängen im Körper kommt es hierbei zu einer milden Entzündungsreaktion, die mit gesteigerter Durchblutung und einem vermehrten Auftreten von Gewebsflüssigkeit und Reparaturzellen (weißen Blutkörperchen) sowie der Freisetzung entzündungsfördernder Stoffe einhergeht. Eine stärkere Entzündung verursacht Schmerz und als Zeichen der vermehrten Durchblutung und der gesteigerten Gefäßdurchlässigkeit eine Rötung mit Schwellung und Überwärmung im betroffenen Gebiet. Die Hautrötung tritt bei der Sehnenansatzentzündung allerdings selten in Erscheinung, weil die betroffenen Strukturen nicht in, sondern deutlich unter der Haut liegen.

Während bei gut durchbluteten Strukturen die Schwellung des verletzten Organs keinen wesentlichen Nachteil darstellt, kommt diesem Detail bei Sehnen eine größere Bedeutung zu: Durch die Verdickung verlängern sich die Transportwege für die Reparaturzellen. Weiße Blutkörperchen kriechen aus den Blutgefäßen hin zur verletzten Struktur, um zerrissene Fasern und andere Abfallprodukte abzuräumen. Häufig sterben sie auf dem Rückweg zum weit entfernten Blutgefäß. Jetzt müssen sie selbst entsorgt werden. Zusätzlich setzen sie bei ihrem Zerfall weitere entzündungsfördernde Substanzen frei, wodurch sich die Schwellung im Sehnengewebe weiter verstärkt. Die nächsten Reparaturzellen werden angelockt, und ihnen ergeht es wie ihren Vorgängern, was den Kreislauf einer chronischen Entzündung unterhält.

Therapeutisch muss vor allem gegen die mechanische Überlastung und die entzündliche Schwellung vorgegangen werden. Die geschieht durch Schonung, Kühlung und abschwellende, entzündungshemmende Medikamente. Führen diese Maßnahmen nicht zum gewünschten Erfolg, wird meistens Kortison gespritzt. Die starke entzündungshemmende Wirkung des Kortisons kann den Teufelskreis aus Entzündung und Reparaturvorgängen meist durchbrechen. Ohne eine Beseitigung der eigentlichen Ursache kehren die Beschwerden nach einiger Zeit aber häufig zurück.

Eine alleinige Ruhigstellung beseitigt zwar schnell den Schmerz, doch die Beschwerden treten nach Weglassen der Schiene meist sofort wieder auf. Lockere Bewegungen ohne Kraftanstrengung scheinen für die Sehnenreparatur am günstigsten zu sein; sie fördern die Durchblutung im betroffenen Gebiet am effektivsten. Über die Wirkung von Homöopathika und Akupunktur kann nur spekuliert werden. Diese Maßnahmen helfen im Vergleich zur Schulmedizin relativ häufig, ohne dass hierfür eine wissenschaftliche Begründung oder auch nur ein objektiver Wirknachweis vorhanden wäre.

Psycho-somato-soziale Behandlungsansätze

Bis hierhin lässt sich das Krankheitsbild der Sehnenansatzentzündung rein physiologisch nachvollziehen. Welchen Einfluss besitzen psycho-somato-soziale Momente? Es sind nicht sämtliche Faktoren bekannt, die einen Einfluss auf den Krankheitsverlauf haben. Sicher wirkt die Psyche auf das Immunsystem ein. Der Entzündungsprozess beim Tennisellenbogen und anderen Sehnen- und Gelenkerkrankungen wird von Zellen des Immunsystems aufrechterhalten.

Die moderne Medizin beginnt gerade erst, die Vorgänge der Immunabwehr bei Autoimmunkrankheiten zu verstehen. Unsere Einblicke sind auch nach 150 Jahren intensiver Forschung noch sehr lückenhaft. Wir müssen uns, wenn wir den Einfluss der Psyche auf Vorgänge wie Sehnenansatzentzündungen verstehen wollen, mit sehr groben Erklärungen zufriedengeben.

Die Immunabwehr wird über Kortison und andere Hormone reguliert. Stress besitzt sicher auch über diesen Weg eine Einflussmöglichkeit auf den Verlauf von Entzündungen. Die genauen Mechanismen sind unbekannt.

Einfacher zu verstehen sind mechanische Faktoren: Psychosomato-soziale Vorgänge beeinflussen – über Stresshormone – auch den Tonus (die Grundspannung) unserer Muskulatur. Die lässt sich bereits an der Mimik eines Menschen ablesen, genau wie die Körperhaltung ziemlich genau über den Grad der inneren Spannkraft Aufschluss gibt. Noch deutlicher wird die Erhöhung des Muskeltonus bei der Untersuchung des Patienten. Zwar steht der druckempfindliche Ellenbogen ganz im Vordergrund des Beschwerdebildes, doch finden sich beim Abtasten der Muskulatur im Schulter-Nacken-Bereich und entlang der Wirbelsäule in aller Regel erhebliche Verspannungen. Zeichen der psychovegetativen Erregung lassen sich bei genauer Untersuchung auch in weiteren Körperbereichen nachweisen (Girlandenzunge, Lidflattern, Klopfschmerz über der Magengegend, →Tab. 3-1 , S. 183).

Es ist also mitnichten nur die erhöhte mechanische Belastung am Sehnenansatz, die Mikrofaserrisse und entzündliche Reparaturvorgänge verursacht. Zum chronischen Entzündungsprozess führt vor allem die grundsätzlich und im psychosozialen Stress Tag und Nacht erhöhte Muskelspannung im gesamten Körper. Sehnenansätze, die unter Spannung stehen, werden aufgrund des dabei in ihnen herrschenden hohen Zugs noch weniger durchblutet als im Normalzustand. Das verzögert die Heilung und bewirkt die Chronifizierung des Verlaufs.

Es gilt also, die für die Heilung so wichtige Entspannung von Muskeln, Sehnen und Gelenken herbeizuführen. Regelmäßige »Auszeiten« sind hierfür von Bedeutung. Mit »Auszeit« ist keine Krankschreibung gemeint, in der liegen gebliebene Arbeiten wie Ämtergänge und dringende Wohnungsreparaturen »durchgezogen« werden. Für uns alle sind regelmäßige Entspannungsphasen von Bedeutung, um gesund zu bleiben. Genussvoll betriebener Sport, auch Entspannungsübungen, gegenseitige Massagen in Paar- oder Freundesbeziehungen (wobei es mehr um Ruhe, Entspannung und die Schaffung eines entschleunigten Wohlfühlambientes geht als um das mechanische Auflockern der verspannten Muskelgruppen), der richtige Umgang und die richtige Dosierung von all dem, was uns sonst permanent unter Strom setzt, sind wichtiger Bestandteil des Heilungsprozesses.

Natürlich ist die Aufforderung, »abzuschalten«, schnell ausgesprochen, doch viele Betroffene werden ihre Probleme nicht einfach aus ihrem Leben eliminieren können. Dennoch lohnt es immer wieder, sich zu fragen, warum andere Menschen in ähnlichen Situationen nicht mit körperlichen Beschwerden reagieren, warum sie – im Gegensatz zu einem selbst – es sehr wohl schaffen, regelmäßig Sport zu treiben, für Ausgleich zu sorgen, Momente völliger Entspannung zu schaffen, ja, selbst in Stresssituationen ruhig und gelassen zu bleiben.

Es klingt provokant, aber im Umgang mit psycho-somato-sozialen Krankheiten gewinnt man als Arzt immer wieder den Eindruck, die Patienten können ihr Verhalten, ihre Einstellung zum Leben, ihre Sichtweise auf ihre Probleme, die die vermehrte Anspannung verursacht, nicht ändern. Sie sind nicht in der Lage, für Ausgleich zu sorgen, sie schaffen es nicht, regelmäßig etwas für sich selbst, für ihren Körper, für ihr Wohlbefinden zu tun. Nie haben sie Zeit, sich ausschließlich um sich selbst zu kümmern, kaum jemals gelingt es, innerhalb der Partnerschaft oder der Familie für eine Zeit der Harmonie und des Friedens zu sorgen. Ständig stehen sie unter Strom, jede Tätigkeit erfolgt unter Stress, unter Genuss- oder Erfolgsdruck. Es ist ihnen unmöglich, einfach mal »die Seele baumeln zu lassen«, Gefallen zu finden an zweckfreier Beschäftigung, am In-die-Wolken-Schauen, am Faulenzen. Sie können nicht »aus ihrer Haut«. Man muss »wollen können«, sagt der Philosoph Schopenhauer über diese Unfreiheit des menschlichen Willens.

Die Menschen, die unter dem Druck leiden, unter dem sie stehen, scheinen ihn im gleichen Maße zu brauchen. Ohne diesen Druck fühlen sie sich leer, verloren, ohne Sinn. Einfach nur dasitzen und dem ganz normalen, allabendlichen Sonnenuntergang zuzuschauen, sich an den kleinen, alltäglichen Dingen des Lebens zu erfreuen, wie dem Vogelgezwitscher, einem Spaziergang im Grünen, dem Beobachten von Insekten – für all diese Wunder in unserer Welt bleibt keine Zeit. Nicht entspannen *können* aber heißt – psychologisch übersetzt – nicht entspannen *wollen*. Viele Menschen *brauchen* ihre Sorgen, ihren Termindruck, ihren forcierten Genuss, um sich im allgegenwärtigen Stress überhaupt noch zu motivieren – und um durch völlige Erschöpfung wieder »runterzukommen«. Sie sind unempfänglich geworden für leise Töne, für die kleinen Wunder des Alltags – und die Signale des eigenen Körpers. Müdigkeit wird überbrückt durch Kalorien oder Nikotin, Ärger und Erschöpfung durch Alkohol, Einsamkeit durch Streit. Und das alles, um letztlich eines nicht ertragen zu müssen: Stille, Einsamkeit, Langsamkeit, Beschaulichkeit, Ruhe, Frieden, ein »Zu-sich-selber-Kommen«.

Dass die rasche Folge der Ereignisse, ihr Tempo, ihre schiere Notwendigkeit, damit wir überhaupt noch etwas spüren und nicht im Gefühl von Leere und Sinnlosigkeit untergehen, einem wirklichen Genießen entgegenstehen, bemerken wir nicht einmal, wenn uns der Doktor einen Tennisellenbogen diagnostiziert, obwohl wir schon seit Ewigkeiten nicht mehr zum Tennisspielen gekommen sind oder noch nie die Muße besaßen, einen Kurs zu besuchen. Jetzt soll schnell etwas geschehen, um wieder einsatzbereit zu sein. Denn Geschwindigkeit ist in unserer Zeit zu einem Selbstzweck mutiert, der angeblich die größte Lebensqualität garantiert.

Dass es sich in Wirklichkeit genau andersherum verhalten kann, ist rational kaum zu vermitteln. Nur: Der Körper weiß es.

Wir sollten auf ihn hören und nachschauen, wo und wie wir Druck in unserem Leben abbauen können. Hierzu gehört die grundlegende Frage, was eigentlich wichtig ist für unser Wohlbefinden. Wer ehrlich überlegt, wird feststellen, wie wenig er zum Glücklichsein in Wirklichkeit braucht.

Natürlich muss das jeder für sich selbst entscheiden. Wenn sich jedoch die Seele über psycho-somato-soziale Beschwerden meldet, hat sie etwas mitzuteilen, das uns im täglichen Stress zwischen Leistungsoptimierung und Powernapping entgangen ist: Leichtigkeit und Lebensfreude lassen sich weder erzwingen noch kaufen. Dass wir nicht alles brauchen, nicht alles haben müssen, um glücklich und zufrieden zu sein oder zu werden. Dass weniger oft mehr ist, und dass Achtsamkeit und Langsamkeit mehr Tiefe und Lebendigkeit bergen können als jedes Wettrennen um das ultimative Extremerlebnis. Dass Gesundheit mehr bedeutet als Geld und Geltung und jeder kaufbare Genuss.

Gesundheit bedeutet seelisches, soziales und körperliches Wohlbefinden. Jede Störung in einem dieser drei Bereiche unseres Wesens sollte Anlass geben, Ordnung zu schaffen, Wichtiges von Unwichtigem zu trennen, Überflüssiges zu entsorgen, Spannungen zu beseitigen, Wesentliches zu betonen und – für Sehnenansatzentzündungen genauso wichtig wie für andere psycho-somato-soziale Beschwerden – für Auszeiten zu sorgen, für Entspannung, für Wohlbefinden, für »sinnlos« Schönes, Sinnliches, für Angenehmes, für ein ausgeglichenes Leben. Wobei mit »Auszeiten« keineswegs ausschließlich Phasen des entspannenden Genusses gemeint sind. Wirkliche Auszeiten sind vor allem auch Zeiten der Genussfreiheit, Zeiten, in denen wir unseren Speichern die Möglichkeit lassen, sich zu regenerieren. Dies kann im Rahmen von Meditationsübungen geschehen, genauso aber auch bei monotonen, im wahrsten Sinn langweiligen Tätigkeiten. Die wissenschaftliche Betrachtung des Belohnungssystems im Gehirn legt sogar nahe, dass die meisten psycho-somato-sozialen Beschwerden aus dem Streben nach andauerndem Genuss, wie ihn der zivilisatorische Fortschritt ermöglicht hat, resultieren. Einen kurzen Überblick zu diesem Thema erhalten Sie ab S. 127 Wer tiefer in die Thematik einsteigen will, dem sei mein Buch »Im Teufelskreis der Lust« empfohlen, erschienen im Schattauer-Verlag.

Wir sind nicht nur auf dieser Welt, um Ansprüchen zu genügen, Ansprüchen, die wir an uns selbst stellen oder die von anderen an uns gestellt werden. Selbstverständlich sind Ziele wichtig. Doch schon allein, um uns fit zu halten, sind Phasen der Entspannung unumgänglich. Eine gesunde Distanz zu unseren Vorhaben sorgt dafür, dass wir nicht blind werden für die Belange außerhalb unseres Horizonts. Lockerlassen, locker bleiben, das hält auf Dauer leistungsfähig und gesund – und zwar nicht nur unsere Sehnenansätze.

Mangelnde Achtsamkeit aus Überlastung

Abwehrschwäche, Immunschwäche, Infektanfälligkeit

Die Anfälligkeit für Infekte ist ein häufig geklagtes Beschwerdebild in der allgemeinmedizinischen Praxis. Die betroffenen Patienten glauben meist, sie hätten einen Immundefekt oder eine schwächende chronische Erkrankung, wegen der sie mehrmals im Jahr an unterschiedlichen Infekten erkrankten. Meistens hat einer der zahlreichen Voruntersucher schon einmal niedrige Leukozyten (Abwehrzellen des Immunsystems) gemessen, eine Verschiebung im Differenzialblutbild (die Aufgliederung der weißen Blutzellen in ihre verschiedenen Untergruppen Granulozyten, Monozyten, Lymphozyten u. a.) oder einen angeblichen Mangel an Antikörpern festgestellt. In den meisten Fällen ließ sich bis dato aber kein sicherer Immundefekt und auch keine schwere, auszehrende Krankheit feststellen. Die Klage Abwehrschwäche ist häufig, ein tatsächlich nachweisbarer Befund hingegen auch im Zeitalter von AIDS und vielfältig gemutmaßter Belastung durch Handystrahlung und Umweltgifte sehr selten.

Bei Patienten mit tatsächlicher Abwehrschwäche – etwa aufgrund von Krebserkrankungen, erfolgter Bestrahlung oder Chemotherapie, chronischer Leukämie oder einer immunsuppressiven Therapie nach einer Organtransplantation – äußert sich die tatsächliche Abwehrschwäche in Zusammenhang mit der Grundkrankheit zumeist als sehr schwere, lang andauernde und mit Komplikationen behaftete Infekte, die häufig eine Therapie mit Antibiotika und Mitteln gegen Pilzinfektionen erfordern. Ein weiteres Charakteristikum schwerer Immunschwäche ist die fortschreitende Auszehrung (sofern nach Bestrahlung und Chemotherapie nicht bald die Genesung einsetzt). Die typische Symptomatik von bösartigen Erkrankungen, die sich zu einem Problem für die Immunabwehr auswachsen, zeigt sich in drei Symptomen, die zusammen auftreten: Fieber, Nachtschweiß und Gewichtsabnahme. Bei einer psychosomatisch bedingten Anfälligkeit für Infekte zeigen sich kaum alle drei Symptome gleichzeitig.

Psycho-somato-soziale Behandlungsansätze

Grundsätzlich bleibt festzuhalten, dass *Stress* tatsächlich die Anfälligkeit für Infekte erhöht. Insbesondere führen permanente Anspannung, hoher Arbeitseinsatz und Termindruck dazu, dass Infekte »kleingehalten« werden. Offenbar verfügt unser

Immunsystem über Mechanismen, eine bereits erfolgte Infektion zu unterdrücken, bis es sich der Organismus »leisten« kann, krank zu werden. Eine Folge chronischer Überlastung äußert sich darin, dass die Betroffenen krank werden, sobald sie länger als ein Wochenende freihaben. Für diese Menschen beginnt jeder Urlaub mit einem Infekt, der sich mit Nebenhöhlenentzündung, Bronchitis, Magen-Darm-Grippe oder anderen Beschwerden genau dann zeigt, wenn Zeit dafür ist. Mit Abwehrschwäche haben diese Infekte nichts zu tun. Sie sind Ausdruck eines chronischen Stresssyndroms, einer Überbelastung, die irgendwann höchstwahrscheinlich auch andere Erkrankungen nach sich ziehen wird. Denn mit chronischem Stress gehen andere »Sünden« wie schlechte, unregelmäßige Ernährung, Alkohol- und Nikotinmissbrauch, Bewegungsmangel und fehlende Entspannungsphasen einher. Unsere Zivilisation fördert durch Arbeitsverdichtung und eine zweifelhafte Werteverschiebung in vielfacher Weise, dass Menschen ihr Maß und ihre Achtsamkeit für sich selbst und andere verlieren. Wer noch Arbeit hat, soll immer schneller rennen, um am gesellschaftlichen Leben auf »angemessene« Weise teilnehmen zu dürfen, wer seine Arbeit verliert, droht, aus der Gemeinschaft ausgegrenzt zu werden, und gerät durch eine andere Art von Stress unter Druck.

Als eigenverantwortliche Individuen haben wir die Grenze unserer Belastbarkeit selbst zu ziehen. Es kann niemand die Verantwortung dafür übernehmen, wenn wir uns verausgaben. Es bleibt immer wieder nur zu wiederholen: Wir Menschen der westlichen Welt kämen allesamt mit weitaus weniger Wohlstand zurecht, als viele von uns für ihren Lebensstandard als unabdingbar erachten. Es ist eine Frage der Prioritäten, die wir setzen, letztlich eine Frage der Werte, für die wir leben. Wenn wir auf ein großes Haus, ein großes Auto, teure Kleidung und sonstige kostspielige Accessoires als Banner unseres Status angewiesen sind, brauchen wir uns nicht zu wundern, wenn wir uns mehr Verpflichtungen aufhalsen, als uns bekommen. Selbst am untersten Ende der Einkommensskala herrscht selten ein absoluter Mangel an Konsummöglichkeiten. Die dort bestehende Armut äußert sich in den meisten Fällen eher in Orientierungslosigkeit, Werteverarmung und einer spirituellen Leere, wovon allerdings auch Menschen auf den oberen Sprossen der gesellschaftlichen Karriereleiter keineswegs verschont bleiben. Wirklicher materieller Mangel spielt eine untergeordnete Rolle.

Es sind jedenfalls nicht vornehmlich alleinerziehende Mütter, die in unserer Praxis über Infektanfälligkeit klagen – jene gesellschaftliche Gruppe also, die am ehesten von tatsächlicher Armut und Existenzangst bedroht ist. Es sind zum einen die wirklich überlasteten »Macher«, die an sich eine hohe Infektanfälligkeit feststellen. Zum anderen sind es wohlsituierte Alleinstehende und Paare, die in Ermangelung existenzieller Herausforderungen zu gesteigerter Selbstbeobachtung tendieren, in Wirklichkeit aber kaum nennenswert häufiger an Infekten leiden als die Durchschnittsbevölkerung. Ebenfalls häufig krank sind Patienten in tatsächlichen psychosozialen Krisen, die sich ihres besonderen Stresses zumeist aber bewusst sind und sich über die wiederkehrenden Infekte nicht wundern. Damit werden sie mit der Frage nach einer Immunschwäche relativ selten beim Arzt vorstellig.

Was ist Menschen zu raten, die tatsächlich oder vermeintlich unter einer gesteigerten Anfälligkeit für Infekte leiden? Selbstverständlich ist zunächst immer eine organische Erkrankung auszuschließen – auch wenn eine solche aufgrund der erhobenen Krankheitsvorgeschichte äußerst unwahrscheinlich erscheint. Hierzu muss eine körperliche Untersuchung erfolgen und es sollten verschiedene Blutparameter bestimmt werden. Eine Ultraschalluntersuchung des Bauchraumes ist wünschenswert sowie – bei entsprechendem Verdacht – zusätzliche Untersuchungen von Lunge und Magen-Darm-Trakt.

Sollten alle diese Befunde unauffällig sein, wären der allgemeine Lebensstil, die Ernährung sowie psychosoziale Stressfaktoren zu erörtern und ggf. entsprechende gesundheitsfördernde Maßnahmen zu besprechen.

Ein Problem stellen rot markierte Laborwerte dar: Sie erschweren es, dem Patienten zu verdeutlichen, dass sich bei ihm alle Befunde im normalen Bereich befinden. Ich wundere mich, wie eng in den deutschen Labors die Normgrenzen gefasst sind. Leberwerte, die in Deutschland einen Rattenschwanz diagnostischer Maßnahmen nach sich ziehen, gelten in skandinavischen Ländern als völlig unbedenklich. Insbesondere niedrige Leukozytenzahlen von 2000 bis 3000 Mikroliter gelten in Deutschland als auffällig, obwohl sie sich beim gleichen Patienten wenige Stunden später schon »normalisiert« haben können. Häufig sind Patienten verunsichert durch niedrige Werte der Gamma-Globuline, der Antikörperfraktion im Blut. Auch hier gilt: Der Normbereich ist zu eng gefasst. Die Menge an Antikörpern sagt zudem kaum etwas über die Abwehrkraft des Organismus aus. Es kommt darauf an, die richtigen Antikörper zu haben bzw. im Bedarfsfall produzieren zu können.

Halten wir fest: Eine Abwehrschwäche ist sicher in den allermeisten Fällen stressbedingt – eine organische Ursache (Zuckerkrankheit, Krebs, Antikörpermangelsyndrom, AIDS) wird hierfür in der Allgemeinmedizin fast nie gefunden. Die vom Patienten als Ursache befürchteten Krankheiten manifestieren sich in den allermeisten Fällen nicht als primäre Infektanfälligkeit. Mit der Lösung von psychosozialen Problemen und der Regulierung des Lebensstils sinkt in aller Regel auch die Häufigkeit von Infekten.

Wobei eine Frage offen bleibt: Was bedeutet eine Normalisierung des Lebensstils? Was ist normal? In der Tat hat sich das

Leben in den industrialisierten Nationen in den letzten Jahrzehnten erheblich beschleunigt.

Schon die Geschwindigkeit von Fußgängern in Großstädten soll über jener von Dorfbewohnern liegen. Die Anzahl von Festen und Exzessen hat sich im Gegensatz zu früher vervielfacht. Jugendliche von heute wissen schon lange nicht mehr, was eine besinnliche Weihnachtszeit früher einmal bedeutet haben könnte. Erster, zweiter, dritter Advent, Ostern, alles rast, alles hetzt, ein Kinobesuch alleine reicht schon lange nicht mehr aus, um die Kids zu stimulieren. Es müssen Süßigkeiten und möglichst Megadrinks dazu gekauft werden. Und abends verschwinden die eigentlich bereits erschöpften Heranwachsenden noch in der Disco, um vom Leben bloß keinen Augenblick zu versäumen. Den Erwachsenen geht es nicht viel besser: Neben dem Stress im Job besteht für viele der Anspruch an sich selbst, die freie Zeit möglichst »intensiv« zu nutzen. Zeit für Naturbeobachtung, Zeit, in die Flammen eines Feuers zu sehen, Zeit, in Muße Handarbeiten zu verrichten, Zeit, einfach mal nichts zu tun, alle diese beruhigenden Momente sind aus unserem Leben verschwunden. Was ist für den infektgeplagten Konsummenschen die Normalität? Kann er sich überhaupt noch entspannen und erholen? Empfindet er Stillstand und Muße nicht schon als Verlust von Lebenszeit? Aus psycho-somato-sozialer Sicht besteht der dringende Verdacht: Wer unter ständigen Infekten leidet, steht unter Stress. Nur wird dieser Stress im Normalfall heute nicht mehr als solcher registriert. Er ist der Normalfall.

Stillstand, Ausruhen, Nichtstun bewirken beim Homo oeconomicus, dass er sich unausgefüllt fühlt, leer und unnütz, als hätte er sein ganzes Leben vertan. Er will Spaß, er will ein Ziel, er will Erfolg, Anerkennung und Freude! Und deswegen muss er ständig in Bewegung sein, muss ständig etwas planen, unternehmen, sich selbst und seine Pläne verwirklichen, sich ständig abstrampeln, genießen und feiern. Und wenn sein Körper dabei nicht mehr mitspielt, muss die Ursache dafür doch wohl im Körper liegen. Vordergründig betrachtet tun uns unsere tausend Unternehmungen und Verpflichtungen ja gut. Wir fühlen uns wohl im übermäßigen Schaffen, denn wir kontern mit übermäßigem Genuss, jedenfalls zu Beginn unserer Karriere. Was wir eigentlich bräuchten, wäre Ruhe. Aber vor der fürchten wir uns, wir ertragen sie nicht: Wir könnten ja etwas verpassen!

Selbstverständlich macht uns unser intensives Leben Spaß. Nur ist es eben nicht notwendigerweise gesund, ständig unter Strom zu stehen und keine Auszeiten zu haben. Vieles hat sich geändert: Flexibilität und Multitasking am Arbeitsplatz sind heute selbstverständlich, genau wie permanente Erreichbarkeit am Handy auch in der Freizeit. »Nur nichts auslassen!«, lautet die Devise, weswegen wir auch nicht mehr wie früher drei Wochen hintereinander Urlaub am selben Ort planen, sondern Rundreisen über eine Woche, drei Tage Shopping und drei Tage Strand, denn es gibt ja so viel, das wir keinesfalls versäumen dürfen ... Unser Leben läuft auch Hochtouren. Jeder Tag ist verplant. Schlafen können wir, wenn wir tot sind. Die Folgen unseres verdichteten Lebens sind psycho-somato-soziale Beschwerden und letztlich *alle* unsere Zivilisationskrankheiten.

Immer mehr Menschen erkennen, dass im freiwilligen Verzicht ein großer Gewinn liegt: Permanente Infekte sollten Anlass geben, systematisch und strukturell für Entschleunigung zu sorgen: Fahrrad statt Auto, zu Fuß gehen statt Fahrrad fahren. Infekte auskurieren, statt am ersten fieberfreien Tag zurück in die Firma zu hetzen. Nicht jedes Fest mitnehmen, sondern früh am Abend ins Bett. Lesen statt fernsehen. Meditation statt Lektüre. Drei Wochen Urlaub an einem Ort statt täglich die Koffer packen, um möglichst viele Eindrücke mitzunehmen. Es gibt viele Gelegenheiten, das eigene Leben zu entschleunigen. Unser Ziel ist ein glückliches, zufriedenes, langes und gesundes Dasein. Auch die längste Reise beginnt mit dem ersten Schritt. Psychische Prozesse besitzen eine Eigendynamik. Wenn wir unser Tempo drosseln, gelingt es uns irgendwann, stehen zu bleiben. Dann landen wir, wo sich unser Leben tatsächlich abspielt: im Augenblick. Glück und Zufriedenheit liegen nicht in der Zukunft. Sie liegen hier, im Jetzt, in jedem Moment. Lassen wir die Hetzerei.

Wenig Vertrauen ins Leben

Hypochondrie

Zunächst zum Wort: Es soll auf Galen, den berühmten Arzt der Antike, zurückgehen. Galen benannte die Patienten mit »eingebildeten«, das heißt, nicht objektiv nachvollziehbaren Krankheiten nach der Körperregion, in der die Beschwerden am häufigsten auftreten. Unsere Rippen sind am vorderen Ende über ein Stück Knorpel mit dem Brustbein verbunden: In der Gegend (regio) unterhalb (hypo) dieses Knorpels (chondros) verspüren sensible Personen besonders häufig Schmerzen, denen keine krankhafte Ursache zugeordnet werden kann (*regio hypochondriaca*). Menschen, die davon überzeugt sind, an einer geheimnisvollen Krankheit zu leiden, deren Ursache bislang keiner der konsultierten Ärzte herauszufinden vermochte, bezeichnete man seit alters her als »Hypochonder«. Die aktuelle Bezeichnung für wechselhafte körperliche Beschwerden ohne ausreichenden Organbefund lautet »Somatisierungsstörung« oder noch genauer »somatoforme Schmerzstörung«. Es handelt sich um eine vermutlich psychische Störung, bei der die Betroffenen davon überzeugt sind, an einer körperlichen Erkrankung zu leiden, die bislang nicht richtig diagnostiziert wurde. Im Grunde handelt es sich dabei um eine typische psycho-somato-soziale Erkrankung, wobei hier nicht die eigentlichen körperlichen Beschwerden im Vordergrund stehen, sondern die Angst davor, ernsthaft körperlich erkrankt zu sein. Die Hypochondrie ist also eher eine *Angsterkrankung* als eine somatoforme Störung, zu der sie nach der Internationalen Klassifikation der Krankheiten, dem ICD-10, noch gezählt wurde. In der aktualisierten Fassung der *International Classification of Diseases*, dem ICD-11, wurde sie zumindest dem Code nach den Angststörungen näher gerückt.

Männer und Frauen sind von Hypochondrie ungefähr gleich häufig betroffen. Das Spektrum reicht von Patienten, die alle paar Wochen und Monate in die Sprechstunde kommen, um eine Körperwahrnehmung (wie beispielsweise ein Ziehen unter den Rippenbögen, Muskelzuckungen, Augenflimmern) abklären zu lassen, um anschließend beruhigt wieder nach Hause zu gehen, bis hin zu Patienten, denen die Überzeugung, ernstlich krank zu sein, keine Ruhe lässt und die deswegen oft seit Jahren Arzt um Arzt konsultieren, um endlich bei jemandem zu landen, der sie in ihrer Wahrnehmung, körperlich krank zu sein, bestätigt. Wunderheiler, Heilpraktiker, aber auch besonders »spezialisierte« Ärzte werden immer fündig: Anhand von teuren Laboruntersuchungen und abstrus anmutenden Krankheitstheorien weisen sie das Vorliegen eines besonderen Syndroms nach. Das verschafft den Betroffenen zumindest eine Zeit lang das Gefühl, endlich »richtig« diagnostiziert und vor ihrer bedrohlichen, chronischen Krankheit gerettet worden zu sein – natürlich in der Regel gegen viel Geld und kaum jemals wirklich auf Dauer. Dennoch erfreuen sich derartige »Experten« eines großen Zuspruchs.

Es hängt von der Chemie zwischen Patient und Behandler ab, wie lange ein derartiges therapeutisches Bündnis tragfähig bleibt. Oft handelt es sich bei den Heilern um charismatische Persönlichkeiten, die es sehr gut verstehen, Hypochonder in ihren Ängsten anzunehmen und zu beruhigen. In Fachkreisen werden diese »Experten« oft zu Unrecht belächelt. Doch gerade sie kommen oft mit Patienten zurecht, an denen Legionen von Schulmedizinern gescheitert sind. Im Grunde ergänzen sich Schulmedizin und alternative Heilkunde hier optimal. Dennoch bleibt zu fragen, ob entsprechenden Patienten mit einer rationalen Therapie nicht besser geholfen wäre.

Selbstkritisch muss hier die Frage erlaubt sein, warum denn jede Therapie rational zu sein hat. Nach meinem Dafürhalten existiert so etwas wie Rationalität gar nicht. Was ist denn rational? Es betrifft jeden Bereich: Wir argumentieren mit unserer eiskalten Logik so lange, bis wir das *Gefühl* haben, unsere Argumentation sei schlüssig. Dass in Wirklichkeit andere Faktoren als die von uns berücksichtigten letztlich den Ausschlag geben können für eine Entwicklung, die wir nicht vorhergesehen haben, entzieht sich unserer selbstgerechten Argumentation.

Ich selbst bin kein Freund von irrationalen Entscheidungsfindungen. Doch wir sollten uns hüten, unsere zweidimensionale Logik als den Stein der Weisen zu betrachten. Die Logik ist stark, sie ist auf vielen Gebieten erfolgreich. Aber sie ist auch nicht der Weisheit letzter Schluss. Letztlich liefert sie ein Krankheitsmodell wie jede andere Betrachtungsweise auch. Sie besitzt Stärken, weil sie viele Zusammenhänge richtig beschreibt. In Bezug auf den Menschen zeigt sie aber auch Schwächen: Für ein vollständiges Bild fehlen ihr immer noch etliche Steine im Mosaik. So ignoriert die Schulmedizin wesentliche Momente in der Wahrnehmung, im Denken und Fühlen und im Verhalten des Menschen. Der Mensch ist vieles, aber in seinem seelischen, körperlichen und sozialen Befinden sicher als Letztes von Logik geleitet. Warum also schaut die Schulmedizin so eifersüchtig auf die Erfolge alternativer Heilverfahren?

> Schmerz ist eine Meinung über den Gesundheitszustand des Organismus.
> *Vilayanur Ramachandran*

Hier kommen wir dem Missverständnis, dem auch Hypochonder unterliegen, recht nahe. Der Hypochonder sucht in der Schulmedizin Erklärungen für Beschwerden, die diese nicht liefern kann. Die Schulmedizin ist blind für den wahren Ursprung funktioneller Beschwerden – genau wie der Hypochonder selbst.

Seine Störung liegt nämlich keineswegs im körperlichen Bereich, außer dass der Hypochonder eine vielleicht außergewöhnliche Sensibilität für die Vorgänge in seinem Organismus mitbringt. Doch gestört ist bei ihm weder das Herz noch der Darm noch die Leber oder die Galle. Gestört ist sein Vertrauen, dass Gott, die Natur, das Schicksal es schon richtig meinen wird mit ihm – und, wenn nicht, dass er im schlimmsten Fall ohnedies nicht viel daran ändern wird. Hypochondrie ist die Schwester von Angst und Kontrollzwang. Vielleicht ist sie der narzisstischste Spross dieser Drillingsgeburt. Überwinden lässt sie sich nur durch Konfrontation.

Psycho-somato-soziale Behandlungsansätze

Ist Hypochondern effektiv zu helfen? Jeder hypochondrisch Veranlagte lernt im Laufe der Jahre, dass ihn die von ihm befürchtete tödliche Krankheit doch nicht befallen hat und er alle Angst, alle Aufregung umsonst durchgestanden hat.

Es liegt am Arzt, mit gründlichen Untersuchungen und sicheren Erklärungen die hypochondrischen Befürchtungen seines Patienten zu zerstreuen und ihm zu größerem Abstand von seinen Ängsten zu verhelfen. Selbstverständlich sollte der Doktor in kritischen Situationen schnell verfügbar sein. Mit der Zeit aber lernt der Patient immer effektiver, selbstständig und kompetent mit seinen Ängsten umzugehen, vorausgesetzt natürlich, der Arzt ist sich seiner Sache sicher genug, den Patienten zu beruhigen. Auch sollte natürlich eine häufig (von außen) offensichtliche Funktion von hypochondrischen Beschwerden besprochen werden: Steckt dahinter vielleicht ein Vermeidungsverhalten? Sind die Beschwerden vielleicht durch die (gar nicht so seltene) Furcht vor Erfolg und Durchsetzung gegenüber anderen motiviert? Was wäre die Konsequenz, wären die hypochondrischen Beschwerden mit einem Schlag nicht mehr vorhanden? Welche Ängste träten dann zutage? Welche Konflikte wären zu erwarten? Welche Veränderungen? Ist vielleicht die Angst vor den Antworten auf genau diese Fragen die wahre Ursache für die jahrelange Furcht vor dramatischen Krankheiten? Dient die Hypochondrie vielleicht nur dem Zweck, sich einem erwachsenen, autonomen Leben nicht stellen zu müssen?

Wird dem Patienten die Funktion seiner hypochondrischen Befürchtungen bewusst, kann er unmittelbar an der Lösung seiner Probleme arbeiten und muss seine Kapazitäten nicht immer wieder an »eingebildete« Krankheiten verschwenden.

Hypochondrie führt selten zu Frühinvalidität. Herzneurotiker (→Kapitel »Teufelskreis der Angst«) sind diesbezüglich viel stärker gefährdet. Die weitverbreitete Ansicht, dass Hypochonder nicht zu kurieren sind, weil eine *Heilung von nicht vorhandenen Krankheiten unmöglich sei*, verkennt die wahre Ursache dieser Störung. Hypochondrie ist heilbar. Vor allem, wenn die ihr zugrunde liegenden Ängste behandelt werden.

Missachtung von Grenzen

Unfälle

»Jede Krankheit kann psychosomatisch verursacht sein, nur Unfälle natürlich nicht!« Diese Feststellung sollte hinterfragt werden. Unfälle passieren selten ohne tiefere Ursache.

Jeder Mensch kann Unfälle erleiden. Es stellt sich aber immer die Frage, inwieweit mangelnde Konzentration, Abgelenktheit oder Erschöpfung ihren Anteil am Geschehen haben. Es spielt eventuell auch eine Rolle, in welchem Zustand wir uns in welche Situation begeben. Gehe ich arbeiten, obwohl ich mich nicht fit fühle? Oder mute ich meinen Kollegen zu, meine Aufgaben mitzuübernehmen? Gehe ich joggen, obwohl ich mich krank und fiebrig fühle? Verzichte ich auf die Highlights eines anstehenden Urlaubstages zugunsten von Schonung und Erholung? Beginne ich mit einer schweren körperlichen Arbeit alleine oder warte ich, bis meine Freunde Zeit haben und wir die Tätigkeit gemeinsam und sicher verrichten können?

Es gibt viele Anlässe, über seine Grenzen zu gehen. Anders ausgedrückt: Es fällt häufig schwer, die eigenen Grenzen zu erkennen und zu wahren. Was kann Anlass geben, die nötige Distanz zu verlieren und Warnzeichen nicht zu beachten?

Psycho-somato-soziale Behandlungsansätze

Übertriebenes Streben nach Anerkennung kann dazu führen, dass wir beispielsweise am Arbeitsplatz erscheinen, obgleich uns unser Körper signalisiert, dass er dringend der Ruhe bedürfte. Angst, für demotiviert gehalten zu werden, kann das gleiche Verhalten bewirken. Geltungsstreben kann dazu verleiten, riskante Sportarten oder sportliche Aktionen ohne ausreichende Sicherheitsvorkehrungen durchzuführen. Ein übermächtiges Drängen nach Genuss, nach Freiheit, nach augenscheinlicher Unabhängigkeit u.v.m. kann als Kompensation zuvor empfundener Defizite im Alltag zu unvorsichtigem Verhalten animieren. Für wen sich das Rad-, Auto- oder Skifahren bei normaler Geschwindigkeit nicht ausreichend intensiv anfühlt, der ist verleitet, sich schneller vorwärtszubewegen, als er es sicher beherrschen kann.

Wieder einmal wird deutlich, dass die fehlende Übereinstimmung von Bedürfnissen und Befinden zu Krankheitserscheinungen bzw. in diesem Fall zu gesundheitsschädlichem Verhalten führen kann. Es gibt keinen Weg, Unfälle zu einhundert Prozent sicher zu vermeiden. Seelische Ausgeglichenheit hilft allerdings dabei, Risiken abzuschätzen und mit Bedacht und Langsamkeit entsprechende Vorkehrungen zu treffen. Für jeden Menschen geht es darum, die eigene Geschwindigkeit zu finden, jenes Tempo, das am besten mit seinen Fertigkeiten und Bedürfnissen übereinstimmt. Unterforderung führt zu Langeweile und damit zu Unaufmerksamkeit, die genau wie Erlebnishunger ein unfallträchtiges Verhalten provoziert. Unfälle geschehen häufig aus Missachtung der eigenen Grenzen. Seelische Ausgeglichenheit ermöglicht es, diese Grenzen gegen Gruppendruck genauso zu verteidigen wie gegen unrealistisches Wunschdenken, das einen schneller vorwärtskommen lassen möchte, als es einem die eigenen Fähigkeiten – oder jene der potenziellen Unfallgegner – erlaubten. Stress, Hektik, Ungeduld sind häufige Unfallursachen. Wer ausgeglichen ist und in sich ruht, vermag die eigenen Grenzen wie die seines Gegenübers zu respektieren.

Gesteigerte Empfindsamkeit

Fibromyalgie

Übersetzt bedeutet Fibro-my-algie »Faser-Muskel-Schmerz«. Fasern und Muskeln gibt es quasi an jeder Stelle unseres Körpers, weshalb diese Erkrankung genauso gut Ganzkörperschmerzsyndrom heißen könnte. Die Betroffenen, häufig Frauen zwischen dem 30. und 50. Lebensjahr, leiden an Schmerzen, für die sich auch bei gründlichster Untersuchung mit den heute möglichen Methoden keinerlei organische Ursache feststellen lässt. Neuere Befunde geben Hinweise darauf, dass die Fibromyalgie einhergehen könnte mit der Schädigung kleinster Schmerzfasern, die für die Symptomatik verantwortlich sein könnte. Diese Schädigungen lassen sich in Routineverfahren aber noch nicht nachweisen.

Es dauert oft viele Jahre, bis die Betroffenen eine Diagnose für ihre Beschwerden erhalten. Der Diagnosestellung vorausgegangen ist gewöhnlich die Konsultation zahlloser Ärzte, die nicht selten mit der Feststellung endete: »Ihre Beschwerden sind psychisch bedingt!« Jahrzehntelang wurde von der Schulmedizin die Existenz der Fibromyalgie sogar bestritten: Man hielt sie für eine somatisierte Depression, einen Zustand, in dem sich seelische Not als körperlicher Schmerz äußert. Zwei Befunde schienen diese These zu unterstützen: Einerseits gingen in relativ unbeschwerten Lebensphasen die körperlichen Beschwerden zurück; andererseits ließ sich in einigen Fällen durch die Gabe von Antidepressiva eine Besserung erreichen.

Hinzu kam die Erfahrung, dass kaum eine andere Patientengruppe einen seelischen Ursprung ihrer körperlichen Beschwerden so vehement ablehnt wie Fibromyalgiepatienten. Der Befund schien klar: Die Verdrängung seelischer Nöte, ja, die radikale Abwehr gegenüber der Einsicht, dass seelische Konflikte körperlichen Schmerz verursachen können, bestätigte scheinbar die Annahme, die Fibromyalgie sei die »Königin der psychosomatischen Erkrankungen«: Die bei diesen Patienten häufige komplette Verneinung seelischer Einflüsse führte konsequenterweise zum Ganzkörperschmerz.

Allerdings war mit dieser Erklärung niemandem geholfen. Der Arzt stellte fest, dass es dem Patienten offenbar an Einsichtsfähigkeit mangelte, was er als typisches, geradezu notwendiges Symptom der Krankheit interpretierte. Der Patient wiederum fühlte sich unverstanden und mit seinen körperlichen Beschwerden zu Unrecht in die »Psychoecke« gedrängt. Da die Schulmedizin außer Schmerzmitteln, die kaum wirkten, Psychotherapie und Psychopharmaka, die als ebenso sinnlos angesehen wurden, keine Hilfen anzubieten hatte, wendeten sich viele Patienten notgedrungen an alternative Heiler, die ihrerseits häufig mit – im wissenschaftlichen Sinn zweifelhaften – Krankheitstheorien und entsprechend unspezifischen Therapien zwar ebenfalls weder schnell noch dauerhaft heilen konnten, wenigstens aber nicht die psychische Gesundheit der Betroffenen infrage stellten.

Die Auffassung der Fibromyalgie als *körperliche* Erkrankung bringt verschiedene Vorteile: Erstens löst sie die Blockade der therapeutischen Allianz zwischen Arzt und Patient. Der Patient muss sich nicht länger als psychisch krank stigmatisiert fühlen. Und der Arzt bekommt den Blick frei für Therapien, die dem Patienten wirklich helfen. Anstatt sich durch die Unvereinbarkeit der gegenseitigen Krankheitsvorstellungen zu frustrieren, kann ein Arbeitsbündnis geschlossen werden.

Es gibt mittlerweile nämlich gut begründete und bewährte Therapien für die Fibromyalgie. Selbstverständlich muss jeder Patient für sich herausfinden, welche Maßnahmen ihm besonders helfen und welche für ihn nicht geeignet sind. Letztlich wird sich jeder seinen eigenen Strategie-Mix zusammenstellen, dessen Komponenten sich nach Bedarf und Wirksamkeit im Laufe der Zeit durchaus verändern können.

Psycho-somato-soziale Behandlungsansätze

Betroffene und Experten sind sich einig, dass Walken, Joggen, Schwimmen und andere körperliche Betätigungen, die als Ausdauertraining praktiziert werden, sehr positive Effekte haben. Das Problem bei dieser Empfehlung ist, dass viele Betroffene sich schmerzbedingt kaum in der Lage sehen, ein derartiges Training zu beginnen. Es kommt auf den Versuch an.

> Es gibt nichts Gutes, außer: Man tut es!
> *Erich Kästner*

Selbstverständlich wird es in der ersten Woche nicht möglich sein, kilometerweit durch den Wald zu joggen. Vielleicht liefert aber ein längerer Spaziergang in leicht beschleunigtem Tempo einen geeigneten Einstieg. Vor übertriebenen Erwartungen ist jedoch zu warnen: Durch die oft ungewohnte körperliche Belastung kommt es nach jedem Training zunächst zu einer Schmerzzunahme. Ein Erfolg, das ersehnte Nachlassen der Schmerzen und Verspannungen, wird sich – wie bei sämtlichen anderen empfohlenen Maßnahmen auch – frühestens nach zwei oder drei Wochen einstellen.

Ist körperliches Training auch in milder Form zu Beginn nicht möglich, so kann sich ein Versuch mit Bewegungstherapie im Wasser als hilfreich erweisen (Wassergymnastik, Aquajogging). Einen noch milderen Einstieg kann eine Spa-Therapie (Baden im warmen Wasser von Thermalquellen) bieten. Das Fernziel der Beschwerdearmut oder Beschwerdefreiheit mit der Möglichkeit der normalen körperlichen Belastbarkeit mit regelmäßigem körperlichem Training ohne Spitzenleistungen (!)

sollte allerdings nicht aus den Augen verloren werden. Körperliches Training sollte – individuell modifiziert – immer wieder versucht werden, um im Laufe der Zeit ans Ziel zu gelangen: eine normale körperliche Belastbarkeit bei weitgehender Beschwerdearmut.

Zur weitgehenden Beschwerdefreiheit gehört Wissen über die verschiedenen zur Therapie geeigneten Schmerzmittel, damit sich der Patient bei Bedarf selbst angemessen versorgen kann, ohne sich durch Falsch- und Fehlgebrauch gesundheitlich zu gefährden. Auch über die Gewöhnungs- und Suchtgefährdung durch mittelstarke, opioidartige Schmerzmittel sollte der Patient aufgeklärt sein, ebenso über die wichtige Tatsache, dass Schmerzmittel bei chronischem Gebrauch selbst Schmerzen verursachen können (Analgetika-induziertes Schmerzsyndrom, S. 179).

Patienten sollten hierüber informiert werden und ggf. auch eine Schulung besuchen. Wie bei jeder anderen Erkrankung auch hängt der Verlauf der Fibromyalgie stark von der seelischen Verfassung ab. Es kann daher sinnvoll sein, nach zusätzlichen seelischen Konflikten zu fahnden.

Eine psycho-somato-soziale Diagnostik und ggf. Therapie durch tiefenpsychologisch fundierte Psychotherapie, Verhaltenstherapie oder Gestalttherapie kann hilfreich sein. Eine klassische Psychoanalyse dürfte in eher seltenen Fällen angezeigt sein. Eine antidepressive Therapie ist primär nicht indiziert und wird von den meisten Patienten auch abgelehnt.

Unter der Vorstellung, dass es sich um eine somatisierte Depression handelte, wurde früher bei Fibromyalgie das Antidepressivum Amitriptylin in der üblichen antidepressiven Dosierung von 150 mg oder 225 mg pro Tag eingesetzt. Diese Therapie konnte zwar helfen, wurde aber wegen der Nebenwirkungen (besonders Mundtrockenheit, Verdauungsstörungen) und der ablehnenden Einstellung gegenüber Antidepressiva von den

Patienten sehr häufig nicht toleriert und vorzeitig abgebrochen.

Man weiß heute, dass zur Schmerzregulation die hohen, gegen Depressionen wirksamen Dosierungen zur Behandlung der Fibromyalgie nicht notwendig sind. Um eine Verringerung der Schmerzen zu bewirken, reichen 10, 25 oder maximal 50 mg Amitriptylin pro Tag häufig vollständig aus. In dieser Dosierung sind Nebenwirkungen selten und nur gering ausgeprägt. Eine antidepressive Wirkung stellt sich auf diese Weise allenfalls über die bei nachlassendem Schmerz gesteigerte Lebensqualität und Lebensfreude ein.

Sollten die bislang genannten Maßnahmen zu keinem ausreichenden Erfolg führen, ist eine (teil-)stationäre Therapie in einer Abteilung für Schmerztherapie, Psychosomatik oder auch Rheumatologie angezeigt, wobei bei der Auswahl der Institution das Augenmerk auf zeitgemäße Therapiemöglichkeiten gelegt werden sollte, insbesondere was die »ganzheitlichen« Behandlungsaspekte betrifft, also die gleichzeitige Beachtung körperlicher, seelischer und sozialer Faktoren. Die Fibromyalgie ist eine chronische Erkrankung. Das heißt, Betroffene müssen in der Regel viele Jahre lang mit Beschwerden leben. Es kann im Verlauf auch zum vollständigen Verschwinden der Symptomatik kommen, was allerdings eher die Ausnahme als die Regel darstellt. Meist finden die Betroffenen nach einer absolut verständlichen Phase der Verzweiflung die für sie persönlich am besten geeigneten therapeutischen Möglichkeiten, die sie je nach Bedarf einsetzen, variieren und kombinieren, um mit den Jahren ihre Lebensqualität zurückzugewinnen.

Wichtig dabei ist die Erfahrung, selbst etwas gegen die Beschwerden ausrichten zu können, um sich nicht als hilfloses Opfer der Erkrankung zu begreifen.

Allerdings kann es bei einem völlig selbstständig durchgeführten Management der Medikation auch zu Fehlern kommen: Was am häufigsten geschieht, ist, dass Patienten insbesondere ihre Medikation mit Amitriptylin oder anderen Psychoanalgetika beenden, weil sie trotz der Tabletteneinnahme Restbeschwerden haben.

Die weiter vorhandenen Beschwerden verleiten die Betroffenen zu der Annahme, dass die eingenommenen Mittel keinen Effekt besäßen. Das Resultat des Absetzens aber ist, dass die zuvor weiter latent vorhandenen Beschwerden plötzlich wieder massiv zunehmen und die Schwelle des Ertragbaren deutlich überschreiten. Typischerweise wird dabei die mit einer Verzögerung von einigen Wochen einsetzende Verschlechterung aber nicht dem Absetzen der zuvor als wirkungslos empfundenen Medikation zugeschrieben, sondern der Erkankung, die ja während der Tabletteneinnahme immer auch zu spüren war, nur, dass die Betroffenen mit dem niedrig dosierten Antidepressivum und den Schmerzen irgendwie leben konnten – was ihnen ohne Medikament nicht mehr gelingen will.

Jeder Patient sollte sich deswegen beim abermaligen Auftreten heftigster und unerträglicher Beschwerden unbedingt fragen, ob die Verschlechterung nicht doch mit dem Absetzen eines zuvor als »unwirksam« empfundenen Medikaments (Amitriptylin, Duloxetin u.a.) zu tun haben könnte. Er sollte sich bewusst machen, dass durch diese Mittel keine Schmerzfreiheit zu erreichen ist, das Bestehenbleiben von Restbeschwerden also zu erwarten steht. Dennoch: Die Restbeschwerden mit Medikation bewegen sich in einem Bereich, der ein halbwegs erträgliches und gelegentlich auch genussvolles Leben immerhin zulässt, während die Schmerzen ohne Medikation das erträgliche Maß vielfach übersteigen.

Weiter bestehende Beschwerden sollten daher nicht dazu verleiten, Medikamente vorschnell als wirkungslos abzusetzen. Sie sollten vielmehr Anlass dafür sein, die oben genannten physikalischen Maßnahmen wie Bewegungstraining und z.B. Spa-

Therapie zu intensivieren, an die ohne die Medikamente ja überhaupt nicht zu denken wäre. Erst wenn ein regelmäßiges körperliches Training in Zusammenhang mit der Medikamenteneinnahme zu einer annähernden Beschwerdefreiheit geführt hat, sollte an ein vorsichtiges Ausschleichen der psychoanalgetischen Medikation gedacht werden.

Als wirkungsvoll hat sich die Teilnahme an einer Selbsthilfegruppe erwiesen. Hier tauschen sich Betroffene untereinander aus, besprechen die neuesten oder bereits bewährte Strategien und unterstützen sich gegenseitig. Adressen findet man im Internet.

Psycho-somato-soziale Ansätze werden von den Betroffenen, die sich ja häufig über Jahre als »psychisch auffällig« stigmatisiert fühlen mussten, in aller Regel zunächst heftig abgelehnt. Werden sie mit ihren körperlichen Symptomen erstmals als organisch krank akzeptiert, kann bei ihnen im Verlauf von Jahren die Bereitschaft wachsen, ihre Krankheit durch die Betrachtung der psycho-somato-sozialen Faktoren positiv zu beeinflussen. Diese Entscheidung sollte bei Fibromyalgie-Patienten aber in ganz besonderer Weise autonom und aus eigenem Antrieb erfolgen. Es ist legitim, auf ein entsprechendes Angebot hinzuweisen. Jedes Drängen in diese Richtung wird das therapeutische Bündnis und die Bereitschaft, mögliche Ursachen in der Vergangenheit zu suchen, eher schwächen und damit den Leidensweg der Patienten verlängern.

Die Zuckerkrankheit der Seele

Warum »immer mehr« nicht »immer glücklicher« macht

Um die »Zuckerkrankheit der Seele« zu verstehen, sind Kenntnisse über die Vorgänge im »Belohnungssystem« in unserem Gehirn unentbehrlich. Beim Verständnis hilft ein Vergleich mit einem bekannten Botenstoff in unserem Verdauungstrakt: Wenn wir Kohlenhydrate essen, gibt die Bauchspeicheldrüse Insulin ins Blut ab. Insulin bewirkt, dass mit der Nahrung zugeführter Zucker in die Körperzellen aufgenommen werden kann. Wenn ein Mensch ständig Kohlenhydrate zu sich nimmt, ist sein Insulinspiegel ständig erhöht. Wie jedes andauernd vorhandene Signal verliert ein permanent erhöhter Insulinspiegel irgendwann seinen Effekt: Die Körperzellen nehmen trotz des hohen Insulinspiegels aus dem Blut nur noch wenig Zucker auf. Ab diesem Moment ist der Betroffene »zuckerkrank«. Eine Zeit lang kann man mit Medikamenten, die den Insulinspiegel noch weiter erhöhen, oder durch künstlich zugeführtes Insulin die Körperzellen dazu bringen, wieder mehr Zucker aufzunehmen. Wenn aber die Ursache (die dauernde Zufuhr von zu vielen Kohlenhydraten) nicht beseitigt wird, werden mit der Zeit auch höchste Dosen von Insulin unwirksam. An diesem Punkt spricht die Medizin von »*Insulinresistenz*«.

Was für Hormone wie Insulin gilt, hat auch für die Botenstoffe im Nervensystem Gültigkeit: Jedes dauerhaft vorhandene Signal verliert seine Wirkung. Wer eine rosa Brille aufsetzt, erkennt schon nach wenigen Minuten eine weiße Wand wieder als weiß. Auch ein permanent vorhandener Ton oder Geruch wird schnell nicht mehr wahrgenommen. Diesen Vorgang nennt man *Gewöhnung oder auch »Habituation«*.

Die moderne Hirnforschung legt nahe, dass auch *Gefühle*

letztlich nichts anderes sind als Effekte von Botenstoffen an Nervenzellen. Heutzutage lassen sich »gute Gefühle« im Gehirn mittels funktioneller Kernspintomografie (fMRT) sogar sichtbar machen. Alles, was sich gut anfühlt, erregt die Nervenzellen in einem bestimmten Gebiet im Gehirn, dem *»Lustzentrum«*, treffender auch bezeichnet als *»Belohnungszentrum«, wissenschaftlich Nucleus accumbens (NAC).* Die Botenstoffe, die das Lustzentrum erregen, sind größtenteils bekannt. Als »Lusthormon« schlechthin gilt *Dopamin.* Es existieren zahlreiche weitere belohnende Botenstoffe. Um die »Zuckerkrankheit der Seele« zu verstehen, ist es ausreichend, sich auf den vermutlich wichtigsten Belohnungsbotenstoff im Belohnungssystem, Dopamin, zu konzentrieren. Alle belohnenden Botenstoffe werden in speziellen »Belohnungs-Nervenzellen« gespeichert, in den nachfolgenden schematischen Abbildungen mit »B« gekennzeichnet.

Jede Stimulation des Lustzentrums wird als angenehm und sinnvoll empfunden. Deshalb neigen Tiere und Menschen, denen die Möglichkeit gegeben wird, ihr Belohnungszentrum selbst zu erregen, dazu, diese Stimulation immer wieder auszulösen. Das Verhalten, das sie hierbei zeigen, erfüllt alle Kriterien der Sucht, angefangen bei der Tendenz zur Dosissteigerung über die Vernachlässigung aller anderen Interessen bis hin zu Entzugssymptomen bei Unterbrechung der Möglichkeit zur Eigenstimulation. Der »Lebenssinn« süchtiger Individuen scheint nur noch darin zu bestehen, auf dem kürzesten Weg immer wieder das eigene Lustzentrum zu stimulieren. Bei entsprechender Veranlagung braucht es nicht einmal *materielle Auslöser* wie Kalorien oder chemische Substanzen wie Alkohol; schon *Tätigkeiten*, die eine Ausschüttung von Dopamin bewirken, können suchtartiges Verhalten bewirken. Beispiele dafür sind Spielsucht, Sexsucht, Arbeitssucht oder die Sucht nach Anerkennung und Erfolg.

Die Möglichkeit, »gute Gefühle« durch das Aufleuchten des Lustzentrums in der *funktionellen Kernspintomografie (fMRT)* sichtbar zu machen, ist allerdings nur die halbe Wahrheit. Sehr viel weniger Aufmerksamkeit als der Erregung des Lustzentrums wurde den Effekten gewidmet, die vom Lustzentrum selbst bei Stimulation ausgehen. Der wichtigste vom Lustzentrum selbst versandte Botenstoff ist ebenfalls bekannt: Es handelt sich um eine einfache chemische Verbindung namens *GABA* (Gamma-Aminobuttersäure, engl. *Gamma amino butyric acid*).

Die Effekte von GABA sind in der funktionellen Kernspintomografie aus zwei Gründen nicht zu sehen. Erstens verschickt das Lustzentrum seine Signale in sehr viele verschiedene Hirnregionen, was bildlich bis heute nicht dargestellt werden kann. Zweitens: GABA ist der stärkste *beruhigende* Transmitter im Gehirn. Ein Botenstoff, der andere Nervenzellen beruhigt, bringt diese Nervenzellen eben nicht zum »Leuchten«. Auch deswegen sind die Effekte, die vom Lustzentrum ausgehen, im fMRT nicht sichtbar.

Die Wirkung von GABA ist trotzdem wohlbekannt. Es gibt Medikamente, die an dieselben Rezeptoren binden wie GABA, wodurch sie dieselben Effekte bewirken wie ihr natürliches Vorbild. *Barbiturate, Benzodiazepine* und *Z-Medikamente* wirken *angstlösend, schlaffördernd* und *muskelentspannend*. Viele Menschen kennen diese Mittel. Ihre bekanntesten Vertreter heißen Valium, Diazepam, Lorazepam oder, um ein sehr modernes Medikament mit gleichen Wirkungen und Nebenwirkungen zu nennen, Zopiclon. Sie werden gegen Angststörungen, Schlafstörungen und gegen schmerzhafte Muskelverspannungen verschrieben.

Wer also ein entsprechendes Medikament einnimmt, simuliert seine GABA-Rezeptoren im Gehirn auf die gleiche Weise, wie es ein ganzer Tag voller Lusterlebnisse ebenfalls getan hätte: Zufriedenheit, rechtschaffene Müdigkeit, wohlige Entspannung. Kein Wunder, dass diese Medikamente die am häufigsten missbrauchten Psychopharmaka sind. Sie simulieren die »Endstrecke des Glücks«, den Effekt des natürlichen Botenstoffs GABA.

Evolutionsbiologisch erfüllt der »Lust« verschaffende Effekte von Dopamin sowie die »befriedigende« Wirkung von GABA einen Zweck. Lust und Befriedigung dienen dem einem Ziel: Erstens soll über die Lustverstärkung primärer Triebe wie Durst und Hunger durch Dopamin das *Überleben des Individuums* garantiert werden. Zweitens sorgt die Belohnung von »höheren Werten« mit Lust und Befriedigung für das *Überleben der Art*. Revierverhalten, Machtkämpfe, Balzverhalten, Paarungsverhalten, auch Triebe wie der Drang nach Gruppenzugehörigkeit oder das Bedürfnis, sich altruistisch zu verhalten, werden zumindest teilweise durch die Freisetzung von Dopamin und GABA gesteuert, was ein häufigeres Auftreten des entsprechenden Verhaltens befördert. Alles bisher Gesagte lässt sich in einem einfachen Schaubild (Abb. 3-1) darstellen, dem die wichtigsten Erkenntnisse der aktuellen Hirnforschung zugrunde liegen. In meiner Praxis verwende ich diese Darstellung, um psychische Störungen zu erklären – und die sich daraus ergebenden Wege zur Heilung.

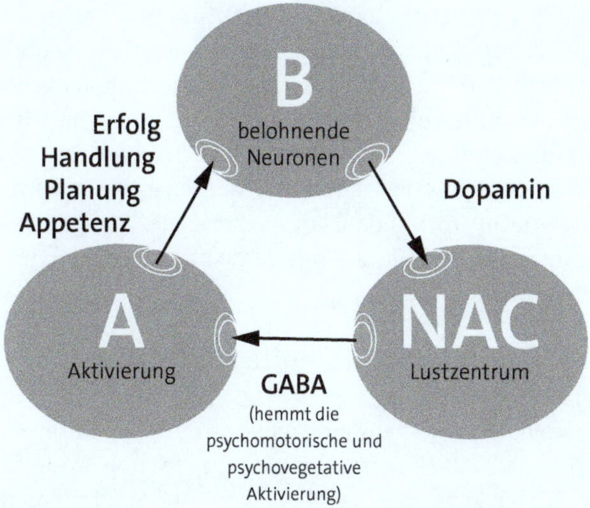

Abb. 3-1: Das Belohnungssystem im Gehirn als Regelkreis (NAC: Nucleus accumbens, eine Nervenzellansammlung im Gehirn, die bei Stimulation starke Lustgefühle verursacht (»Belohnungszentrum«); A: psychomotorisch und psychovegetativ aktivierende Neuronen; B: belohnende Neuronen, die bei Stimulation Dopamin und andere Lust erregende Botenstoffe am NAC freisetzen).

»A« steht für *psychomotorische und psychovegetative Aktivierung*. »B« symbolisiert die Nervenzellen, die belohnende Botenstoffe speichern und entsprechende Reize am Lustzentrum (NAC) freisetzen. Schon die Planung einer Handlung stimuliert den *Nucleus accumbens* durch Ausschüttung von Dopamin, was nachfolgend über die Ausschüttung von GABA ablenkende Gedanken unterdrückt und uns auf ein Ziel fokussiert. Je näher dieses Ziel rückt, desto mehr Dopamin wird ausgeschüttet und desto mehr fixiert die GAGA-Ausschüttung unser Streben auf die lustbesetzte Tätigkeit. Die stärkste Ausschüttung von Dopamin findet im Moment der Zielerreichung statt.

Was aber hat dieser Mechanismus mit einer »Zuckerkrankheit der Seele« zu tun? In der freien Natur hilft er beim Überleben. In unserer Zivilisation ist aber, was beispielsweise die Kalorienzufuhr betrifft, jede Ressourcenbegrenzung aufgehoben. Neben der unbegrenzten Nahrungszufuhr verfügen wir über eine schier endlose Zahl weiterer Möglichkeiten zum Lustgewinn. So drängt es den modernen Menschen permanent, sich »Gutes zu tun«. Wo in der Natur vormals der Mangel regierte, herrscht heute Überfluss – mit verheerenden Folgen, wie wir sehen werden.

Leere Speicher, abgestumpfte Rezeptoren

Mit der heute permanent möglichen Stimulation unseres Lustzentrums verhält es sich wie mit der berühmten »rosa Brille«: Nach kurzer Zeit ist jeder Effekt verpufft. Schlimmer noch, denn jeder extreme Genuss führt – vereinfacht gesprochen – zu einer *Entleerung der Belohnungsspeicher* und einer *Verminderung der Zahl wie der Empfindlichkeit der Rezeptoren* am Lustzentrum. Während aus »vollen Speichern« spontan ohne jeden äußeren Anlass viel Dopamin freigesetzt werden kann, das auf viele sensible Rezeptoren trifft, setzen nach Überstimulation die erschöpften Speicher nur noch wenig Lusthormon frei, das überdies auf nur noch wenige, vermindert erregbare Rezeptoren trifft. Die Folge: schlechte Laune, wenig Lebenslust. Ohne extreme Anreize lässt sich das überreizte Lustzentrum nicht mehr wirksam stimulieren. Ohne Erregung aber schüttet das Lustzentrum kaum mehr seinen beruhigenden Botenstoff GABA aus. Das Fehlen von GABA entfesselt die Sehnsucht nach Lust und Befriedigung. Die Folge: hoher subjektiver Druck, etwas Schönes, Genussvolles zu erleben, damit wir über die nachfolgend erhoffte GABA-Ausschüttung innerlich wieder zur Ruhe kommen.

Dieser Mechanismus befeuert in unserem Gehirn einen Teufelskreis, dessen Wirkung wir heute überall beobachten können. Alles muss immer »höher, schneller, weiter« werden, um überhaupt noch Aufmerksamkeit zu provozieren. Die *Gewöhnung* an immer höhere Dopaminlevel liefert die Erklärung dafür, warum wir zivilisierten Menschen, die so viel besitzen, so gesund sind und eigentlich ein langes, abgesichertes Leben voller Genussmöglichkeiten vor uns haben, dennoch so unzufrieden, ungeduldig und angespannt sind, so bedürftig, unkonzentriert und gierig zugleich und – mitten im Überfluss! – vielfach auch noch seelisch leidend wie wohl keine Generation zuvor.

Immer mehr macht eben nicht immer glücklicher, sondern sehr viele Menschen unzufrieden und krank. »Krank« ist hier durchaus als Gegensatz zur WHO-Definition von »gesund« gemeint. Denn die durch die Überstimulation abnehmende Empfindlichkeit unseres Lustzentrums für Dopamin und der nachfolgende Mangel an GABA ist die Ursache vieler körperlicher, seelischer und sozialer Probleme.

Viele Beschwerden – eine Ursache?

Wie wir gesehen haben, folgt unser Belohnungssystem einer inneren Dynamik: Der Wegfall der natürlichen Ressourcenbegrenzung durch die Zivilisation führt in einen Teufelskreis. Zu viele und zu intensive Glücksmomente führen zu einem Wirkverlust von Dopamin, was einen Mangel an GABA verursacht. Egal, wie viele Lusterlebnisse wir uns noch verschaffen, der nachfolgende Wegfall von GABA bewirkt, dass wir nicht mehr zur Ruhe kommen. Zu viel ist nie genug. Weil normale Stimuli nicht mehr ausreichen, um Dopamin und GABA zu erlangen, benutzt der »zuvielisierte« Mensch Statussymbole, Überkonsum und Genussmittel, um irgendwie noch Glück und Befriedigung zu erfahren. Aber selbst das größte Haus, das luxuriöseste Auto, die straffsten Bizepse und die prallste Oberweite führen zu keiner Sättigung; stärkere Stimulanzien sollen das vermeintliche Defizit ausgleichen, gern auch in Form von Medikamenten oder gar Drogen.

In der Tat haben alle Drogen ihren Ansatzpunkt am Nucleus accumbens. Koffein, Alkohol, Nikotin genau wie Cannabis, Heroin und Kokain. Alle diese Substanzen stimulieren – wie natürliche Reize, die unser Überleben sichern – die Nervenzellen im Nucleus accumbens, nur noch viel stärker, was ihr *Suchtpotenzial* erklärt.

Es gibt nur eine Substanzgruppe, die ohne Stimulation des Belohnungszentrums gleich stark abhängig macht. Aus dem bisher Gesagten wird deutlich, um welche Stoffe es sich handeln muss. Es sind die Pharmaka, die die GABA-Rezeptoren erregen und damit vorgeblich für Ruhe und Gelassenheit sorgen: Benzodiazepine, Barbiturate und Z-Medikamente. Sie sind Bestandteile des gleichen Regelkreises im Gehirn. Dass sie der ärztlichen Verschreibungspflicht unterliegen, ändert nichts an der Tatsache, dass sie genau wie illegale Drogen Ausdruck der zivilisationsbedingten Überstimulation sind. Letztlich dienen diese Medikamente – genau wie ein Großteil der heute üblichen Medizin – der bloßen Unterdrückung eines Symptoms, das uns, richtig verstanden, eine wichtige Botschaft mitzuteilen hätte: Immer mehr von allem macht uns keineswegs immer glücklicher. Die Kunst des guten Lebens liegt in der freiwilligen Selbstbeschränkung.

Unser »zuvilisierter« Lebensstil schadet unserer körperlichen, seelischen und sozialen Gesundheit. Er gefährdet das Wohlergehen künftiger Generationen. Richtig verstanden, dienen *alle* Zivilisationskrankheiten einer lange überfälligen Veränderung. Eine Medizin, die ihre Aufgabe in der Schaffung nachhaltiger Gesundheit sieht, darf sich nicht auf die Unterdrückung von Symptomen beschränken. Sie soll sich um nachhaltige körperliche, seelische und soziale Gesundheit bemühen.

Psycho-somato-soziale Behandlungsansätze

Statt uns mit Kalorien, Nikotin oder Alkohol zu »befriedigen«, sollten wir besser gleich das tun, was wir in unserer überreizten Welt am dringendsten benötigten: ausruhen, schlafen, meditieren. Denn durch diese Tätigkeiten füllen sich unsere Botenstoffspeicher, erholen sich unsere Rezeptoren. Auch wenn es länger dauert: In Wirklichkeit lässt uns *Verzicht* ruhig, zufrieden und glücklich werden. Jene Tätigkeiten, die uns schnelles Glück, schnelle Befriedigung versprechen, bewirken in Wahrheit genau das Gegenteil.

Viele Religionen empfehlen Fastenzeiten. Auch der Buddhismus versucht, jede »Gier« zu besiegen und Erfüllung und Glückseligkeit über eine einfache Lebensweise und vor allem über Meditation zu erreichen. Die moderne Hirnforschung scheint die Effekte der Selbstbeschränkung zu erklären: Fasten und Meditation führen dazu, dass sich unsere entleerten Botenstoffspeicher wieder füllen, sich unsere Rezeptoren erholen. Das macht uns sensibler für kleine Reize, Nuancen, Feinheiten. In einem Wort ausgedrückt macht uns die Beschränkung auf das Wesentliche *achtsam*. Auch wenn es sich zunächst ganz anders anfühlt: Die Spirale des »Immer-mehr-Brauchens« lässt sich zurückdrehen.

Lustgewinn durch Lustverzicht – was passiert beim Meditieren?

Der Anfang ist hart: Mit dem bewussten Verzicht auf Ablenkung und jeden billigen Lustgewinn begeben wir uns z.B. in ein Kloster, das einen entsprechenden Kurs anbietet. Wir sollen mit niemandem sprechen. Handys und Computer, Fernsehen, Bücher, alles, was Spaß macht und uns sonst die Zeit vertreibt, ist verboten. Nicht einmal Tagebuch soll man führen. Wir sollen nur aufrecht sitzen – vier Stunden am Vormittag, vier am Nachmittag – und uns auf unsere Atmung an der eigenen Nasenspitze konzentrieren.

Das ist leicht gesagt. Aber der Hintern beginnt schon nach einer halben Stunde zu schmerzen, die Knie, am übelsten der Rücken. Die Zunge wird trocken, der Magen beginnt zu knurren, und der Vordermann scheint irgendetwas stark Blähendes gegessen zu haben. Immer wieder wechselt er seine Sitzposition und gibt sonderbare Geräusche von sich.

Doch das ist nicht das Schlimmste. Das Schlimmste sind die Selbstzweifel: Was mache ich hier? Habe ich nicht sehr viel Besseres zu tun, als hier zu sitzen und mich selbst zu quälen? Ein Bier wäre jetzt gut, oder wenigstens ein Kaffee ... Aber was trinke ich? Wasser und Tee! Und dazu nichts als trockener Reis! Und dafür zahle ich auch noch, anstatt Geld zu verlangen. So eine Geschäftsidee möchte ich auch mal haben: Abkassieren für nichts! Unerträglich, das Ganze! Morgen meditiere ich in meiner Zelle! Da erspare ich mir wenigstens die Ausdünstungen meines Vordermannes!

In der Zelle ist es allerdings nicht erträglicher, eher noch schlimmer. Was tue ich hier? Hätte ich nicht tausend wichtige Dinge zu erledigen? Herrgott, ich wollte das Zeitschriften-Abo kündigen. Jetzt muss ich ein Jahr länger zahlen. Ich hab's wieder vergeigt, wie so vieles in meinem Leben. Alles läuft verkehrt. Statt meine Probleme anzugehen, sitze ich allein in einem Kloster. Wie absurd ist das denn? Alles soll durch Nichtstun besser werden?

Nachmittags im Gruppenraum. Nichts ist besser geworden. Die Knie schmerzen weiter, die Wirbelsäule fühlt sich an, als würde sie auf Höhe der Nieren bei der nächsten Bewegung zerbrechen. Dazu all die negativen Gedanken: Hätte ich nicht alles ganz anders machen sollen, das ganze Leben? Was bin ich für ein Idiot, der sich von allen bequatschen lässt! Wenn ich nicht so feige wäre, würde ich aufspringen und allen die Meinung sagen! Und dann?

Keine Ahnung. Nichts hat einen Sinn. Also weiter Löcher in die Wand stieren. Woher nimmt der Guru vorne nur die Ruhe, hier stundenlang, tagelang einfach nur zu sitzen? Ein halbes Leben? Immerhin, er bekommt es bezahlt. Schwer verdientes Geld, schätze ich. Was macht der eigentlich mit der Kohle? Er legt doch offenbar keinen Wert auf Luxus! Und die Klosterangestellten: Warum sind die eigentlich dabei? Die könnten doch draußen in der Sonne sitzen, statt sich hier zu langweilen! Kaffee trinken, rauchen, Fußball spielen ... Aber – sie bleiben hier! Alle nehmen teil! Und eigentlich sehen die ganz glücklich aus. Wie machen die das bloß?

An Tag drei oder vier hört der Hintern plötzlich auf zu schmerzen. Langsam entkrampft sich auch der Rücken. Der Darm des Vordermannes hat sich an die einfache Kost endlich gewöhnt, und die Sonnenstrahlen zaubern ein flirrendes Lichtermuster auf die Wand. Irgendwie seltsam: Objektiv ist nichts, gar nichts passiert. Trotzdem fühlt sich alles anders an. Besser. Ich fühle mich besser. Das Geradesitzen fällt mir leichter, die Brust ist irgendwie gelöster. Ich habe mindestens ein Kilo Gewicht verloren. Eigentlich schmeckt er gar nicht so schlecht, der trockene Reis. Und das Wassertrinken lässt den Kopf klar werden. Dieser ganze Überfluss verkleistert einem das Hirn. Brauche ich das wirklich alles? Klar, es ist schon schön, auf der ganzen Welt online zu gehen. Aber fehlt mir mein Smartphone? Alle paar Minuten nachsehen, ob eine interessante Mail gekommen ist? Ich glaube, ich lass das Ding noch eine Woche aus, wenn ich hier raus bin. Dieses Gerenne! Wir sind alle verrückt! Das Leben kann so einfach sein ... Einatmen, ausatmen ... Wann habe ich das überhaupt zuletzt bewusst getan? Den Stress einfach wegatmen ... Unser Lehrer hat uns erlaubt, jetzt auch andere Körperregionen freizuatmen ... Ich persönlich glaube ja nicht an so eine »Einheit mit dem Universum« oder was der da erzählt. Aber seine Methode, die wirkt ... Irgendwie ist alles anders ...

Was ist passiert? Wenn wir wirklich eine Zeit lang auf jeden Genuss verzichten, geben wir unseren Belohnungsbotenstoff-Speichern die Gelegenheit, sich zu füllen. Die Rezeptoren erholen sich. Es ist wie die Gewöhnung der Augen an Dunkelheit oder die der Ohren an Stille: Wenn das Grelle, Laute wegfällt, werden wir sensibel für die leisen Töne. In der Askese wissen wir Kleinigkeiten plötzlich wieder zu schätzen. Vermutlich ist das, was Buddhisten unter Achtsamkeit verstehen, nichts anderes, als »mit vollen Speichern« durch die Welt zu gehen. Ein ausreichender Vorrat an Dopamin, GABA und anderen Botenstoffen ermöglicht es uns, Freude an kleinen Dingen zu empfinden (Dopamin), und diese Freude führt zu einer Freisetzung von GABA, was uns die Ruhe schenkt, uns auch mit Kleinem – und Großem! – zu beschäftigen. Und dabei glücklich zu sein, zufrieden. Nicht gehetzt und getrieben, sondern *achtsam*. Magisch!

Ängste

Selbstverständlich gibt es psychische Auslöser von Angst wie frühere Traumen oder andere schlechte Erfahrungen. GABA-artige Medikamente wie Valium gehören zu den stärksten Angstlösern überhaupt. Wer sich also einer Verhaltenstherapie zur Überwindung seiner Ängste unterziehen will, tut gut daran, diesen Schritt gut ausgeschlafen und mit möglichst »vollen Speichern« zu unternehmen. Wer traurig ist, gestresst oder gar depressiv, wird die nötige Energie zur Konfrontation mit dem, was ihn bedroht, viel schlechter aufbringen als jemand, der im sonstigen Leben in sich ruht und dadurch Kapazitäten besitzt, sich mit den Anteilen seiner Psyche zu beschäftigen, von denen er spürt, dass sie eigentlich nicht zu ihm passen.

Ängste durch die Gabe von Medikamenten zu lösen, bewirkt keine dauerhafte Heilung. Im Gegenteil, die Betroffenen neigen dazu, eine Abhängigkeit zu entwickeln. Durch eine Gewöhnung an die entsprechenden Medikamente und die damit verbundene Verminderung der Rezeptorempfindlichkeit kann schnell eine Dosissteigerung nötig werden. Damit einher geht wiederum eine Zunahme der Nebenwirkungen, wie Benommenheit und Verwirrung. Vor allem bei Dosisreduktion oder beim Absetzen kommt es schnell zum erneuten und verstärkten Auftreten jener Symptome, die eigentlich durch die Einnahme bekämpft werden sollten: Angst, Nervosität, Schlafstörungen, Konzentrationsschwäche und Aggressivität.

Selbstverständlich ist Angst ein komplexes psychisches Phänomen, das nicht allein durch GABA-Mangel entsteht. Häufig erfüllt sie eine eigene Funktion im Leben der Betroffenen. An der Zunahme von Angsterkrankungen in zivilisierten Ländern (laut einer Statistik der Universität Dresden aus dem Jahr 2011 leiden 14 % der Europäer an einer Angststörung) dürfte aber die Überstimulation des Belohnungssystems ihren Anteil haben.

Psycho-somato-soziale Behandlungsansätze

Sehr häufig sind Phobien allerdings auch »Selbstläufer«, die sich durch die Tendenz des Belohnungssystems zum Aufschaukeln übermäßig Raum verschafft haben und die Betroffenen entsprechend beeinträchtigen. Besitzt die Angststörung keine spezifische Funktion im Leben des Betroffenen, lässt sie sich gut durch eine Verhaltenstherapie behandeln. Hierbei konfrontiert sich der Patient in Begleitung eines Therapeuten stufenweise mit den Auslösern seiner Ängste. Leidet er beispielsweise an einer Spinnenphobie, könnte er zunächst versuchen, seine Angst beim Betrachten einer Zeichnung zu überwinden. Die nächste Stufe könnte im Anschauen eines Fotos bestehen, anschließend könnten lebendige Spinnen durch eine Glasscheibe betrachtet werden, von denen dann eine tatsächlich in die Hand genommen werden kann. Es ist auch möglich, gleich mit dem schlimmsten Auslöser zu beginnen, beispielsweise gemeinsam mit einem Höhenangst-Patienten einen Turm zu besteigen. Sehr häufig ist nach einer derartigen Konfrontation eine Angst besiegt, die das Leben eines Patienten über viele Jahre beeinträchtigt hatte.

Bei der verhaltenstherapeutischen Überwindung von Angst kann es sinnvoll sein, die auftretenden körperlichen Symptome wie Herzklopfen, Schweißausbrüche, Mundtrockenheit durch einen sogenannten Betablocker zu minimieren. Betablocker blockieren die Wirkung des »Angsthormons« Adrenalin an den entsprechenden (Beta-)Rezeptoren. Am besten sollte man eine entsprechende Therapie allerdings ganz ohne Medikament durchführen, weil dies das Autonomiegefühl des Betroffenen besser stärkt.

Wer im Rahmen einer Verhaltenstherapie trotz der möglichen »Tricks« wie der gleichzeitigen Gabe von Betablockern nicht in der Lage ist, seine Platzangst, seine Angst vor Enge, seine Flugangst, seine Spinnenphobie (um hier nur die häufigsten Ängste zu nennen) zu überwinden, sollte sich überlegen, welche Funktion diese Angst für ihn in seinem Leben besitzt. Möglicherweise gelingt die Auflösung der Ängste, wenn ihre Ursachen und ihre Funktion für das Leben des Betroffenen beleuchtet werden.

Schlafstörungen

Schlafstörungen sind nach den Ängsten das zweithäufigste mentale Problem in Europa. Neben den Fragen zur »Schlafhygiene«, also zu einer ruhigen Umgebung, der Regelmäßigkeit des Schlafens, der Ungestörtheit und der ausreichenden Dauer, sind vor allem die Fragen des allgemeinen Erregungsniveaus des Schlafgestörten von Bedeutung. Regelmäßig finden sich bei entsprechenden Patienten sowohl Zeichen der psychovegetativen Erregung wie Girlandenzunge, Lidflattern, Muskelverspannungen im Schulter-Nacken-Bereich und Klopfschmerz über der Magengegend. Hinzu treten typischerweise Anzeichen seelischer Belastung wie scheinbar nicht lösbare Sorgen, Gedankenkreisen, Interessenverlust, chronischer Zeitmangel, ungesundes Essverhalten, Alkohol- und Nikotinmissbrauch u.a. Neben diesen Symptomen finden sich bei »Schlafstörungen« typischerweise auch soziale Konflikte wie Probleme am Arbeitsplatz, Partnerschaftsprobleme, finanzielle Sorgen sowie das meist bereits länger zurückliegende Aufgeben von Hobbys und sportlicher Betätigung.

Bei genauer Betrachtung stellen sich Schlafstörungen nie als isoliertes Problem dar. Entsprechend selten sind sie organisch bedingt (z.B. durch einen Hirntumor). Gelegentlich wird eine Demenz als Auslöser von Schlafstörungen genannt. Aber auch hier entpuppt sich die vermeintliche Schlafstörung meist eher als Umkehrung des Tag-Nacht-Rhythmus, vor allem, weil die Betroffenen von allen alltäglichen Verpflichtungen »entlastet« und dadurch aus dem Rhythmus fallen, nach dem ihre Umgebung funktionieren muss.

Schlafstörungen sind demnach vor allem ein klassisches psycho-somato-soziales Problem, das – wie alle anderen in diesem Buch besprochenen Störungen – nach Möglichkeit keinesfalls mit entsprechenden Medikamenten unterdrückt werden sollte. Schlafstörungen sind ein Hilfeschrei der überlasteten, überforderten Seele. Sie zu beseitigen, gelingt mit modernen Pharmaka vielleicht eine Zeit lang. Die entsprechenden Pharmaka verlieren jedoch schnell ihre Wirkung. Wer deswegen die Dosis erhöht, muss damit rechnen, dass die Schlafstörungen trotzdem wiederkehren – und seine nicht bewältigten Probleme sich irgendwann in anderer Form bemerkbar machen – als Rückenschmerz, als Verdauungsproblem, als Ohrgeräusch,

Hörsturz, Herzinfarkt, als Depression. Unsere wirklichen Bedürfnisse lassen sich nicht dauerhaft unterdrücken.

Die Behandlung von Schlafstörungen sollte also darin bestehen, nach psychosozialen Spannungen zu fahnden. Werden derartige Ursachen entdeckt, reagieren die Betroffenen oft mit Abwehr, bei der sie typischerweise auch noch die Ursache mit der Wirkung verwechseln. »Wenn Sie nicht schlafen könnten, Herr Doktor, hätten Sie die gleichen Probleme!«, lautet eine häufige Antwort. Wenn es innerhalb eines ausführlichen Gesprächs gelingt, die Eigendynamik der Umstände offenzulegen (mangelnde Abgrenzung, Überengagement, unterentwickelte Autonomie und vieles mehr), kommt für gewöhnlich folgender Einwand: »Wie soll ich das ändern? Ich kann die Notwendigkeiten in meinem Leben nicht ignorieren!« Selbstverständlich können die Betroffenen ihr Leben ändern. Jeder kann sein Leben ändern. Spätestens, wenn er es aufgrund einer tatsächlichen organischen Erkrankung unwiderruflich tun muss. Dieses Nicht-Wollen resultiert aus der Anfälligkeit unseres Belohnungssystems für immer extremere Reize und der dadurch verursachten Werteverschiebung.

Psycho-somato-soziale Probleme wie Schlafstörungen sind ein freundlicher Hinweis darauf, dass wir unser Leben mit weniger Aufwand viel reicher, farbenfroher und befriedigender gestalten können. Psycho-somato-soziale Probleme treten wie gesagt charakteristischerweise immer genau dann auf, wenn wir tatsächlich in der Lage wären, den fälligen Entwicklungsschritt zu gehen – auch wenn er anfänglich schwierig erscheint oder unmöglich. Geht nicht? Gibt's nicht! Auch nicht bei Schlafstörungen.

Depressionen

Depressionen sind weitverbreitet. In der Rangfolge der häufigsten mentalen Krankheitsbilder in Europa nehmen sie den dritten Platz ein. Über den Mechanismus ihrer Entstehung wird immer noch gestritten.

Hauptsymptome der Depression
depressive Stimmung (keine Trauer!)
Interessenverlust, Freudlosigkeit
Antriebsmangel, erhöhte Ermüdbarkeit
Nebensymptome der Depression
Störungen der Konzentration, der Aufmerksamkeit und des Denkvermögens
vermindertes Selbstwertgefühl und Selbstvertrauen
Gefühle von Schuld und Wertlosigkeit
negative und pessimistische Zukunftsvorstellungen
Selbstmordgedanken oder -handlungen
Schlafstörungen
verminderter oder größerer Appetit

Tab. 3-5: Hauptsymptome der Depression.

Wenn aus jeder Gruppe mindestens zwei Symptome vorhanden sind, kann die Diagnose Depression gestellt werden. Zusätzlich zu den genannten treten häufig weitere Symptome wie *morgendliches Früherwachen* und *morgendliches Stimmungstief*, die *Verringerung der sexuellen Lust* oder *Gewichtsschwankungen* auf. Ungefähr drei Viertel aller Betroffenen leiden zudem unter *Angstgefühlen*. Seltener entstehen auch Gedanken, von denen sich der Betroffene nicht lösen kann und von deren Unsinnigkeit er während der akuten Erkrankung nicht zu überzeugen ist, wie z.B. *Verarmungswahn, Versündigungswahn* oder *hypochondrische Befürchtungen*.

Bei schweren Depressionen wirken die Betroffenen oft äußerlich starr und verlangsamt, obwohl in ihrem Inneren Gedanken rasen oder – in den schwersten Fällen – einer völligen »inneren Leere« weichen. Ein Haftenbleiben an immer wieder denselben negativen Gedanken ist typisch (Gedankenkreisen). Hinzu kann eine Vergesslichkeit treten, die in extremen Fällen beinahe wie eine Demenz wirkt (depressive Pseudodemenz). Häufig treten gleichzeitig körperliche Beschwerden wie Kopfschmerzen, Druckgefühl in der Brust, Rückenschmerzen, Verdauungsbeschwerden, Ganzkörperschmerz und vieles mehr auf (Somatisierungsstörung).

Nachdem in den 1960er-Jahren bei Depressiven eine Verminderung von Serotonin und Noradrenalin im Gehirn nachgewiesen wurde, hielt man diesen Mangel an Botenstoffen für den Auslöser von Depressionen. Als es durch die Einführung entsprechender Medikamente (selektive Serotonin-Wiederaufnahme-Hemmer, engl. SSRI bzw. Serotonin-Noradrenalin-Wiederaufnahme-Hemmer, engl. SNRI) möglich wurde, den Spiegel dieser beiden Botenstoffe im Gehirn stark anzuheben, glaubte man an einen therapeutischen Durchbruch; es folgte ein regelrechter Boom bei der Verordnung entsprechender Medikamente.

Es gibt allerdings gute Gründe, den nachgewiesenen Mangel an Serotonin und Noradrenalin nicht als Ursache von Depressionen anzusehen. Höchstwahrscheinlich ist das Defizit dieser beiden Botenstoffe lediglich die Folge von Depressionen. Große Studien zeigen, dass SSRI und SNRI bei leichten und mittelgradigen Depressionen lediglich so stark wirken wie ein Placebo. Allenfalls bei schweren Depressionen lässt sich ein signifikanter Effekt messen, der aber im Vergleich zum Placebo ebenfalls gering ausfällt. Ein Argument, das dagegenspricht, dass ein Serotoninmangel Depressionen auslöst, liefert ein neuer Wirkstoff (Tianeptin), der seit 2012 auch in Deutschland zugelassen ist. Obwohl diese Substanz den Serotoninspiegel an den Nervenendigungen im Gehirn *senkt* (sie ist ein selektiver Serotonin-Wiederaufnahme-Verstärker, SSRE), scheint sie trotzdem gegen Depressionen wirksam zu sein.

Die Zusammenschau der heutigen Befunde legt den Verdacht nahe, dass Ärzte, Psychotherapeuten und Patienten in den vergangenen Jahrzehnten beim Einsatz von Antidepressiva möglicherweise einem kollektiven Placeboeffekt aufgesessen sind – was nicht ausschließt, dass SSRI, SNRI und auch SSRE in Einzelfällen sehr gut helfen konnten und können.

Depression als »Botenstoffmangel« zu begreifen, wirkt subjektiv entlastend. Eine derartige Auffassung arbeitet aber den sehr viel wirksameren und meist überfälligen Veränderungen im eigenen Leben entgegen. Dennoch sollte bitte kein Leser seine eventuell bestehende Medikation ohne Absprache mit seinem behandelnden Arzt verändern oder gar absetzen. Vor gefährlichen Nebenwirkungen sei hier ausdrücklich gewarnt! Genauso wenig aber sollte man glauben, dass die Einnahme von Pharmaka allein zu einem glücklichen und erfüllten Leben verhelfen könnte. Warum das nicht der Fall sein dürfte, soll im folgenden Abschnitt erläutert werden.

Was löst Depressionen aus?

Obwohl immer noch weitverbreitet, verwende ich das »Serotonin-Modell« als Erklärung für die Entstehung von Depressionen überhaupt nicht mehr. Es verschiebt die Ursache von Depressionen in einen Bereich, der sich der Verantwortung des Einzelnen völlig entzieht. Folglich kann und braucht nach dem

Serotonin-Modell auch niemand etwas anderes tun, als Pillen zu schlucken, um sich besser zu fühlen. In der Praxis führt eine Symptomunterdrückung bei Depressionen wie auch bei anderen psycho-somato-sozialen Problemen nicht zu einer nachhaltigen Besserung. Die ursprünglichen Beschwerden verstärken sich nach kurzzeitiger Besserung oft noch, hinzu treten zusätzliche Symptome aus anderen Organsystemen und letztlich tatsächliche Organkrankheiten.

In meiner Praxis hat sich das ab Seite <ÜS> beschriebene Modell (Habituation) sehr viel besser bewährt. Mit ihm lassen sich die Vorstufen der Depression – körperliche und psychische Beschwerden sowie soziale Phänomene wie die scheinbar unausweichliche Beschleunigung aller Vorgänge im täglichen Leben bis hin zu Burn-out und Drogenmissbrauch – sehr anschaulich beschreiben.

Vor allem aber lassen sich aus dem Modell Verhaltensgrundsätze zur Überwindung der Beschwerden ableiten. Die Abstumpfung des Lustzentrums für noch so große Reize bewirkt, dass es seinen beruhigenden Botenstoff GABA weniger ausschüttet. Der Wegfall der »GABA-Bremse« bewirkt eine Zunahme der Erregbarkeit aller mit dem Lustzentrum in Verbindung stehenden Hirnanteile. Durch die nachfolgend verringerte Freisetzung von GABA kommt es zu einer verstärkten Motivation, doch irgendwie noch »Lust« zu erfahren.

Klinisch äußert sich der Wegfall der »GABA-Bremse« als psycho-vegetativer Erregungszustand (→ Abb. 3-2). Entwicklungsgeschichtlich hatte dieser Mechanismus einen Sinn: Die gesteigerte psychovegetative Unruhe und die psychomotorische Aktivierung brachten das Individuum dazu, sich einen möglichst großen Teil einer nur saisonal verfügbaren Ressource zu sichern. Die Tendenz des Regelkreises zur Übersteuerung bewirkte eine Maßlosigkeit, die zur Bildung von Reserven für »Notzeiten« führte.

Die moderne Gesellschaft hat beinahe jede Ressourcenbegrenzung abgeschafft. Alles scheint möglich. Und wenn wir höhere Ziele nicht erreichen, bleibt als Trost immer noch die Aufnahme von Kalorien. Genussmittel, Geschmacksverstärker und Drogen tun das Ihre, um die Begehrlichkeiten noch zu verstärken.

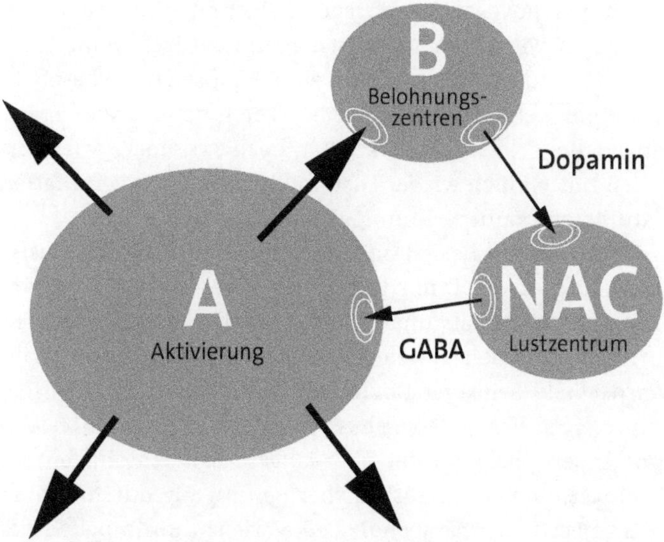

Abb. 3-2: Psychovegetativer Erregungszustand.

Auch die allgegenwärtige Werbung tut ihre Wirkung: Die von ihr vorgespiegelten Möglichkeiten verführen zum Vergleich – mit stets demselben Resultat: Ich könnte es noch besser haben, als ich es habe. Auch das Internet mit seinen Social Communitys wie Facebook führen erwiesenermaßen dazu, dass sich die Nutzer weniger glücklich fühlen als Menschen, die ihr Leben offline verbringen. Denn der durch das Internet mögliche permanente Vergleich kann schnell den Tod jeder Zufriedenheit bedeuten. Das Vergleichen des eigenen Status und der eigenen Möglichkeiten war in der Evolution äußerst wichtig, entschied es doch über die Chancen auf Fortpflanzung. Heute erscheint es absurd. Denn jeder Vergleich lässt uns in einen Sog geraten, der uns immer mehr begehren lässt, aber niemals satt macht. So geraten wir in einen Zustand permanenter seelischer und körperlicher Erregung.

Der psychovegetative Erregungszustand führt zu immer heftigeren Versuchen, das Lustzentrum auf irgendeine Weise doch noch zu stimulieren. Notwendige Pausen und Phasen der Abstinenz werden aufgrund der starken inneren Unruhe nicht eingehalten: Noch mehr Aktivität, noch extremere Erlebnisse sollen uns endlich wieder Lust und Befriedigung verschaffen. Naturgemäß kann dies unmöglich gelingen.

Jeder Mensch besitzt sein individuelles Reaktionsmuster. Während die einen ihren psychovegetativen Erregungszustand früh spüren und als unangenehm empfinden, gehen andere ihren Weg unbeirrt weiter – trotz psycho-somato-sozialer Warnsignale. Selbstverständlich kann ein System, das jenseits seiner eigentlichen Möglichkeiten agiert, lang stabil bleiben. Eine Lebensphase, in der über längere Zeit Einschlafen beispielsweise nur nach zusätzlicher Beruhigung durch Alkohol oder ungesunde, spätabendliche Kalorienzufuhr möglich war, kann sich auch wieder beruhigen, wenn äußere Ziele erreicht sind und endlich »Ruhe einkehren darf«. Nicht jeder aber ist zum »Umschalten« fähig. Manch einer wird immer dicker (die Zunahme des Körpergewichts der Deutschen beträgt aktuell durchschnittlich fast 400 g pro Jahr!), manch einer »muss« immer höhere Sprossen auf der Karriereleiter erklimmen. Andere wiederum brauchen immer stärkere Drogen, noch andere immer heftigere »Kicks« um »Zufriedenheit« (GABA!) zu erlangen.

Alle diese Verhaltensweisen können über lange Zeiträume

funktionieren – sie können aber auch entgleisen und erhebliche körperliche, soziale oder seelische Beeinträchtigungen mit sich bringen. Viele Menschen reagieren auf die heutige Überstimulation mit Reizen und die scheinbar unbegrenzten Möglichkeiten mit Erschöpfungszuständen und Depressionen.

Die anfängliche Phase von Erregung und Begeisterung mündet in zunehmend schlechter Stimmung, in Ungeduld, in Leistungsabfall, in Interessenverlust, in Freudlosigkeit. In schweren Fällen endet die psychovegetative Erregung in psychovegetativer Erschöpfung und diese in einem Zustand völliger Leere. Nicht einmal ein Antrieb wird noch empfunden, wie es Abbildung 3-3 veranschaulicht: Führt Motivation auf Dauer zu keinem spürbaren Erfolg mehr, leiden auch die für sie zuständigen Nervenzellschaltkreise. Strukturen, die nicht benutzt werden, gehen im Körper zugrunde (»use it or lose it«). Möglicherweise führt dieser Prozess mit den Jahren auch zu einem tatsächlichen Verlust an motivationalen Nervenzellen, was die mit jedem Rezidiv einer Depression steigende Rückfallneigung (»kinking«) erklären könnte.

Selbstverständlich ist die »Überfütterung« des Belohnungssystems in unseren Köpfen nicht der einzige Auslöser für Depressionen. Auch die herkömmlichen Theorien zur Entstehung von Depressionen haben ihre Berechtigung; sie lassen sich zudem problemlos in das hier vorgestellte Modell einfügen. Nach psychoanalytischer Theorie resultiert die Depression aus der Unterdrückung der »Libido«. Ersatzhandlungen (wie beruflicher Erfolg oder Ähnliches) können die Depression vermeiden. Entfallen aber die Möglichkeiten zur Kompensation, kommt es zur Erkrankung.

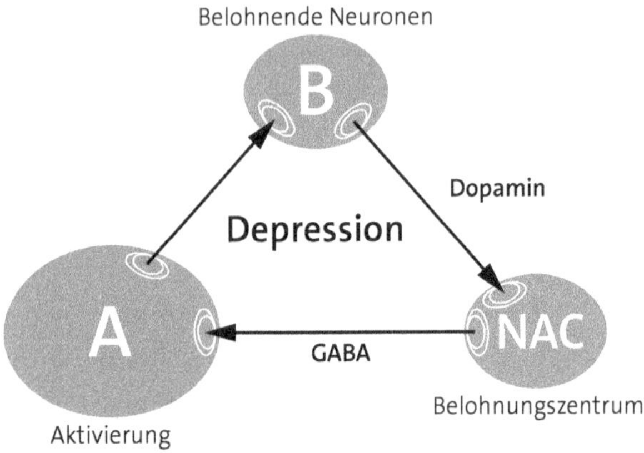

Abb. 3-3: Vollständige vegetative Erschöpfung – Depression

Meist sind sich die Betroffenen nicht bewusst, dass und was sie mit ihren Handlungen kompensieren. Sie empfinden es beispielsweise als »gegeben«, dass sie ihr Leben beinahe ausschließlich mit Arbeit verbringen und ihre Gesundheit durch Alkohol und Nikotin belasten. Auch extreme Risikosportarten können in manchen Fällen als »Ersatzhandlung« gelten (»sensation seeking«), ebenso permanente Beziehungsschwierigkeiten. Natürlich ist nicht jeder neurotisch, der viel arbeitet, ein riskantes Hobby ausübt oder sein Leben auf unkonventionelle Weise führt. Wer sich aber gleichzeitig in einem permanenten psychovegetativen Erregungszustand befindet, für sein Wohlbefinden gesundheitsschädliches Verhalten in Kauf nimmt, anhaltend schlecht schläft und an verschiedenen körperlichen Beschwerden ohne auffindbare Ursache leidet – für den besteht die große Chance, dass er mit der Lösung von seelischen Konflikten sein Leben positiv beeinflussen kann, um danach mit deutlich geringerem Aufwand ein höheres Maß an Ausgeglichenheit zu erreichen – ohne Gesundheitsgefährdung durch Genussmittel oder gar Medikamente.

Auch eine andere Theorie zur Depressionsentstehung, die sogenannte »Gratifikationskrise« nach Siegrist, lässt sich in das hier vorgestellte Modell integrieren: Wenn uns der Stolz auf eine gute Leistung durch fehlende Anerkennung genommen wird, entfallen die belohnenden Botenstoffe im Lustzentrum. Die Folge ist Lust-Verlust, das Vermissen von Sinnhaftigkeit und das Ausbleiben von Befriedigung.

Psycho-somato-soziale Behandlungsansätze

Selbstverständlich ist nicht jeder Mensch gleich anfällig für Kritik oder ausbleibende Anerkennung. Wer Dinge vorantreibt, weil er sie selbst als bereichernd und sinnvoll empfindet, ist weniger verletzlich in Anbetracht eines Ausbleibens jeder »Gratifikation«. Wer hingegen »fremdmotiviert« ist und Pläne nur für den erwarteten Applaus ausführt, leidet möglicherweise an einer narzisstischen Störung oder einem Autonomieproblem. Auch hier wären die entstehenden Probleme (psychovegetativer Erregungszustand, gesundheitsschädliches Verhalten, soziale Konflikte und die Entwicklung einer Depression) nicht als eigenständige »Krankheit« zu begreifen, sondern als Hinweis auf die Chance zu weiterem Wachstum der Persönlichkeit – hin zu einem selbstbestimmteren, unabhängigeren, intensiveren und gesünderen Leben.

Transmitterverschiebungen im Gehirn als *Folge* und nicht als Ursache von seelischen Erkrankungen zu betrachten, richtet sich gegen die aktuelle Tendenz vieler Neurowissenschaftler, die für jede Störung einen speziellen Botenstoffmangel oder einen Rezeptordefekt verantwortlich machen. Ursache und Wirkung in die richtige Reihenfolge zu bringen, gibt uns die Verantwortung für unser Befinden zurück; wir erhalten zudem die Möglichkeit, selbstständig und ohne Medikamente für unser Wohlergehen zu sorgen. Dass die Antwort auf unsere

Lebensfragen nicht in einem »immer höher, schneller, weiter« liegen kann, dürfte den allermeisten Menschen in den zivilisierten Ländern intuitiv längst klar geworden sein.

Das Habituationsmodell legt nahe, die aus der Überfülle des modernen Lebens entstehenden Beschwerden und Krankheitsbilder nicht durch die Gabe von Medikamenten zu behandeln, sondern durch eine Anpassung der Lebenseinstellung und Lebensweise. Wie bei allen anderen psycho-somato-sozialen Erscheinungen auch sollte bei mentalen Störungen nicht lediglich das Symptom behandelt werden, sondern die Ursache der Störung. Denn das Symptom ist nur der Hilferuf der Seele, die die aktuellen Lebensumstände intuitiv und schneller als unsere sogenannte »Vernunft« als nicht länger passend erkennt. Wie bei allen psycho-somato-sozialen Störungen gilt dieser Grundsatz selbstverständlich auch bei der häufigsten Form der Depression.

Und dieses »nicht mehr passend« muss sich nicht allein auf Lebensumstände beziehen, aus denen man herausgewachsen ist, wie aus einem Paar Schuhe, die zu eng geworden sind. »Nicht mehr passend« kann auch bedeuten, dass uns die Überfülle der Möglichkeiten nicht länger bekommt. Letztlich geht es immer darum, die seelischen, körperlichen und sozialen Zeichen richtig zu deuten. Das Habituationsmodell legt nahe, dass sich das Gefühl der inneren Leere, der Sinnlosigkeit in vielen Fällen nicht durch ein »noch mehr«, sondern viel effektiver durch ein »weniger« von allem kurieren lässt.

Das fühlt sich zu Anfang unangenehm an. Viele scheitern zunächst in dem Bemühen, endlich weniger zu essen, endlich ein, zwei Gänge herunterzuschalten, das »Loch im Bauch« nicht länger durch Aktionismus zu füllen. Es ist in der Tat ein weiter Weg, die Vorgänge, die unser Verhalten steuern, zu verstehen, bis es einem tatsächlich gelingt, das erworbene Wissen in die Tat umzusetzen. Denn im Grunde nutzt einem das *Verstehen* alleine wenig.

Es ist die emotionale *Erfahrung*, dass einem das »Weniger« sehr oft in jeder Beziehung besser bekommt. Deswegen muss man das neue Verhalten einfach ausprobieren, auch wenn es sich seltsam *anfühlen* mag, ohne das gewohnte abendliche Bierchen, ohne den beruhigend gefüllten Bauch, ohne das abendliche Fernsehprogramm ins Bett zu gehen.

Letztlich geht es darum, im Augenblick anzukommen, ohne dafür eines Genusses zu bedürfen, einer Ablenkung, ohne auf die Erfüllung einer Hoffnung hinzuarbeiten. Jede erfüllte Hoffnung fühlt sich gut an, weil sie mit Lust vermittelnden Botenstoffen belohnt wird. Mittelfristig aber bezahlen wir jeden Genuss mit vermehrter Bedürftigkeit. Das heißt nicht, dass wir nichts mehr genießen dürften. Es bedeutet vielmehr, dass wir jeden Augenblick genießen sollten – ohne ihn mit der Hoffnung auf eine schöneres, besseres Nachher, Morgen, nächstes Jahr zu überfrachten.

Denn das Leben besteht aus lauter Augenblicken – und nicht aus dem kurzen Moment des heftigen Genusses, des Erfolgs, des überströmenden Glücks. Glücksgefühle *verbrauchen* Glück vermittelnde Botenstoffe. Wer mit seinem Glücksstreben haushält, wird sensibel für die Kleinigkeiten, die sein Leben lebenswert gestalten. Wer sich hingegen ständig vergleicht und permanent auf der Suche nach dem nächsten Kick ist, braucht sich nicht zu wundern, dass er das Glück, dem er hinterherrennt, niemals einfangen wird. Das Habituationsmodell erklärt sehr schön die Schwierigkeit, »anzukommen«. Wer mit »vollen Speichern« unterwegs ist, der ist achtsam, der ist zufrieden. Für den ist jeder einzelne Schritt schon lohnenswert. Er hat das höchste Ziel erreicht, dem andere ein Leben lang getrieben und aussichtslos hinterherhecheln.

Ein wichtiger Hinweis darf an dieser Stelle nicht fehlen. Es gibt Formen der Depression, die sich psychotherapeutisch nur wenig beeinflussen lassen, weil ihnen sehr wahrscheinlich tatsächlich primär eine Stoffwechselstörung im Gehirn zugrunde liegt. Während die häufige *monopolare Depression* durch Habituation aus Überstimulation des Lustzentrums zu entstehen scheint, ergibt sich aus dem Habituationsmodel für die viel seltenere *bipolare Störung (»manisch-depressive Psychose«)* eine andere Erklärung: Belohnende Botenstoffe wie Dopamin werden nach der Freisetzung von sternförmigen Zellen im Gehirn (»Astrozyten«) zur erneuten Verwendung wiederaufgenommen. Arbeiten die Astrozyten zu viel, resultiert daraus ein Mangel an Dopamin im Lustzentrum, das deswegen kaum mehr stimuliert wird. Die Folge dieses Dopaminmangels im Belohnungszentrum ist die Depression. Arbeiten die Astrozyten hingegen zu wenig, führt das Zuviel an Dopamin in die Manie. Dass die bipolare Störung tatsächlich auf einer Erkrankung der Astrozyten beruht, ist wissenschaftlich allerdings noch nicht bewiesen.

Auch das nächste hier geschilderte Krankheitsbild, der Burnout, lässt sich als Folge der Überforderung der Belohnungsmechanismen im Gehirn, als Folge der »Zuckerkrankheit der Seele« interpretieren.

Enttäuschte Ideale und fehlendes Erschöpfungsempfinden

Burn-out

Für das klassische Burn-out-Syndrom existiert keine exakte Definition. Auch für die möglichen Ursachen besteht noch keine einheitliche Theorie. Bestimmte Merkmale lassen sich allerdings häufig beobachten.

Von Burn-out spricht man, wenn ...
anfänglich idealistisch geprägtes hohes Engagement ...
über eine Phase fehlender Wirksamkeit und ausbleibender Anerkennung ...
zu chronischer Erschöpfung, häufig verbunden mit Depression und zahlreichen weiteren psycho-somato-sozialen Funktionsstörungen wie ...
chronischen Schmerzen, Infektanfälligkeit, Partnerschaftsproblemen oder auch Mobbing geführt hat und häufig von ...
Klagen über innere Leere, Sinnlosigkeit und Zynismus gegenüber Kunden, Patienten oder Arbeitsauftrag begleitet werden.

Tab. 3-6: Definition Burn-out.

Die individuellen Wege ins Burn-out verlaufen meist ähnlich: Anfängliche Freude und Begeisterung führen zu Erfolgserlebnissen, die mit der Zeit nicht mehr so intensiv empfunden werden. Ursache ist hier vor allem eine Erschöpfung der Belohnungsmechanismen im Kopf, wie unter der Überschrift »Die Zuckerkrankheit der Seele« beschrieben. Das Ausbleiben von Erfolgserlebnissen versucht der Betroffene durch vermehrtes Engagement auszugleichen, wodurch notwendige Phasen der Regeneration vernachlässigt werden.

Ausgleichende Interessen werden zugunsten eines stärkeren Engagements am Arbeitsplatz aufgegeben. Die Arbeit bereitet trotz des vermehrten Engagements in der Folge immer weniger Freude. Erfolgserlebnisse werden selten und bleiben schließlich völlig aus. Geschieht jetzt keine grundsätzliche Änderung, gerät der Betreffende in einen psychovegetativen Erregungszustand, der ihm auch die Fähigkeit zum konzentrierten Arbeiten raubt. Gleichzeitig geht die Fähigkeit zum gelassenen Umgang mit Kollegen, Vorgesetzten und Mitarbeitern verloren, was zusätzlich für negatives Feedback und weitere Spannungen sorgt. Spätestens hier werden auch die privaten Beziehungen schwierig. Oft werden sie zugunsten eines noch höheren Arbeitseinsatzes reduziert oder völlig aufgegeben.

Der Auslöser ist meist eine Krise – typischerweise am Arbeitsplatz, weil das Privatleben zuvor schon auf ein Minimum reduziert wurde. Manchmal führt allerdings auch die fehlende Balance zwischen Arbeit und Familie die Ehe in einen Konflikt. Wegen eines negativen Feedbacks brechen die Betroffenen zusammen: Psychisch, körperlich und sozial fühlen sie sich am Ende. Nichts macht mehr Freude, nichts hat mehr Sinn. Jahre ihres Lebens haben sie scheinbar umsonst geopfert. Sie sind innerlich angespannt, können kaum mehr schlafen, der ganze Körper schmerzt, der Schädel brummt und die Ohren summen. Und das soziale Netz, das sie früher aufgefangen hätte, hat der Kampf ums Überleben im Job schon bedenklich zerrissen.

Im dargestellten Habituationsmodell ließe sich das Burnout-Syndrom folgendermaßen erklären: Anfängliche Begeisterung und Erfolgserlebnisse führen zu starker Dopaminausschüttung mit großem Lustempfinden und nachfolgend starker Befriedigung (»Feuer fangen«). Durch Gewöhnungsprozesse (Habituation) nehmen diese Effekte jedoch schnell ab. Der Wirkverlust soll über eine »Dosissteigerung« ausgeglichen werden.

Aber auch hier gilt: Immer mehr bedeutet nicht automatisch immer besser. Wenn die Arbeit keine Freude bereitet, ist es Zeit für eine Pause. Denn ohne die Ausschüttung von belohnenden Botenstoffen reduziert sich auch die Freisetzung von GABA. Es kommt zu Verspannungen, Rückenschmerz, Girlandenzunge, nächtlichem Zähneknirschen und vielem mehr.

Seelische Symptome wie Unlust, Ungeduld, Aggressivität und Durchschlafstörungen treten auf, und soziale Probleme wie Konflikte am Arbeitsplatz und im privaten Bereich häufen sich. Typischerweise schwindet auch die Zeit für ausgleichende

Aktivitäten wie Sport oder Hobbys. Alle diese Symptome sind ernste Hinweise auf die Entwicklung eines Burn-outs.

Natürlich ist die allgemeinmedizinische Sprechstunde voll mit derart gestressten Patienten. »Was kann ich tun?«, werde ich oft gefragt, wenn jede körperliche, apparative und laborchemische Untersuchung (glücklicherweise) wieder einmal ohne Hinweis auf das Vorliegen einer organischen Ursache für den Leistungsabfall, die Erschöpfung, die Tagesmüdigkeit, die Infektanfälligkeit, die Rückenschmerzen, die Sehstörungen, den Schwindel und so viele Symptome mehr geblieben ist und das ausführliche Gespräch deutlich auf Stress als Auslöser hingewiesen hat.

»Nichts!«, antworte ich dann, »Sie können nichts tun. Sie sollen auch nichts tun. Falls Sie das schaffen. Denn nichts zu tun ist eine unserer schwersten Übungen.« Was sich anhand des Habituationsmodells sehr anschaulich belegen lässt. Nichts tun bedeutet, auf die Möglichkeit des ersehnten Erfolgs, der herbeigewünschten Dopaminausschüttung zu verzichten. Doch die ersehnte Entspannung, die Ruhe, der erholsame Schlaf wollen sich jetzt erst recht nicht einstellen. Denn zuerst müssen sich unsere leeren Speicher wieder füllen, damit belohnende Botenstoffe und zuletzt auch GABA wieder ausgeschüttet werden. Und das kann mehrere Wochen Zeit in Anspruch nehmen, Zeit, die wir kaum genießen können, weil wir getrieben sind, unbefriedigt, erfüllt von Unruhe, Unsicherheit und Insuffizienzgefühlen – zusätzlich zu körperlichen Beschwerden, die uns ohnedies schon plagen, zusätzlich zu all den sozialen Konflikten und quälenden Angstgefühlen.

Es ist relativ einfach, sich mit der Einnahme von Pillen für eine bestimmte Zeit von lästigen Symptomen zu befreien – zu Anfang jedenfalls. Werden aber die Ursachen der psychovegetativen Erregung und ihre Folgen nicht beseitigt, verlieren alle Medikamente mit der Zeit ihre Wirkung. Auch eine Dosissteigerung bringt irgendwann nur noch ein Plus an Nebenwirkungen, aber keinen größeren lindernden Effekt. Dann hilft wirklich nichts mehr – außer eben das Weglassen aller Medikamente. Und die Beseitigung der wirklichen Ursachen der Beschwerden.

Selbstverständlich sträuben sich gerade Burn-out-Patienten gegen den Verzicht auf die andernorts oft schon verschriebenen geschätzten »kleinen Helfer« (Schmerzmittel, Schlafmittel, Psychopharmaka). Noch schwerer fällt es ihnen, sich von ihrer Lieblingsdroge, dem Arbeitsplatz – und sei es auch nur für eine begrenzte Zeit, bis die Speicher wieder geladen sind – zu verabschieden. »Zu Hause fällt mir die Decke auf den Kopf!«, höre ich dann. Oder: »Ich werde verrückt, wenn ich nicht arbeiten kann!« Kein Wunder, denn alle anderen Aktivitäten sind in den Jahren zuvor ja schon weggebrochen, häufig sogar die eigene Familie. Die betreffenden Patienten haben in der Zwischenzeit alles verlernt – außer eben, für die Arbeit zu funktionieren. Ihnen auch diese noch zu nehmen, erscheint als existenzielle Bedrohung. Auf der anderen Seite haben sie keine Wahl: Die Kopfschmerzen, die Rückenschmerzen, die Depressionen, der unerträgliche Stress am Arbeitsplatz, die Überforderung, die fehlende Konzentration, die Schlafstörungen, die eigene Weinerlichkeit, die komplette Erschöpfung, die Hoffnungs- und Sinnlosigkeit; ihr ganzes Leben macht es ihnen unmöglich, noch irgendeine Leistung zu erbringen. So fügen sie sich in ihr Schicksal und gehen meist ziemlich aufgewühlt nach Hause.

Wie erwähnt, schwindet durch die Arbeitsunfähigkeit zunächst auch noch die letzte Hoffnung auf einen kleinen Erfolg, auf Anerkennung, »Gratifikation«, etwas Lustempfinden. Gleichzeitig gehen die oft zwar schwierigen, aber doch noch Halt verleihenden Beziehungen am Arbeitsplatz verloren. Alle diese Faktoren bewirken maximalen Stress. Zwangsläufig kommt es zunächst zu einer weiteren sehr unangenehmen Zunahme der inneren Unruhe, der Schlaflosigkeit und der körperlichen Symptome. Hinzu treten Gefühle der Sinnlosigkeit, Selbstzweifel und Verzweiflung an allem. Dies ist im Zustand des Ausgebranntseins völlig normal. Die Krankschreibung gefährdet den letzten Halt im Leben, subjektiv manchmal sogar das gesamte Leben: In Extremfällen denken die Betroffenen an Selbstmord. Manchmal kann es daher nötig sein, Patienten zu ihrer eigenen Sicherheit stationär einzuweisen, vor allem, wenn gleichzeitig Drogen und eine vorbestehende, schädliche Medikation entzogen werden müssen.

Glücklicherweise ist dieses Vorgehen nur selten notwendig. Besteht kein wesentlicher Substanzmissbrauch und ist es gelungen, dem Patienten trotz der zu erwartenden Zuspitzung seiner Symptomatik Hoffnung auf Besserung zu vermitteln, kann er nach Hause entlassen werden. Die meisten meiner Patienten verzichten auf die Verschreibung eines beruhigenden Antidepressivums, wenn sie die zugrunde liegenden Mechanismen ihres Zustands verstanden haben. Sie akzeptieren, dass sie sich zu Hause zunächst noch unwohler fühlen und noch mehr unter körperlichen Beschwerden leiden werden, wie auch, dass die Schlafstörungen in der ersten Zeit in aller Regel zunehmen. Die Abstinenz vom Arbeitsplatz wirkt wie ein Entzug von einer Droge. Der Betroffene landet in einer Welt, die ihm grau und sinnlos erscheint.

Es ist Aufgabe der Therapie, einen realistischen Blick auf die Vorgänge zu vermitteln. Auch im Burn-out steckt eine echte Chance zum Wachstum der gesamten Persönlichkeit. Erst einmal geht es allerdings darum, wieder einigermaßen zur Besinnung zu kommen. Auch die längste Reise beginnt mit dem ersten Schritt.

An Tätigkeiten ist alles erlaubt, was dem Patienten einfällt: Spazierengehen, Sport (falls er sich dazu aufraffen kann), einfach nur rumsitzen ebenso wie einfache, am besten handwerkliche Arbeiten. Selbstverständlich sollten Genussmittel so weit wie möglich vermieden werden. Es geht eben nicht darum, möglichst schnell an der gleichen Stelle weiterzumachen wie zuvor. Der nächste Zusammenbruch wäre vorprogrammiert. Es geht darum, herauszufinden, welche Lebensweise die richtige ist, um dauerhaft gesund, leistungsfähig und zufrieden zu bleiben. Dazu muss der Betroffene sich erst einmal wiederfinden, sich selbst, seinen Körper, seine wirklichen Bedürfnisse und Wünsche wieder fühlen.

»Zu sich kommen«: in diesem Begriff steckt eine tiefere Wahrheit. Der getriebene Mensch verlegt sein Leben in die Zukunft: Wenn ich erst den richtigen Job habe, den richtigen Partner, ein eigenes Haus, wenn die Kinder endlich auf eigenen Beinen stehen, wenn ich endlich in Rente bin ... Es geht aber darum, das »richtige Leben« heute zu leben, jetzt, in dieser Sekunde. Und in der nächsten. Und in der übernächsten wieder. Dass es keinen Sinn hat, es ins ungewisse Übermorgen zu verlegen, haben wir uns im Burn-out ja eindeutig bewiesen. Deswegen sollten wir anfangen, uns im Hier und Jetzt zu spüren – und nicht erst beim Überspringen einer fernen Ziellinie. Die Phase der Abstinenz, in der bewusst auf jede Stimulation, auf jeden Erfolg, auf jede Zerstreuung – und auch auf das Erscheinen am Arbeitsplatz – verzichtet wird, ist hart. Auf das Habituationsmodell übertragen, resultieren die Freudlosigkeit, die Unruhe, die Schuldgefühle und Ängste daraus, dass sich die leeren Speicher für belohnende Botenstoffe erst wieder füllen müssen. In dieser Zeit *kann* der Patient keine Freude empfinden, keine Gelassenheit. Sein »Lustzentrum« wird nicht stimuliert; folglich sendet es auch keinen beruhigenden GABA-Impuls aus. Deswegen lassen sich das Gefühl von Leere und Sinnlosigkeit, die innere Unruhe und auch die körperlichen Beschwerden zunächst nicht abschütteln. Auch wird in der ersten Zeit niemand ein Empfinden für Schönes entwickeln. Kein Betroffener wird einen prachtvollen Sonnenuntergang zu schätzen wissen oder ein Blümchen am Wegesrand. Alles erscheint hoffnungslos, trist, ohne Perspektive.

Das ändert sich erst, wenn sich die Speicher gefüllt haben. Das kann nach wenigen Tagen der Fall sein, in schwereren Fällen dauert es Wochen und Monate. Aber irgendwann kehren die schönen Momente zurück. Es beginnt mit der Freude über eine Kleinigkeit, einen kurzen Augenblick, der sich gut angefühlt hat. Es kann bei einer Tasse Kaffee passieren oder auf einem Spaziergang: Auf einmal ist sie zurück, die Fähigkeit zum Genuss. Plötzlich lächelt man über ein Eichhörnchen. Oder man freut sich über das Aroma einer Suppe, nachdem monatelang alles nur fad geschmeckt hat.

Nach einiger Zeit ist auch die vorsichtige Wiederbelebung eingeschlafener Kontakte erlaubt. Hier allerdings fühlen sich viele Menschen gehemmt: Das Eingeständnis, unter der Last der Aufgaben, die einem früher den Glanz des Siegers vermittelt hatten, zusammengebrochen zu sein, verursacht häufig Scham. Dennoch tut es gut, die Fassade des »Machers« fallen zu lassen und sich selbst wie anderen gegenüber einzugestehen, dass man vielleicht auf die falschen Werte gesetzt hatte und offenbar noch dazulernen musste. Häufig gelangt das Gespräch hier auf eine andere Ebene: Vielleicht berichtet das Gegenüber von eigenen früheren oder auch aktuellen Schwierigkeiten, vielleicht werden weitere Beispiele aus dem gemeinsamen Bekanntenkreis besprochen. Der Burn-out ist längst eine häufige Erscheinung in unserer Gesellschaft. Sehr wahrscheinlich gelangt man im offenen Gespräch gemeinsam zu dem Schluss, dass das Streben nach »immer mehr« niemanden wirklich glücklich macht, viele hingegen unglücklich und krank. Dass es längst Zeit ist für eine Rückbesinnung auf die wesentlichen, die einfachen Dinge.

Im Grunde geht es im Gespräch mit Freunden und Bekannten um das, worum es immer gehen sollte – im gesamten Leben, selbst am Arbeitsplatz: ehrlich sein zu können, frei und unbefangen zu denken, zu fühlen und auszusprechen, was einen wirklich bewegt – und nicht ein Scheinleben zu führen, das mühselig eine Fassade aufrechterhält, die einem selbst ebenso wenig nützt wie allen anderen.

Mit diesen ersten Zeichen der Besserung ist das eigentliche Problem aber noch nicht gelöst. Es bleibt die Frage: Wie konnte es so weit kommen, dass ich glaubte, mich derart für meinen Beruf aufopfern zu müssen, dass ich alle persönlichen Interessen, ja, meine Gesundheit, meine Freundschaften, meine Familie aufs Spiel gesetzt habe – nur um »erfolgreich« zu sein und »anerkannt«?

Psycho-somato-soziale Behandlungsansätze

Das »Umschalten« fällt den meisten Burn-out-Patienten aus den genannten Gründen schwer. Meist haben sie sehr früh gelernt, »alles« zu geben, um dem Anspruch der Mutter, des Vaters gerecht zu werden. Anerkennung gab es meist nur für Leistung (zu Hause, in der Schule, im Sportverein). Aber selbst die beste Leistung hätte immer eigentlich noch besser sein können. Oder: Nach einer eher gleichgültigen, lieblosen Kindheit und Jugend fühlte man sich an der Arbeitsstelle endlich ernst genommen und in seiner Leistung gewürdigt. Hieraus resultierte eine Loyalität und ein Überengagement, das mit immer mehr Verantwortung – und immer weniger Freizeit – »honoriert« wurde.

Stets war man verfügbar, stets erreichbar, alle persönlichen Belange standen zurück hinter den Erfordernissen des Betriebs, des eigenen Erfolgs – bis die Erfolgserlebnisse ausblieben, die Wertschätzung nachließ, der Spaß an der Arbeit verloren ging und man letztlich nur noch ums nackte Überleben kämpfte. Wobei häufig ein symbolischer Fußtritt als »Dankeschön« für das jahrelange Überengagement die Situation vollends unerträglich werden ließ.

Nicht jeder Mensch ist gefährdet, einen Burn-out zu entwickeln. Viele engagieren sich erst gar nicht so stark, dass sie sich am Arbeitsplatz verausgaben könnten. Andere spüren ihre Grenzen und wissen die Zeichen, die ihnen Körper und Seele senden, rechtzeitig zu deuten. Sie fühlen, wann sie Nein sagen müssen, damit sie durch die Übernahme von zu vielen Aufgaben nicht unter Druck geraten.

Nein zu sagen ist eine der größten Herausforderungen für Burn-out-Patienten. Regelmäßig scheinen die Betroffenen anzunehmen, dass sie mehr leisten müssten als der Durchschnitt. Dass sie Kollegen, Vorgesetzten und Mitarbeitern keinen Wunsch abschlagen dürften. Bei den Betroffenen handelt es sich immer um besonders engagierte Personen mit hohen Ansprüchen an sich selbst. Allerdings ist ihnen – bei aller ursprünglichen Begeisterung – die berufliche Tätigkeit mit den Jahren über den Kopf gewachsen. Für früher erfolgreiche Menschen ist es besonders schwer, sich einzugestehen, dass sie ihre übernommenen Aufgaben nicht (mehr) bewältigen können. Unter dieser meist unübersehbaren Tatsache leiden sie, genauso wie sie unter den Fehlern leiden, die ihnen vor ihrem Zusammenbruch vielleicht unterlaufen sind, oder unter den Auseinandersetzungen, in die sie sich wider Willen häufig verstrickt haben (Mobbing).

Prädestiniert zur Entwicklung eines Burn-outs sind Berufsgruppen, die einen hohen persönlichen Einsatz erfordern: Krankenschwestern und Krankenpfleger, Sozialarbeiter, Lehrkräfte, Pfarrer, Ärztinnen und Ärzte, aber auch Manager und Polizisten. Frauen sind genauso häufig betroffen wie Männer. In allen diesen Berufen spielt die zwischenmenschliche Kommunikation eine große Rolle. Handwerker wie Metzger, Maurer oder Elektriker geraten viel seltener in einen Burn-out. Der Umgang mit Menschen stellt die höchsten Ansprüche an die eigene Aufmerksamkeit. Einfühlung kann nur gelingen, wenn man sich selber wohlfühlt. Wer die Grenzen der eigenen Leistungsfähigkeit missachtet, wer nicht für Ausgleich und Erholung sorgt, wer nicht für sich selber sorgt, wird auch niemand anderem helfen können – auch wenn der eigene Beruf genau das erfordert. Und so gerät, wer mit »leeren Speichern« seine Aufgaben bewältigen will, schnell in eine Abwärtsspirale. Ein harmonisches Miteinander lässt sich nicht erzwingen, nicht einmal um den Preis der Selbstaufgabe. Wer sich selbst nicht wohlfühlt, hat keine Chance, von anderen als authentisch und hilfreich wahrgenommen zu werden. Wer allen alles recht machen will, wird es sich letztlich mit allen verderben.

Daher kommt es für Burn-out-Patienten in erster Linie darauf an, zunächst einmal mit sich selber glücklich zu werden – ohne Erfolgserlebnisse, ohne Ablenkungen, ohne besondere Lusterlebnisse, ohne Drogen, ohne Medikamente. Dies ist der schwierigste Teil der Behandlung. Er ähnelt dem, was im Rahmen einer Meditationserfahrung gelernt werden kann: dass kein Erfolg, kein Genuss, kein Mittel von außen jemals dauerhaft zufrieden macht. Dauerhafte Zufriedenheit entsteht nur im Menschen selbst. Die Voraussetzungen hierzu bestehen im Grunde aus nicht viel mehr als einem Dach über dem Kopf und etwas zu essen. Alles andere findet sich – vorausgesetzt, man ruht in seiner Mitte.

Wem es dem Burn-out-Patienten gelingt, mit sich selber klarzukommen, traut er sich plötzlich auch, Nein zu sagen. Er wird einer Überhäufung mit nicht stressfrei zu bewältigender Arbeit widersprechen und die körperlichen, seelischen und sozialen Warnsignale richtig zu deuten wissen: als Zeichen der Überlastung – nicht als Zeichen eines organischen Leidens.

Im Zweifelsfall wird er sich eher wieder krankschreiben lassen, als nochmals in einem »so tiefen schwarzen Loch« zu versinken wie auf dem Tiefpunkt seiner Erkrankung. Sollten sich akzeptable Bedingungen an seinem Arbeitsplatz nicht verwirklichen lassen, wird er seine Arbeitsstelle wechseln, eine Phase der Arbeitslosigkeit in Kauf nehmen oder sich selbstständig machen. Irgendetwas wird ihm einfallen, wenn er die fixe Idee aufgibt, ausgerechnet und ausschließlich durch Anerkennung und Erfolg an seinem aktuellen Arbeitsplatz glücklich werden zu müssen. Eher wird er seinen Lebensstandard senken, als dass er sich abarbeitet für Dinge, die er nicht braucht, um Leuten zu imponieren, die er nicht mag.

Gelingt ihm das, macht er eine interessante Erfahrung: Wenn er auf die Grenzen seiner Belastbarkeit achtet (und diese Grenze ist aus den oben genannten Gründen bereits erreicht, wenn die Arbeit keine Freude mehr bereitet!), wird er nicht etwa weniger leistungsfähig sein, sondern *mehr* leisten können. Er wird nicht in der sozialen Hierarchie absinken, wenn er nicht mehr jede Aufgabe übernimmt, für die ihm eigentlich Zeit und Kapazitäten fehlen, er wird *aufsteigen*. Jeder kennt in seinem Umfeld Kollegen, die sich glasklar abgrenzen und sagen: »Such dir einen anderen, der das für dich erledigt!« In aller Regel sind derartige Kollegen nicht permanent ansprechbar und für jeden zu erreichen. Sie machen es nicht jedem recht. Sie sind dabei aber weder unbeliebt noch ineffektiv in der Firma. Im Gegenteil: Sie sind zuverlässig, beständig, ausgeglichen, angesehen und strahlen natürliche Autorität aus, eben weil sie in der Lage sind, sich abzugrenzen und Nein zu sagen.

Die allermeisten meiner Burn-out-Patienten konnten den Grundsatz »Meine Arbeit soll mir Spaß bereiten!« im Anschluss an die Therapie weitgehend realisieren. Für sie war ein Umdenken nötig, das keinem einzigen leichtfiel. Deswegen ist es auch häufig sinnvoll und erforderlich, nach der Phase der Erholung und vorsichtigen Selbstfindung mit einer stufenweisen Wiedereingliederung ins Arbeitsleben zu beginnen. Zu schnell rutscht man zurück in eingefahrene Gleise, während der neue Weg zu Beginn anmutet wie ein undurchdringlicher Dschungel. Außerdem ist mit Gegenwehr zu rechnen: Kollegen, für die man über

Jahre auf Zuruf jede Arbeit übernahm, reagieren manchmal ungehalten und unfair, wenn sich in der eingeschliffenen Hierarchie Veränderungen abzeichnen. Manchmal ist ein Stellenwechsel unausweichlich. Meist jedoch wird nach einer Zeit der Gewöhnung der neue Status akzeptiert. Immer aber gilt es, die eigenen Grenzen zu wahren und Warnsignale rechtzeitig und richtig zu deuten. Denn nur mit Freude arbeitet man konzentriert und bleibt gesund.

Fassen wir zusammen: Dem Burn-out liegt ein suchtähnliches Verhalten zugrunde, das sich bis zum völligen psychischen, körperlichen und sozialen Kollaps auswachsen kann. Das wirksame Gegenmittel ist, Ruhe und Halt in sich selbst zu finden. Dies fällt insbesondere zu Beginn sehr schwer. Gelingt dieser Schritt, verleiht er die Autonomie, sich am Arbeitsplatz abgrenzen zu können. Die Konsequenzen sind nicht, wie oft befürchtet, eine Verringerung der Leistungsfähigkeit und Mobbing, sondern höhere Effektivität und ein Aufstieg in der sozialen Hierarchie.

Auf all die genannten positiven Effekte dürfen Sie hoffen, wenn Sie lernen, Ihre Grenzen zu wahren und dafür zu sorgen, dass sie respektiert werden.

Die Grenzen der eigenen Belastbarkeit zu achten führt zu ...
mehr Freude bei der Arbeit.
höherer Arbeitseffektivität.
weniger Stress.
höherem sozialem Ansehen.
einer positiven Entwicklung von Gesundheit und Privatleben.

Tab. 3-7: Die Grenzen der Belastbarkeit.

Zwei Fallstricke sollen nicht unerwähnt bleiben: Erstens neigen die Betroffenen dazu, an den Arbeitsplatz zurückzukehren, *bevor* sie sich vollständig regeneriert haben. Dies entspricht ihrem Leistungsdenken, deutet aber darauf hin, dass sie die Ursache ihres Burn-outs nicht wirklich verinnerlicht und bewältigt haben. Zweitens tappen diese Patienten am Arbeitsplatz sofort wieder in die *früheren Fallen*. Viele Patienten brauchen daher zwei und mehr Anläufe, bevor sie die unumgängliche Notwendigkeit der *Abgrenzung*, des *Nein-Sagens*, des *Nicht jenseits der eigenen Kapazitäten Arbeitens*, sprich, die notwendige *grundlegende* Veränderung der inneren Einstellung einsehen. Das Leistungsdenken mit all seinen Auswüchsen ist derart in unserer Gesellschaft verankert, dass der Gedanke, sich am Arbeitsplatz wohlzufühlen, vielen schon geradezu unverschämt und unangemessen erscheint. Dabei können Menschen – wie Tiere – dauerhaft nur gute Leistung bringen, wenn sie gesund bleiben. Und Gesundheit beginnt nun einmal, daran führt glücklicherweise kein Weg vorbei, mit körperlichem, seelischem und sozialem Wohlbefinden.

Es ist tatsächlich so, dass viele meiner Burn-out-Patienten einige Wochen oder Monate nach der Rückkehr an den Arbeitsplatz ihre alten Symptome zurückkehren sehen. Im ersten Augenblick finden sie das überraschend und bedrohlich. Ob es sich nicht doch um eine »rein körperliche« Erkrankung handelt? Oder einen tatsächlichen »Serotoninmangel«? Bei näherer Betrachtung lassen sich im Gespräch immer die Auslöser der Beschwerden identifizieren. Der eine hat wieder begonnen, Überstunden anzuhäufen, der andere hat sich durch Gutwilligkeit breitschlagen lassen, Zusatzaufgaben zu übernehmen, die seine Kapazitäten übersteigen.

Lustverlust bei der Arbeit ist das erste Anzeichen der drohenden Überbelastung, noch bevor sich andere körperliche, seelische oder soziale Symptome abzeichnen. Den Hinweis »Es macht keinen Spaß mehr!« sollte jeder Angestellte, jeder Freischaffende und jeder Arbeitgeber ernst nehmen, um sich selbst, sein Schaffen, seine Firma gesund und leistungsfähig zu erhalten.

Danke!

Zuallererst möchte ich mich beim wissenschaftlichen Leiter der Reihe »Wissen und Leben«, Dr. Wulf Bertram, für seinen abermaligen verlegerischen Mut bedanken, den recht unkonventionellen Ansatz dieses Buches seiner breiten Leserschaft vorzustellen. Vor fast zehn Jahren kreuzten sich unsere Wege zum ersten Mal, als ich nach einem Verlag für mein Buch »Im Teufelskreis der Lust« suchte. Die hier beschriebene Interpretation des zerebralen Belohnungssystems als »Regelkreis« ermöglichte ein völlig neues Verständnis für sehr unterschiedliche psychische Erkrankungen wie AD(H)S, Depression und auch Schizophrenie, sodass ich damals kaum zu hoffen wagte, einen renommierten medizinischen Fachbuchverlag für die Veröffentlichung zu gewinnen. Es ist immer verdächtig, wenn ein neues Krankheitsmodell »zu viele« Störungen erklärt. Trotz (oder wegen?) meines unkonventionellen Ansatzes entschloss sich Herr Bertram seinerzeit, dem Buch eine Chance zu geben. Das im »Teufelskreis« vorgestellte Modell blieb unwidersprochen und hat sich bis heute bewährt.

Die Beschwerden, die den meisten Patienten am häufigsten Anlass zur Vorstellung beim Arzt geben, entsprechen glücklicherweise nur selten wirklich organisch bedingten Krankheiten. In der Allgemeinarztpraxis haben wir es überwiegend mit »funktionell bedingten Störungen« zu tun, denen die konventionelle Schulmedizin oft hilflos gegenübersteht. Schlimmer noch: Diese funktionell bedingten Störungen werden häufig mit ausgiebiger Diagnostik, mit Medikamenten und sogar durch Operationen behandelt – wie tatsächliche organisch bedingte Krankheiten. Dabei wären sie eigentlich oft ohne größeren Aufwand von wirklichen Krankheiten, die eine schulmedizinische Therapie erforderten, zu unterscheiden. Leider fehlt hierzu der etablierten »modernen Medizin« immer noch das Wissen. Schlimmer noch: Viele dieser Störungen werden als lästiges Symptom bekämpft. Dabei könnten wir viel aus ihnen lernen!

Unser zivilisiertes Leben hat unser Dasein extrem verändert. Die Überflussgesellschaft bringt nicht nur Bewegungsarmut, Übergewicht und Folgekrankheiten wie Diabetes oder kardiovaskuläre Krankheiten wie Herzinfarkt und Schlaganfall mit sich. Sie verursacht auch erhebliche Risiken für die seelische Gesundheit und das soziale Miteinander.

Im vorliegenden Buch habe ich versucht, einen neuen Umgang mit den häufigsten Beschwerdebildern in der Allgemeinarztpraxis aufzuzeigen. Statt Symptome möglichst schnell mit Medikamenten zu unterdrücken, lassen sie sich genauer analysieren und verstehen. Sie mögen lästig sein, aber sie sind nicht ohne Sinn. Mit einem tieferen Verständnis lässt sich ihre eigentliche Botschaft entschlüsseln, woraus sich eine völlig neue Art der medizinischen Behandlung ergibt. Richtig verstanden, weisen uns zahllose gesundheitliche Störungen und Symptome einen Weg, der uns bei weniger Stress und weniger Medizin in ein freudvolleres, leistungsstärkeres Leben mit nachhaltiger Gesundheit führt.

Es freut mich besonders, dass gerade Wulf Bertram als Arzt *und* Psychotherapeut diesen Ansatz teilt und einer großen Leserschaft zugänglich macht. Bei aller Hochachtung für die großartigen Fortschritte: Der modernen Medizin fehlt ein grundsätzliches Verständnis für die Entstehung von Gesundheitsstörungen. Schlimmer noch: Sie ist blind für deren wesentliche Gründe. Es fehlt ihr nicht nur das Wissen um die Zusammenhänge. Im Bestreben nach immer größerer Effizienz kürzt sie Ärzten und Patienten auch noch die wichtigste Ressource für einen tiefergreifenden Ansatz: die Zeit. Immer schneller und immer standardisierter ist aber keineswegs gleichbedeutend mit immer besser. Werden grundsätzliche Dimensionen der Menschlichkeit außer Acht gelassen, kann eine hoch technisierte Medizin sogar mehr schaden als nutzen.

Mein Dank gilt ebenso der Verlagslektorin von Klett-Cotta/ Schattauer, Frau Dr. Nadja Urbani. Ihrer aufmerksamen Lektüre verdanke ich, dass mein Manuskript zum Thema »Psychosoziosomatik« überhaupt Eingang finden konnte in den Verlag. Ihrem Enthusiasmus verdankt der Text seine heutige Form!

Ebenfalls wirklich von Herzen danken möchte ich »meiner« Lektorin Karla Seedorf, die mit freudiger Akribie etliche Disharmonien und Fehlerchen im Skript aufspürte. Die Zusammenarbeit mit ihr war harmonisch und unkompliziert. Ihr Einsatz hat das Vergnügen beim Wiederlesen meines Textes selbst für mich vervielfacht. Natürlich hoffe ich, dass ihr das auch für Sie gelungen ist, liebe Leserin, lieber Leser!

Natürlich muss ich auch meinem großartigen Praxisteam in der Schweiz danken, deren perfektes Funktionieren mir von allen administrativen Aufgaben so weit den Rücken freihält, dass ich neben meiner ärztlichen Tätigkeit auch aufwendige Projekte wie dieses Buch verwirklichen kann.

Ebenso zu Dank verpflichtet bin ich all meinen wunderbaren Patienten, die mir durch ihre Offenheit und ihr Vertrauen über viele Jahre immer wieder Einblick in ihr Leben und ihr Seelenleben ermöglicht haben. Ohne diese Zusammenarbeit wäre diese im Buch besprochene neue Art der Medizin niemals möglich geworden. Symptome nicht länger als Krankheit zu verstehen, sondern als Freunde und Helfer, die jeden Einzelnen auf den ihm individuell angemessenen Weg leitet, hat mir persönlich ein grundlegend neues Verständnis der ärztlichen Tätigkeit vermittelt. Statt Leiden zu begleiten und wo immer möglich zu bekämpfen, glaube ich heute, mit diesem Ansatz tatsächlich *nachhaltige Gesundheit* zu erschaffen. Leidenswege verwandeln sich in Schritte zu immer mehr Autonomie und Wohlbefinden, Abhängigkeiten von Medikamenten und Therapeuten werden zu Freiräumen für die eigene Lebensgestaltung. Allen, die den Mut aufbrachten, in gemeinsamer Arbeit die oft herausfordernden Schritte zu gehen, kann ich gar nicht genug danken. Sie haben großen Anteil daran, dass ich meinen Beruf nach mehr als dreißig Jahren immer noch liebe und freudig praktiziere.

Immer kommt sie in meinen Danksagungen an letzter Stelle, obwohl sie vermutlich an die erste gehörte: meine Frau und meine ganze Familie. Sie alle geben mir die Kraft, sicher geglaubte Erkenntnisse immer wieder neu zu hinterfragen. Sie alle tragen ihren Teil dazu bei, dass ich niederschreiben kann, was ich für einen wesentlichen Fortschritt in meinem ärztlichen Wissen halte.

Auch allen anderen, die mich in zahllosen offenen und ehrlichen Gesprächen zu neuen Erkenntnissen inspirierten, möchte ich von Herzen danken – auch wenn ich hier nicht jeden einzeln und mit Namen nennen kann.

Auch bei Ihnen, lieber Leser, liebe Leserin, möchte ich mich sehr für Ihr Interesse bedanken. Ich hoffe, Sie hatten viel Freude und Erkenntnisgewinn bei der Lektüre! Wenn dieses Buch dazu beitragen konnte, dass Sie ein harmonischeres, farbigeres und gesünderes Leben führen können, hat es sein Ziel erreicht!

Neu-Ulm, im April 2024
Ingo Schymanski

Alle Angaben in diesem Buch erfolgten nach bestem Wissen und Gewissen. Sämtliche in diesem Buch aufgeführten Beispiele sind so verändert, dass eine Wiedererkennung der betreffenden Personen ausgeschlossen ist. Vielleicht doch vorhandene Ähnlichkeiten beruhen allenfalls auf Zufall und lassen in keinem Fall einen Rückschluss auf reale Personen zu. Für Angaben zu Medikamenten und Dosierungen kann keine Haftung übernommen werden. Gleiches gilt für alle in diesem Buch genannten therapeutischen Empfehlungen. Im Zweifelsfall konsultieren Sie bitte einen Arzt oder Psychotherapeuten!

Sachverzeichnis